AF597341

Handboek haptonomisch verplaatsen

Er is nog zomer en genoeg
wat zou het loodzwaar
tillen zijn wat een gezwoeg
als iedereen niet iedereen terwille
was als iedereen niet iedereen
op handen droeg.

Judith Herzberg

Handboek haptonomisch verplaatsen

Hoe respectvolle zorg de zelfredzaamheid van cliënten kan bevorderen

Inga Mol

Bohn Stafleu van Loghum, Houten

Eerste druk, Reed Business, Amsterdam 2011
Tweede druk, eerste oplage, Reed Business, Amsterdam 2012
Tweede druk, tweede oplage, Reed Business Education, Amsterdam 2013
Derde, licht herziene druk, Bohn Stafleu van Loghum, Houten 2020

Omslagontwerp: Mariël Lam bno, 's-Hertogenbosch
Illustraties: Ron Slagter, Haarlem

ISBN 978-90-368-2474-3
NUR 897, 890

Bohn Stafleu van Loghum
Walmolen 1
Postbus 246
3990 GA Houten

www.bsl.nl

Voorwoord

Dit boek is een bewerking van het in 1996 verschenen *Tillen in de Thuiszorg*. Toen de tweede, herziene druk bijna was uitverkocht heeft de uitgever mij gevraagd een geheel nieuwe versie te schrijven. Het doel daarvan: een goed maar ook handzaam studieboek over haptonomisch verplaatsen te maken voor verpleegkundigen en verzorgenden in alle velden van de gezondheidszorg en voor diegenen die daarvoor in opleiding zijn. Met veel inzet heb ik aan die vraag gehoor gegeven omdat ik ervan overtuigd ben dat het haptonomisch verplaatsen thuishoort in de basiszorg en juist nu van grote waarde hoort te blijven in de zorgverlening.

Tillen in de Thuiszorg heb ik in 1996 geschreven vanuit de wens een bijdrage te leveren aan de preventie van fysieke klachten bij mijn collega-verpleegkundigen en -verzorgenden. Het ging toen vooral over de grenzen waarbinnen wij ons werk konden blijven doen en het vinden van alternatieven wanneer de zorgvraag de grens van de zorgverlener overschreed. Het haptonomisch verplaatsen heeft in het beleid fysieke belasting een plaats gekregen naast de inzet van hulpmiddelen en de inzet van ergocoaches.

Het *Handboek haptonomisch verplaatsen* heb ik geschreven vanuit een andere invalshoek. Want nu worden verpleegkundigen en verzorgenden voor een ander probleem gesteld. Door de dreigende vergrijzing en de verminderde populariteit van het beroep komt er een tekort aan collega's. Dat is voelbaar aan de verhoging van de werkdruk. En de verhoogde werkdruk maakt het beroep weer minder aantrekkelijk. Er wordt daarom intensief gezocht naar mogelijkheden om de kwaliteit van de zorg te behouden met minder personeel. Er wordt gezocht naar arbeidsbesparende innovaties die tegelijkertijd de kwaliteit van de zorg en van het werk verhogen.

Ook nu weer denk ik en hoop ik dat de haptonomische benaderingswijze een bijdrage kan leveren naast alle andere ontwikkelingen. Het bevorderen van de zelfredzaamheid van cliënten, sluit aan bij het advies dat de Raad voor de Volksgezondheid en Zorg in 2010 heeft gegeven aan de minister van Volksgezondheid, Welzijn en Sport, om het accent van 'zorg voor ziekte' te gaan verschuiven naar 'gedrag en gezondheid'. ('*Perspectief op gezondheid 20/20*', advies van de Raad voor de Volksgezondheid en Zorg, 2010).

Bij het haptonomisch verplaatsen stond en staat zelfredzaamheid altijd centraal. Niet alleen vanuit arbeidsbesparende overwegingen maar vooral ook omdat het meer respectvol is voor de cliënt en de zorgverlener. Want te veel doen voor een cliënt in de zorgverlening ontneemt hem zijn mogelijkheden en zijn eigenwaarde.

Te veel doen voor cliënten is daarbij onnodig zwaar voor zorgverleners en plaatst hen in een rol waarin geen samenwerking kan ontstaan met de cliënt.

Met haptonomisch verplaatsen kan het begrip zelfredzaamheid voelbaar, zichtbaar en overdraagbaar gemaakt worden. Het beperkt zich niet tot een visie op zorg, een theorie, maar biedt zorgverleners (doeners) praktische vaardigheden aan, om te leren hoe de zelfredzaamheid van de cliënt zo veel mogelijk behouden kan blijven.

Het is nog niet genoeg bekend dat alleen al de wijze van vastpakken tijdens verzorgende handelingen de spierspanning van de cliënt beïnvloedt en dat dit direct van invloed is op zijn bewegingsmogelijkheden. De wijze van aanraken kan de zelfredzaamheid van de cliënt maken of breken. Het regelmatig aanspannen van de spieren, niet eens volledig, is al voldoende om de spieren in conditie te houden. Wanneer dat tijdens alle 'gewone' zorgmomenten tot doel wordt gesteld, dan is juist daar enorme winst te behalen wanneer het gaat om zorgtijd en zorgzwaarte (*Markante marges, effectieve innovaties in de directe zorg*, rapport van Platform Zorginnovatie, 2008). De rol van de zorgverlener 'aan het bed' is daarbij essentieel.

Ik hoop daarom dat ik met dit boek kan laten zien hoe waardevol het haptonomisch verplaatsen op dat gebied kan zijn. Deze 'innovatie' ligt heel dichtbij. Het speelt zich af tussen de cliënt en de zorgverlener. En juist omdat het zo dichtbij is kan de waarde ervan makkelijk over het hoofd worden gezien. De investering die hiervoor van de werkgever wordt gevraagd is scholing. Deze scholing biedt veel meer dan winst in tijd en zorgzwaarte. Het biedt de zorgverlener mogelijkheden om haar visie op een betrokken zorgverlening in eenvoudige dagelijkse handelingen met de cliënt om te zetten. En dat maakt het beroep voor haar (weer) aantrekkelijk. Onder zorgverleners bestaat grote behoefte aan oplossingen voor problemen die de inhoud van hun zorgverlening niet aantasten maar juist verbeteren.

Ook in alle basisopleidingen voor verpleegkundigen en verzorgenden mag mijns inziens scholing in haptonomisch verplaatsen niet ontbreken. En ook hier geldt: les in verplaatsen is meer dan verplaatsingstechnieken aanleren. Met de wijze van aanraken drukken (leerling-)zorgverleners onbewust hun visie op zorg uit. De houding van de zorgverleners en hun wijze van aanraken en van bewegen weerspiegelen hun attitude ten opzichte van de cliënt. Daarom is les in haptonomisch verplaatsen niet alleen een technisch maar tegelijkertijd een agogisch vak. Voor leerlingen is het heel aansprekend wanneer zij agogische vaardigheden direct op een praktisch toepasbare wijze geschoold krijgen. Niet alleen praten maar ook doen. De lessen haptonomisch verplaatsen lenen zich daarvoor, juist vanwege de koppeling van vaardigheden aan omgangskunde.

Met dit boek probeer ik de basis te beschrijven van het haptonomisch verplaatsen. Het is voor leerlingen, voor zorgverleners én voor docenten. Het is een studieboek en een naslagwerk. Het kan gebruikt worden op afdelingen in alle branches van de gezondheidszorg en als onderdeel van een verplaatsingsprotocol. Ik hoop dat iedereen het goed kan gebruiken en dat het zal bijdragen aan een respectvolle, lichtere zorgverlening.

Dankwoord

Allereerst wil ik Frans Veldman sr. (1921-2010) bedanken voor zijn baanbrekende werk. Hij heeft met zijn boek en film 'Lichte Lasten' (1970), de basis gelegd voor het onderwijs in haptonomisch verplaatsen. Zijn gedachtegoed is aan mij doorgegeven door de docenten aan de Academie voor Haptonomie in Rotterdam en Doorn, met name Ted Troost, Willem Pollmann-Wardenier en Emiel Vermeulen. Ik ben hen dankbaar voor hun inspirerende lessen en begeleiding. Door hen is het voor mij mogelijk geweest om mijn vak van verpleegkundige de verdieping te geven waar ik naar op zoek was.

Verder wil ik graag al diegenen bedanken voor wie ik in het verleden als verpleegkundige heb kunnen zorgen in thuiszorg en revalidatie en al diegenen die in de afgelopen twintig jaar aan mijn lessen hebben deelgenomen. Hun inbreng heeft mijn kennis en vaardigheden verdiept c.q. verbeterd. Zonder hen had ik dit boek nooit kunnen maken. Daarnaast bedank ik alle opdrachtgevers die mij de lessen in hun zorginstellingen wilden laten geven. Dankzij hun vertrouwen in de haptonomische benaderingswijze konden hun werknemers hierin worden geschoold.

Dank aan 'de collega's': Else Boerema, Josien Boomgaard, Geertje Bouwman, Charlotta Eleveld, Elly van Haaren, Annemarie Klaassen, Hanneke Knibbe en Nico Knibbe. Ieder van ons werkt(e) op zijn/haar eigen wijze aan het verlichten van de lasten voor zorgverleners. Dank aan Heleen van Helden, docent haptonomie en bewegen aan de Avans Hogeschool te Breda (HBOV), voor haar waardevolle aanvullingen en verbeteringen. Dank ook aan de 'modellen' die hun tijd hebben gegeven voor het maken van de illustraties in het boek: Korrie Haans, Irma en Martin Slagter, Rob en Meredith Daenen, Tete van Dellen en Marianne Lüchinger-Heersche. Tot slot veel dank aan uitgever Ton Bakker en de mensen van Bohn Stafleu van Loghum en speciaal ook aan illustrator Ron Slagter. Zij zorgden voor de werkelijke wording van dit boek.

Haptonomisch verplaatsen blijft een vak in beweging. Iedereen die correcties en/of aanvullingen kan geven, wordt daarom van harte uitgenodigd deze te richten aan:

Instituut voor Rugklachtenpreventie en Haptonomie
Koningsplein 38-B
2518 JH Den Haag
telefoon: 070-345 56 08
e-mail: ingamol@xs4all.nl

Inga Mol
Den Haag, voorjaar 2011

Inhoud

Overzicht van oefeningen

Inleiding

Dit boek is bestemd voor verpleegkundigen en verzorgenden in alle velden van de gezondheidszorg en voor degenen die daarvoor in opleiding zijn.

Als je in de zorg werkt of gaat werken, moet je goed leren 'tillen'. Niet alleen om blessures aan je eigen lichaam te voorkomen maar ook omdat het hoort bij je deskundigheid. Jouw wijze van aanraken en bewegen kan veel meer zijn dan het uitvoeren van een verpleegkundige of verzorgende handeling, want een goede verplaatsing van de cliënt draagt bij aan zijn genezing en zijn comfort.

Het 'tillen' van mensen is niet hetzelfde als het tillen van voorwerpen. Mensen hebben zelf spierkracht en een vrije wil, twee eigenschappen die voorwerpen niet hebben. Mensen vinden het ook niet fijn om 'als een ding' aangeraakt en verplaatst te worden. Daarom is 'tillen' in de zorgverlening veel meer 'helpen bewegen'. Ook al wordt het woord 'tillen' in praktijk nog vaak gebruikt, in dit boek wordt een cliënt helpen bewegen 'verplaatsen' genoemd.

In de haptonomie gebruiken we vaak het woord 'uitnodigen'. Daarmee druk je uit dat jij de verplaatsing niet zelf gaat doen maar dat je de ander door aanraking en beweging 'vraagt' zelf in beweging te komen. Daaruit spreekt respect voor de cliënt. Jij beslist niet over hem. Je kunt het alleen maar vragen.

Tillen is een ding oppakken. Verplaatsen is een mens uitnodigen tot bewegen

Het 'materiaal' dat je hebt om de cliënt lichamelijk tot bewegen uit te nodigen is simpel. Dat is jouw eigen lichaam, soms in combinatie met een hulpmiddel. Maar dat niet alleen, ook het lichaam van de cliënt zelf behoort daartoe. In de haptonomie heeft het woord 'lichaam' een andere betekenis dan in het alledaagse spraakgebruik. In dit boek wordt met 'lichaam' altijd een persoonlijk lichaam bedoeld, niet het lichaam als ding. Niet het lichaam dat je 'hebt' maar het lichaam dat je 'bent'. Dit 'levende lichaam' van jou is datgene waarmee je aanwezig bent voor de cliënt en andersom.

Met je lichaam voel je met je tastzintuig (je huid) voortdurend de cliënt. Je voelt, wat het verplaatsen betreft, zijn bewegingsmogelijkheden. Je voelt hoe hij reageert op jouw aanrakingen en bewegingen, hoe hij zijn spieren gebruikt en met hoeveel gewicht hij op je leunt. Al deze dingen en nog veel meer geven je een 'gevoels'indruk van de cliënt. Het vormt samen een indruk wie deze persoon is en wat hij kan. Andersom voelt de cliënt jouw aanwezigheid, jouw wijze van aanraken en bewegen, hoeveel hij op je kan steunen, enzovoort. Ook de cliënt vormt zich al waarnemend een beeld van wie jij bent en wat jij kunt.

Al die informatie, over en weer, gebruiken jullie om samen de verplaatsingen te gaan uitvoeren. Dat gebeurt dus niet door praten maar door voelen. Misschien denk je nu: dat doe ik helemaal niet als ik aan het werk ben, dan maak ik gewoon een praatje met de cliënt. Dat is ook waar. Je kunt ondertussen praten en luisteren, maar tegelijkertijd is je lichaam heel druk bezig als een levende computer alle lichamelijke gegevens van de cliënt 'op te slaan'. Je lichaam 'luistert' en 'praat' ook. Wanneer je die gegevens bewust gaat voelen en gebruiken, werk je volgens de haptonomische benaderingswijze. Daarom zul je ook heel veel in dit boek herkennen. Je lichaam weet het al.

Wat wordt in dit boek met 'haptonomisch verplaatsen' bedoeld?
Haptonomisch verplaatsen = een mens uitnodigen tot bewegen met gebruik van de informatie die je over de ander met gevoel (tastend) hebt verkregen.

Haptonomie[1] en kinesionomie[2]

Haptonomie en kinesionomie zijn studies die de gevoelsmatige wisselwerking tussen mensen onderzoeken.

Wat betekent haptonomie?

Haptonomie is een samentrekking van de Griekse woorden: 'hapsis' en 'nomos'.

Hapsis = tasten, voelen.

Nomos = regels, leer.

Haptonomie betekent dus letterlijk: de studie/leer van het voelen, de tastzin en de affectiviteit.

'Voelen' wordt in dit boek heel letterlijk genomen: het voelen als zintuiglijke waarneming. Dat wat je waarneemt door middel van aanraken. Dat aanraken (tasten) gebeurt ook zonder direct huidcontact, door zintuiglijke waarneming wanneer je in elkaars nabijheid bent. Wanneer je met verplaatsingen bezig bent, raak je niet alleen aan, je beweegt ook met de ander. Daarover gaat de kinesionomie.

Wat betekent kinesionomie?

Kinesionomie betekent: de leer van het samen bewegen.

Het woord is een samentrekking van de woorden 'kinesiologie' en 'haptonomie'. *Kinesiologie* betekent: leer van houding en beweging.

In de kinesionomie wordt deze algemene bewegingsleer aangevuld met kennis over de relatie tussen mensen en de invloed daarvan op de houding en beweging van elkaar.

Simpel gezegd vormen haptonomie en kinesionomie samen de leer van de aanraking en beweging, hoe zich dat tussen mensen afspeelt. Het gaat altijd over de voelbare relatie tussen mensen.

Haptonomie en kinesionomie: de leer van de aanraking en de beweging van mensen in relatie tot elkaar

Alles wat je leest in dit boek moet je zelf proberen te voelen. Daarom zijn in de tekst soms oefeningen opgenomen. Het lezen alleen is niet genoeg. Je moet het echt doen. En daarom is dit ook een handboek.

Het is een handboek omdat verplegen en verzorgen nog steeds handwerk is. Het is een handboek omdat je het altijd opnieuw kunt raadplegen.

Ten slotte is het hopelijk voor jou ook een handig boek, omdat het je leert hoe je zo licht mogelijk zo veel mogelijk kunt bereiken.

Dit boek zal echter nooit een praktische scholing in haptonomisch verplaatsen kunnen vervangen, het kan je daarbij wel ondersteunen.

Twee delen

Dit boek bestaat uit twee delen.
Deel 1 bevat basiskennis over de uitvoering van verplaatsingen. Het gaat over grenzen, houding, techniek en contact. Sla het niet over, want het staat vol met oefeningen en slimme tips om zo min mogelijk te hoeven doen bij de uitvoering van de technieken in het praktijkdeel.

In *deel 2* worden de verplaatsingstechnieken beschreven. De technieken zijn zo ingedeeld dat ze gebruikt kunnen worden in een verplaatsingsprotocol. Bij de beschrijvingen wordt ook aangegeven wanneer de betreffende techniek niet geschikt is voor de cliënt.

In iedere instelling en opleiding worden verschillende technieken (en hulpmiddelen) toegepast. Dat kan, zolang iedere techniek uitgevoerd wordt volgens het grondpatroon van de beweging, niet met spierkracht van de zorgverlener wordt uitgevoerd en de cliënt in staat stelt zelf optimaal te bewegen.

In de tekst wordt degene die geholpen wordt met bewegen 'cliënt' genoemd. Daarmee worden alle zorgvragers bedoeld. Degene die de cliënt helpt bij de beweging wordt 'zorgverlener' genoemd. Daarmee worden alle professionele beroepsbeoefenaren in de verzorging en verpleging bedoeld. Gemakshalve wordt de cliënt aangeduid als 'hij' en de zorgverlener als 'zij'. Vanzelfsprekend kan voor 'hij' ook 'zij' gelezen worden en omgekeerd.

Noten

1 De grondlegger van de haptonomie en kinesionomie in Nederland is Frans Veldman sr. (1921-2010).

2 Het begrip kinesionomie is door Frans Veldman geïntroduceerd in *Lichte Lasten. Kinesionomie bij de verzorging en behandeling van patiënten* (zie Literatuur).

Deel 1 Les in verplaatsen

Inleiding deel 1

Les in verplaatsen is praktijkonderwijs; je leert door zelf te doen en dat wat je geleerd hebt is meteen toepasbaar in het werk. Waarschijnlijk krijg je deze lessen in een praktijklokaal met meerdere bedden, rolstoelen en tilhulpmiddelen.

Misschien denk je dat je een aantal technieken gaat aanleren die je vanaf dat moment bij iedere cliënt kunt toepassen, maar dat is helaas onmogelijk. En er bestaan ook geen technieken speciaal voor een cliënt met MS of met een dwarslaesie enzovoort.

Les in verplaatsen is geen training in tiltechnieken

Maar wat is het dan wel?

Les in verplaatsen begint met jezelf

Iedere beweging die je met de cliënt wilt gaan maken begint met je eigen houding. Zelf goed en prettig staan is de eerste voorwaarde voor een veilige verplaatsing. Hoofdstuk 2 gaat dan ook over houding.

Pas wanneer jij zelf stabiel en op de juiste plaats staat kun je je bezighouden met wat de cliënt nog kan en welke verplaatsing gemaakt moet worden. Het plan hoe de verplaatsing in haar werk gaat heet de techniek. Er is een aantal technische uitgangspunten (die ook gelden bij het tillen van voorwerpen), die je kunt toepassen. Zonder een goede techniek kun je niet.

Op de tweede plaats komt de techniek

In hoofdstuk 3 worden de technische uitgangspunten van het verplaatsen beschreven.

Je kunt nu werken vanuit een goede houding en volgens de technische uitgangspunten, maar de vraag is vervolgens: Hoe speel je het samen klaar? 'Eén plus één is drie' is een uitspraak die aangeeft dat je bij goede samenwerking meer resultaat hebt dan je allebei apart voor elkaar had kunnen krijgen. Naar dat 'geheim' gaan we op zoek in hoofdstuk 4, dat gaat over het contact tussen zorgverlener en cliënt.

Op de derde plaats heb je de samenwerking tussen jou en de cliënt nodig

In praktijk zijn bovenstaande drie aspecten (houding, techniek en contact) niet te splitsen. Bij iedere verplaatsing speelt alles tegelijk een rol. Het contact tussen de zorgverlener en de cliënt is bijvoorbeeld van invloed op de lichaamshouding van beiden. De opsplitsing in drie hoofdstukken is echter nodig om alle factoren inzichtelijk te maken. Maar ze staan zeker niet los van elkaar.

Toch is het belangrijk om met je eigen houding te beginnen. In de praktijk ben je vaak heel bewust bezig met het welbevinden van de cliënt en met het werk dat verricht moet worden. Daarbij 'vergeet' je te letten op je eigen houding, en dat niet alleen, je kunt ook het contact verliezen met je eigen lichaam. Je let niet meer op de gevolgen van de verplaatsing voor jezelf.

Door je bij iedere verplaatsing vooraf bewust te zijn van je eigen houding blijf je tijdens de verplaatsing voelen of de handeling ook voor jou zelf veilig verloopt. Zo voorkom je ongelukken en pijnklachten achteraf.

Dit 'in contact blijven' met je eigen lichaam, in tweede instantie met het lichaam van de cliënt en ten slotte met de gezamenlijke beweging, dient telkens terug te komen tijdens de lessen in verplaatsen. Ook tijdens de lessen ben je zó bezig met het aanleren van de handelingen en met de communicatie met je medeleerlingen/collega's, dat je het voelen 'hoe het met jezelf gaat' bijna uitschakelt. En dat terwijl dat contact houden met je eigen lichaam wezenlijk is voor het haptonomisch verplaatsen.

Wanneer je alles nog eens op een rijtje zet:

- Je eigen houding en lichaamsgevoel zijn de uitgangspositie.
- Daarna richt je je aandacht op de cliënt en de uit te voeren techniek.
- Het gevoelde contact tussen jou en de cliënt maakt de techniek uitvoerbaar.

Het bovenstaande zou net zo goed de beschrijving kunnen zijn van les in stijldansen. Ook daar leer je niet alleen de passen van de verschillende dansen aan, maar zijn ook houding, danstechniek en gevoel voor elkaar alle drie van belang. Pas dan kan samen dansen goed voelen en er mooi uitzien.

Daarom kun je zeggen: Les in verplaatsen is niet hetzelfde als les in tiltechnieken, maar ...

Les in verplaatsen is les in samen bewegen

Wanneer je met één danspartner danst en daarna met een andere, ervaar je dat dat heel anders voelt. De afgesproken dans (techniek) kan dan wel hetzelfde zijn, maar voor de rest verschilt het erg van elkaar. En zo is het ook met verplaatsen. Er zijn steeds verschillen voelbaar tussen je verschillende oefenpartners en tussen de verschillende cliënten.

Zo is het ook met dit boek. Jouw docent zal het zeker anders doen dan hier beschreven staat. Les in verplaatsen is geen 'vaste' leerstof die je kunt bewijzen. Er is wel een aantal uitgangspunten, maar iedereen zal het net een beetje anders doen. Dat geeft jou ook de ruimte. Lichamen zijn geen machines.

Bij haptonomisch verplaatsen blijft er ruimte voor individuele verschillen

Maar voordat je echt met oefenen begint, eerst nog iets over grenzen. Daarover gaat hoofdstuk 1.

1 Wat je vooraf moet weten over verplaatsen en grenzen

Dit gaat over jou

Voordat je aan het werk gaat, zijn er een paar dingen die je moet weten over verplaatsen.

Veel collega's voor jou hebben door het werken in de zorgverlening klachten gekregen aan hun bewegingsapparaat. Zij hebben moeten stoppen met het werk vanwege klachten aan hun nek, schouders, knieën, polsen, vingers, bekken of rug. Ook zijn er veel collega's die toch blijven werken terwijl ze klachten hebben. Natuurlijk gaat jou dat niet gebeuren, daarom lees je dit boek. Of je hebt al klachten en je wilt weten hoe je zo licht mogelijk kunt werken. Dan denk je na het lezen van dit boek misschien: had ik dit maar eerder geweten.

Nu kun je heel veel (blijven) leren over het verplaatsen zelf, maar we gaan eerst kijken naar de omstandigheden waaronder wordt gewerkt: je arbeidsomstandigheden. Werken in de zorgverlening is erkend als een zwaar beroep.

Voor de belasting die het werk oplevert voor de zorgverlener zijn drie hoofdoorzaken te noemen:

1 tillen en verplaatsen: dit heet dynamische belasting;
2 langdurig werken in belastende houdingen: dit heet statische belasting;
3 werkgerelateerde psychische belasting.

Om de belasting die het werk in de zorg oplevert te verminderen en om ziekteverzuim te voorkomen, is iedere zorginstelling en iedere zorgverlener (jij dus) in Nederland verplicht zich te houden aan een aantal afspraken over fysieke (lichamelijke) belasting:

De praktijkrichtlijnen fysieke belasting.[1]

Kortweg noemen we dit: de praktijkrichtlijnen.

Hierin staat beschreven hoeveel kilogram je per keer maximaal mag verplaatsen en hoeveel minuten je in een belastende houding mag werken. Wanneer het door je werk komt dat deze grenzen worden overschreden (dus niet doordat je zelf iets verkeerd doet), is je werkgever verplicht verbeteringen aan te brengen in je werkomstandigheden. Het kan zijn dat er een goed hulpmiddel moet komen, dat er iets veranderd moet worden aan de inrichting van je werkplek of dat er iets veranderd moet worden aan de organisatie van de zorg.

Verder heeft de werkgever de plicht te zorgen voor goede scholing van de werknemers, voor het gebruiken van verplaatsingsprotocollen en arbochecks en voor het aanstellen van ergocoaches. Ergocoaches zijn collega's op de werkvloer die je kunnen helpen zware zorgsituaties te veranderen en die je bewust houden van de praktijkrichtlijnen door middel van scholing en informatie.[2]

De praktijkrichtlijnen maken je ervan bewust dat er grenzen zijn aan wat je lichaam kan verdragen

In navolging van de praktijkrichtlijnen,[3] wordt er in dit boek van uitgegaan dat per verplaatsing van een cliënt:

- vrouwen met niet meer dan 8 kg,
- mannen met niet meer dan 15 kg,
- zwangere vrouwen en kortgeleden (tot 3 maanden) bevallen vrouwen met niet meer dan 5 kg belast mogen worden.

En dat je niet langer dan een minuut voorovergebogen of met een gedraaide romp mag werken.

De officiële regels zijn veel uitgebreider. Achter in dit hoofdstuk vind je een kort overzicht. Wanneer je meer wilt weten, raadpleeg dan een van de websites of boeken die achter in dit boek worden vermeld.

Ook al vind je misschien de grens van 8 à 15 kg per verplaatsing belachelijk weinig, bedenk dan dat je nog heel lang met je lichaam moet doen. Daar is die grens op gebaseerd. Bovendien is het verplaatsen van mensen heel anders dan het optillen van voorwerpen. Mensen kunnen zich plotseling anders gedragen dan je had verwacht; aan je nek gaan hangen bijvoorbeeld. De last is minder voorspelbaar dan die van bijvoorbeeld 20 kg cement of zand.

Natuurlijk ben je tot veel meer in staat. In noodsituaties kan een mens heel veel: een ander uit een brandend pand slepen bijvoorbeeld. Maar in je gewone werk mag je lichaam niet altijd belast worden alsof er een noodsituatie heerst.

Is op jouw werk sprake van onveilige situaties die jouw lichaam overmatig belasten, bespreek dat dan met je direct leidinggevende, je stagebegeleider of de ergocoach op je afdeling. Bedenk dat dit niet alleen in jouw eigen belang is maar ook in het belang van de cliënt. Want wanneer een verplaatsing te zwaar is of vanuit een verkeerde houding moet worden gedaan, dan is dat ook voor hem onveilig.

Zelfs al ben jij de enige die een handeling als zwaar ervaart, bespreek het. Wanneer één collega een probleem heeft, heeft iedereen een probleem. Want als die ene collega uitvalt door een blessure, moet de rest harder werken.

De praktijkrichtlijnen helpen je om een zorgsituatie te beoordelen. Wanneer jij meent dat een handeling onveilig is voor jou en voor de cliënt, dan heb je niet alleen het recht deze handeling te weigeren maar zelfs de plicht! Want ...

Een verpleegkundige of verzorgende is altijd verantwoordelijk voor de uitvoering van de handeling

Als er iets zou gebeuren, bijvoorbeeld de cliënt valt tijdens een handeling die jij niet verantwoord vond, dan ben jij wel altijd verantwoordelijk, want jij hebt de handeling toch uitgevoerd.

Misschien is dit een wat zwaar begin van dit boek, maar het positieve aan dit verhaal is dat jij invloed kunt hebben. Veel zorgverleners denken dat ze altijd het werk moeten doen zoals het de gewoonte is. ('Dat doen we hier nou eenmaal zo.') Of dat ze verplicht zijn het werk uit te voeren dat hun wordt opgedragen (bijvoorbeeld door personeelstekort met een tillift gaan werken zonder dat je daar ervaring mee hebt). Maar die verplichting heb je niet! Ken je grenzen en maak ze duidelijk aan anderen.

Nu denk je misschien dat het wel erg egoïstisch is om altijd maar je eigen grenzen aan te geven. Maar op het gebied van verplaatsen is daar iets bijzonders mee aan de hand.

Een verplaatsing doe je niet alleen. De beweging wordt door jou en de cliënt samen uitgevoerd. En het is altijd zo dat wanneer jij de verplaatsing als te zwaar ervaart, dit ook zo is voor de cliënt. De cliënt ervaart dan tijdens de beweging pijn en angst (net als jij). Opkomen voor jezelf is in dit geval dus ook opkomen voor de cliënt. Niet alleen jij maar ook de cliënt is gebaat bij veilige en comfortabele verplaatsingen.

Dit ging dus ook over de cliënt!

Noten

1 Zie voor de praktijkrichtlijnen voor verpleeghuizen, verzorgingshuizen en thuiszorg www.arbocatalogusvvt.nl; praktijkrichtlijnen geestelijke gezondheidszorg: www.arbocatalogusggz.nl; praktijkrichtlijnen gehandicaptenzorg: www.profijtvanarbobeleid.nl; praktijkrichtlijnen algemene ziekenhuizen: www.betermetarbo.nl; academische ziekenhuizen: www.dokterhoe.nl; ambulancezorg: www.ambulancezorg.nl.

2 Voor informatie over ergocoaches, zie Inga Mol, Annemarie Klaassen, Josien Boomgaard, Hanneke Knibbe, Nico Knibbe, *Basisboek voor de ergocoach*, Elsevier Gezondheidszorg, Maarssen 2005. ISBN 978-90-352-2788. 3. Zie ook www.gezondenzeker.nl.

3 Volgens de praktijkrichtlijnen 'mag' je in ideale omstandigheden maximaal 23 kg tillen. Dit is echter in ideale omstandigheden. Mensen verplaatsen doe je nooit onder ideale omstandigheden, ze kunnen zich onverwacht gedragen. Bovendien verplaats je in de zorg vele malen per dienst. Daarom wordt in dit boek uitgegaan van een lagere norm.

Samenvatting van de praktijkrichtlijnen fysieke belasting

Voor alle *cliëntverplaatsingen* geldt:

- Niet meer tillen dan 23 kg in ideale omstandigheden.
- Niet meer tillen dan 12 kg wanneer je vaker dan twaalf keer per dag tilt, in ideale omstandigheden.
- Niet meer tillen dan 5 kg wanneer je zwanger bent (tot 3 maanden na de bevalling).
- Niet meer trekken en duwen dan 15 kg per hand of 25 kg per twee handen.
- Niet meer trekken dan 5 kg wanneer de kracht uit je vingers komt.
- Bij manoeuvreren (tilliften, bedden, karren): niet meer dan 20 kg bij het in beweging zetten.
- Niet meer dragen dan 15 kg op heuphoogte, niet vaker dan eenmaal per 5 minuten, niet verder dan 90 meter.
- Je werkplek moet zo ingericht zijn dat je overal goed bij kunt komen.
- Manoeuvreren met rollend materiaal moet over gladde en horizontale vloeren.
- Bij het manoeuvreren zijn drempels over de gehele transportweg afwezig.

Voor *alle houdingen* waarin je langer staat of zit, geldt:

- Niet langer dan 1 minuut met gedraaide romp werken.
- Niet langer dan 1 minuut met een meer dan 30 graden voorovergebogen romp werken.
- Niet langer dan 1 uur achter elkaar staan, niet langer dan 4 uur in totaal.
- Niet langer dan 30 seconden aaneengesloten en niet langer dan 15 minuten totaal per dag hurken en knielen.
- Werkzaamheden onder heuphoogte voorkomen.
- Werkzaamheden boven schouderhoogte voorkomen en nooit langer dan 1 minuut doen.
- Niet meer dan 12 keer per uur reiken.

Deze richtlijnen zijn een korte samenvatting. Alleen die richtlijnen zijn vermeld die het verplaatsen van cliënten betreffen. Voor een uitgebreide beschrijving per branche, zie de websites in de eerste noot in dit hoofdstuk.

2 Houding

Wanneer je lichaam belast wordt bij het verplaatsen van gewicht, is een goede uitgangshouding noodzakelijk. De houding van waaruit je werkt is letterlijk je uitgangspositie. Als die niet klopt, belast je jezelf onnodig. Een goede houding geeft de juiste informatie aan de cliënt, waardoor de beweging bij voorbaat al meer kans van slagen heeft. We beginnen dus bij het begin: **Hoe sta je zelf?**

2.1 Balans

De beste uitgangspositie bij verplaatsingen is de houding waarbij je in balans bent.

'In balans' betekent dat je lichaamsgewicht evenwichtig verdeeld is rond het middelpunt van je lichaam.

'In balans' betekent ook dat je stevig staat, met zo min mogelijk kans om te vallen. In deze stand hoeven de spieren weinig te corrigeren, dat kost minder energie, je bent minder snel moe. Alleen in balans kun je bewegingen van een ander opvangen en gewicht dragen.

Hoe sta je in balans?

- Je voeten staan duidelijk uit elkaar, in spreidstand, schredestand of in halfschredestand.
- Het gewicht ligt op het midden van de voet of iets naar voren.
- De knieën zijn licht gebogen, dus niet overstrekt maar los.
- De onderrug is niet hol.
- Het lichaamsgewicht is naar beneden gericht, de romp is ontspannen en de schouders zijn laag.

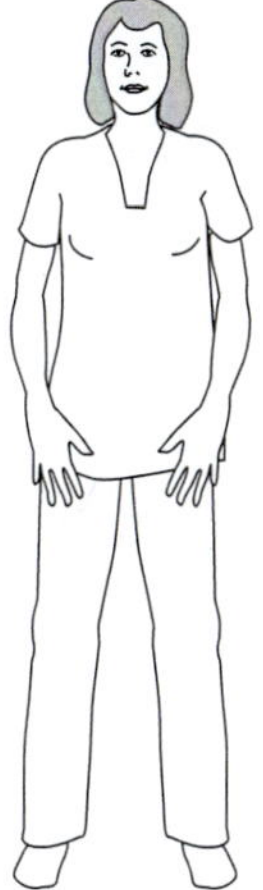

De voeten staan in spreidstand = in zijwaartse richting uit elkaar

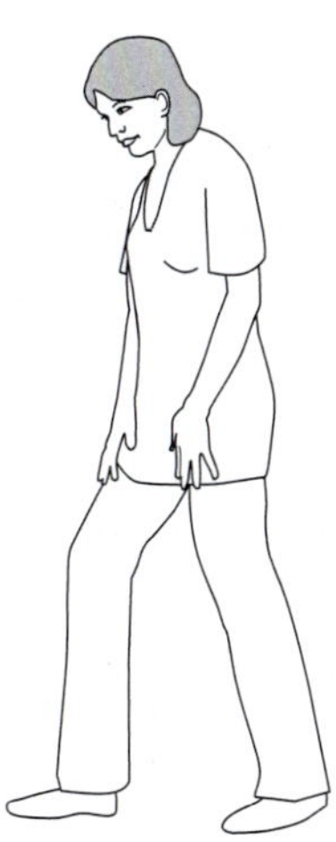

De voeten staan in schredestand = in voor-achterwaartse richting uit elkaar

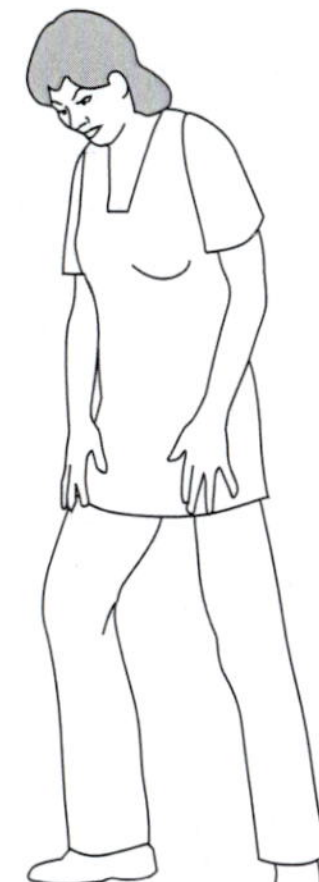

De voeten staan in halfschredestand = de ene voet wijst naar voren, de andere naar opzij

Oefening 2.1 Balans
Zet je voeten naast elkaar, zonder ruimte ertussen. Beweeg dan met je lichaam van links naar rechts. Hoe snel raak je uit balans?

Plaats nu je voeten in een brede spreidstand. Beweeg je lichaam weer van links naar rechts. Hoe snel ben je nu uit balans?

Doe hetzelfde met je voeten in een schredestand en beweeg je lichaam van achteren naar voren.

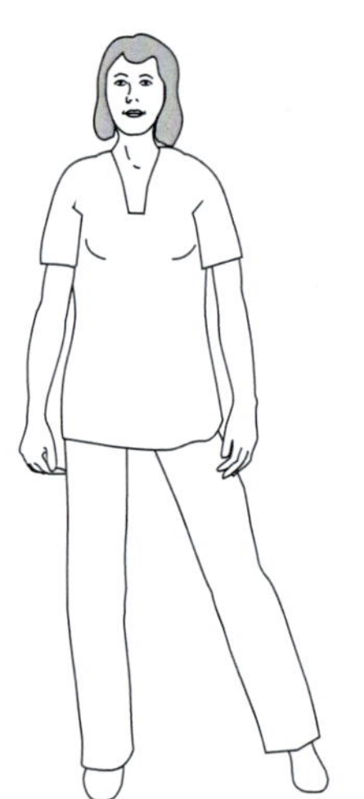
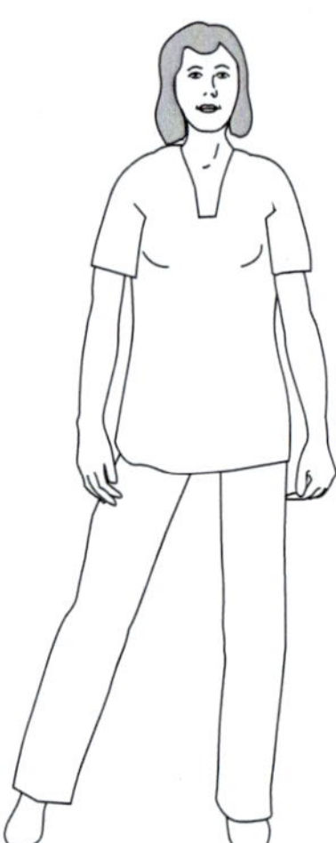
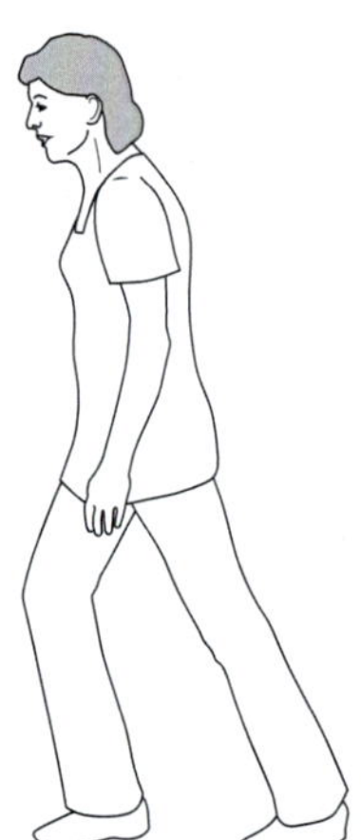
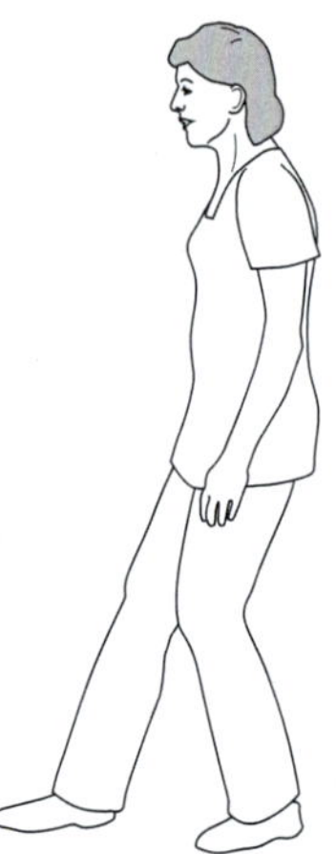

Je hebt net je gewicht verplaatst van links naar rechts (of andersom) en van voor naar achter (of andersom).
Dit is de basis van alle verplaatsingen.
Houd bij iedere verplaatsing altijd twee voeten aan de grond en verplaats je gewicht.

Om in balans te kunnen werken, is het van belang dat je kleding zo ruim valt dat spreid- en schredestand mogelijk zijn.

Ook je schoenen zijn van groot belang. Ze moeten je lichaam voldoende steunvlak geven om gemakkelijk in balans te kunnen staan en lopen.

TIP
Heb je last van overstrekte knieën? Meestal heb je dan ook last van een holle rug en/of nekklachten. Voor je hele lichaam is het beter wanneer je knieën iets gebogen zijn. Maar wanneer je knieën op slot staan, kun je onmogelijk door je knieën zakken. Hoe los je dit op?

Bij mensen met overstrekte knieën drukt het meeste lichaamsgewicht op de hielen. Wanneer je je lichaam iets meer laat leunen op de voorkant van je voet (de bal van je voet), ontspannen je knieën vanzelf.
Je hele lichaamshouding wordt hier beter door.

2.2 Lastarm

Een last is zwaarder naarmate die verder van het lichaam af wordt gehouden. Je kunt dit heel makkelijk uitproberen met een zware boodschappentas. Houd je de tas ver van je af (lange lastarm), dan is hij zwaarder dan wanneer je hem dicht bij je lichaam houdt (korte lastarm). Maar de regel gaat nog verder. Het is voor je lichaam het minst belastend wanneer je de last ook nog in het midden draagt. Een goed voorbeeld hiervan is het dragen van de last op het hoofd. Het gewicht gaat daardoor recht naar beneden en wordt gedragen door de benen. Net zoiets kun je ervaren wanneer je een zware boodschappentas niet gewoon voor je houdt, maar strak tegen je buik aan trekt. Als het goed is, voel je dan dat een deel van het gewicht door je bekken en je benen wordt gedragen. Je bovenarmen en schouders kunnen daardoor meer ontspannen, en dat is precies de bedoeling. Lasten horen gedragen te worden door de benen (de grootste spieren) en niet getild te worden door de armen. De handen en armen gebruik je alleen om vast te houden. Het gewicht laat je zo veel mogelijk rusten tegen je lichaam. Zo kan een kind urenlang gedragen worden in een strak tegen het lichaam gebonden doek.

Draag lasten altijd dichtbij en in het midden van je lichaam

Oefening 2.2 Lastarm
Vul een bak met ongeveer 8 liter water. Til de bak op. Houd de bak ver van je af (lange lastarm). Houd daarna de bak heel dicht tegen je aan (korte lastarm).

Hoeveel verschil voel je? Het gewicht is in beide situaties 8 kg. De afstand heeft invloed op de zwaarte van een last voor je lichaam.

TIP
Veel nek-, schouder- en elleboogklachten ontstaan door een werkhouding waarbij de last te ver van het lichaam wordt gehouden. Deze klachten kun je voorkomen en zelfs genezen door het toepassen van de volgende regel.

Zorg dat je met je handen altijd zo veel mogelijk boven je voeten blijft

Dit uitgangspunt wordt in alle (vecht)sporten gehanteerd. Zet je voeten dus altijd zo dicht mogelijk bij de last die je wilt optillen.

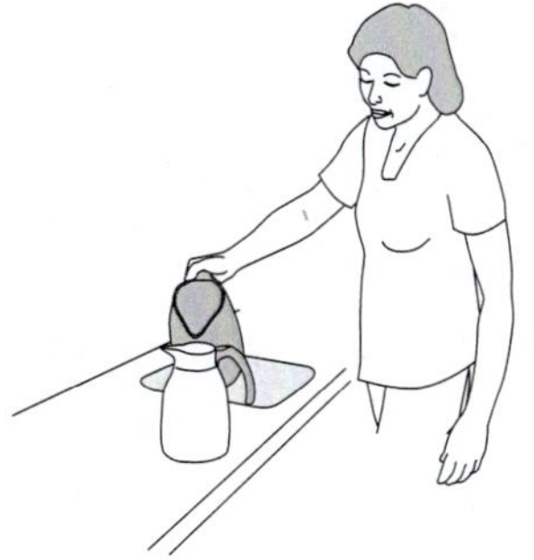

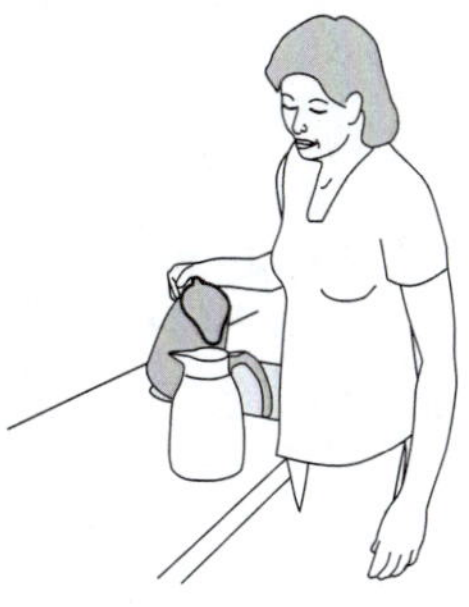

Een manier om je nek, schouders en ellebogen te ontzien: zet je elleboog tegen je lichaam aan wanneer je iets zwaars optilt. Dan ga je vanzelf dichter bij de last staan.

2.3 Rugtechniek en beentechniek

Uitgaande van het idee van de korte lastarm heeft men jarenlang aangeraden om niet te verplaatsen met een gebogen rug (rugtechniek) maar met een rechte rug en gebogen benen (beentechniek). Op die manier gebruik je de grote spieren van de bovenbenen.

Een nadeel van de houding bij de beentechniek is dat er overbelasting van de knieën kan ontstaan. Voor sommige mensen is het bovendien onmogelijk diep door de knieën te buigen en daarbij is het niet altijd mogelijk grote lasten met de beentechniek te verplaatsen. In die situaties is de gecombineerde techniek beter. Bij de gecombineerde techniek zijn zowel de rug als de knieën een beetje gebogen.

Bij het verplaatsen van cliënten heeft de beentechniek de voorkeur

Veel zorgverleners gebruiken de rugtechniek (voorovergebogen) wanneer hun bovenbeenspieren niet sterk genoeg zijn. Het nadeel daarvan is dat je dan een houding zoekt waarbij je die spieren gaat ontzien en daardoor worden ze nog slapper.

Een ander nadeel van de rugtechniek bij het verplaatsen van cliënten is dat je met jouw lichaam over het lichaam van de cliënt heen hangt. Dit belemmert hem in zijn bewegingen. Je komt met je gezicht en bovenlichaam te dicht bij de cliënt, waardoor hij zich niet meer zelf kan verplaatsen.

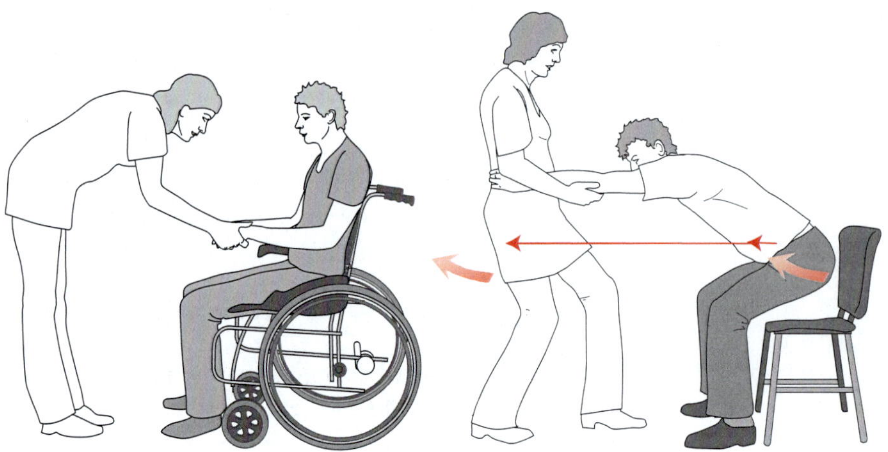

2.4 Gedraaide houding

Het is altijd af te raden om vanuit een gedraaide houding lasten te verplaatsen. Door een gedraaide houding ontstaat er spanning op de wervelkolom. Deze is daardoor zeer kwetsbaar. Veel tilincidenten ontstaan door technieken die uitgevoerd worden met een gedraaide wervelkolom.

Een gedraaide houding ontstaat wanneer je niet recht voor je werk staat. Ga altijd recht voor je last staan. Wanneer je een cliënt helpt verplaatsen van bed naar stoel of van stoel naar stoel, verplaats dan je voeten in de richting van de beweging.

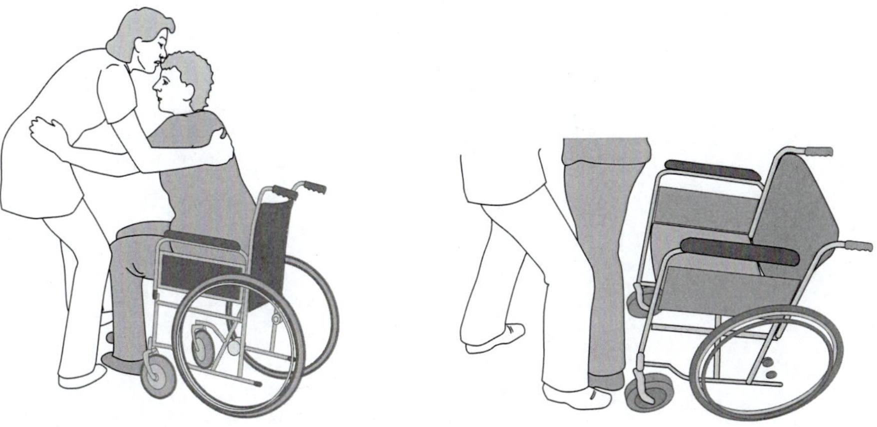

Links: Kijk naar de stand van de voeten. Daardoor zijn de stand van de enkel, de knie, het bekken en de wervelkolom van de zorgverlener gedraaid.
Rechts: Door deze stand van de voeten zijn de stand van de enkel, de knie, het bekken en de wervelkolom wel recht.

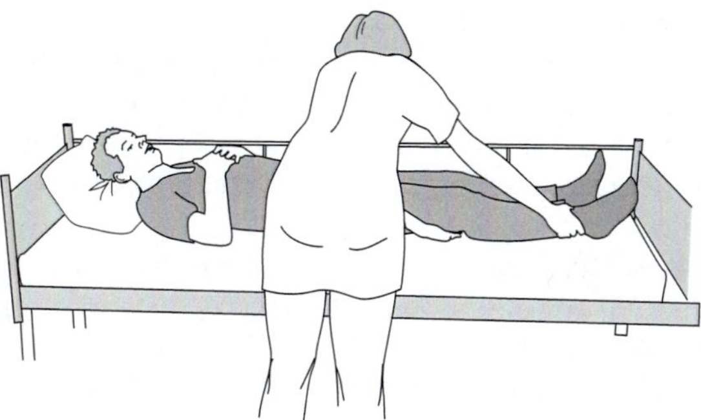

Omdat de zorgverlener niet daar staat waar haar handen aan het werk zijn, is haar rug gedraaid. Wanneer ze vanuit deze positie tilt, loopt ze de kans haar wervelkolom te beschadigen.

2.5 Werkafstand

Om een voorovergebogen en/of gedraaide houding te voorkomen, is de werkafstand van groot belang. De werkafstand is de ruimte die zich bevindt tussen jouw lichaam en de last. Hoe dichter je bij je last bent, hoe lichter die voor je zal zijn.

Sta je toch iets verder weg, dan kun je je lichaam het beste ondersteunen. Ga met je bovenbenen tegen de bedrand staan, steun met een hand op het matras of steun met je knie tegen de zitting van de stoel bij het helpen gaan zitten of staan. Zelfs wordt er wel eens een knie op het bed geplaatst om zo dicht mogelijk bij de last te zijn.

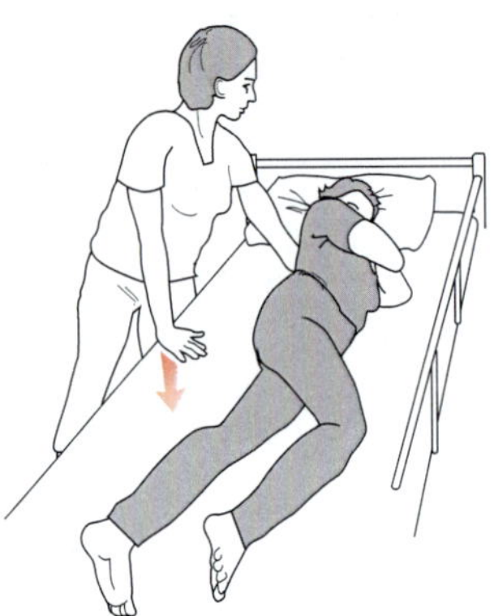

2.6 Werkhoogte

Een goede werkhoogte voor verplaatsingen is een hoogte waarop je ontspannen kunt werken. Wat de juiste hoogte zou zijn, daar is veel discussie over.

Vanuit de haptonomische visie zoek je naar die hoogte waarbij je gebruik kunt blijven maken van je hele lichaam. Een hoge werkhoogte nodigt je uit alleen je bovenlichaam te gebruiken. De zorgverlener zet daarbij haar onderlichaam stram tegen het werkvlak aan en verplaatsingen worden verricht met gebruik van spierkracht in armen en schoudergordel. Het onderlichaam blijft stil en stijf, waardoor lasten niet goed opgevangen kunnen worden. Het gebruik van spierkracht in alleen armen en schoudergordel resulteert vaak in trekken en sjorren aan de cliënt.

Wanneer je een cliënt in beweging kunt brengen door zelf je lichaamsgewicht te verplaatsen van de ene naar de andere voet (voor- en achterwaarts, dan wel zijwaarts), dan is dat veel lichter en prettiger voor de cliënt. Een hoog werkvlak houdt die beweging tegen.

Bij bedverpleging kun je in het algemeen uitgaan van de volgende regel:

- bij wassen en aankleden: werken met het bed op 'aanrechthoogte';
- bij verplaatsingen: werken met het bed op 'handpalmhoogte'.

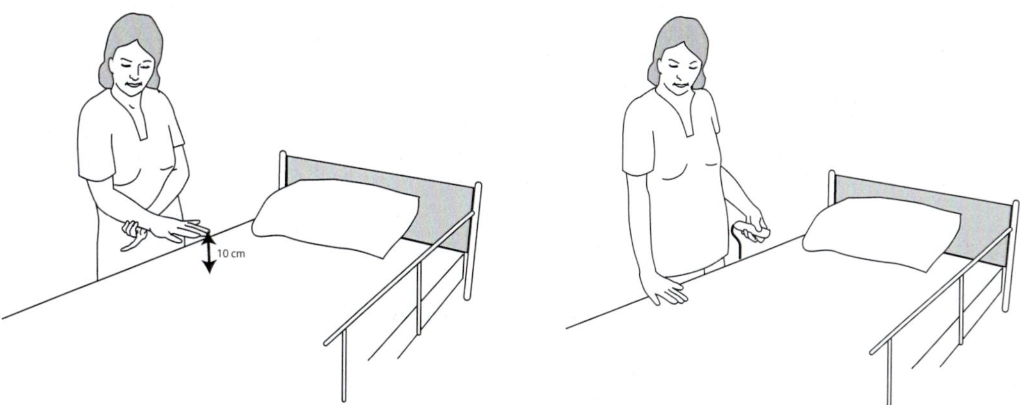

Links: Aanrechthoogte meet je als volgt. Laat je bovenarm tegen je lichaam aan recht naar beneden hangen, til je onderarm op, daar 10 cm onder, dat is aanrechthoogte. Bij de meeste mensen is dat gelijk aan heuphoogte, een goede hoogte voor helpen bij algemene dagelijkse levensverrichtingen (ADL).
Rechts: Handpalmhoogte meet je als volgt. Laat je hele arm langs je lichaam recht naar beneden hangen, til je hand op, het werkvlak dat nu past onder je hand, dat is handpalmhoogte. Een goede hoogte voor de meeste verplaatsingen.

Het meten met de handpalm is niet voldoende. Soms is een cliënt fors en moet over hem heen gebogen worden, bijvoorbeeld om hem te draaien. Het bed moet dan nog iets lager worden gezet door de hoogte van het lichaam van de cliënt.

Wanneer de werkhoogte te hoog is, voel je dat aan de gespannen achterzijde van je lichaam. Ook zijn je schouders dan opgetrokken.

Wanneer de werkhoogte te laag is, merk je dat je in een gebogen houding staat te werken, zelfs als je iets door je knieën bent gezakt.

Er zijn technieken waarbij op een afwijkende werkhoogte wordt gewerkt. Let hier goed op bij de beschrijvingen in deel 2. Een verkeerde werkhoogte kan het toepassen van een techniek soms onmogelijk maken.

Werkhoogte bij samenwerken

Een veelgestelde vraag is: wat te doen bij verschillende lengtes van collega's?

Wanneer wordt samengewerkt op één werkhoogte, dient die zo veel mogelijk afgestemd te worden op de kleinere collega. Door in een grote spreidstand te gaan staan en licht door de knieën te buigen, kan de langere collega zich 'verlagen' en toch werken in een goed te belasten houding. Werkt de kleinere collega evenwel aan een te hoog werkvlak, dan kan zij alleen maar op haar tenen staan. Dat is af te raden, omdat dat spanning geeft in rug, nek en schouders.

2.7 Werkruimte

Om vanuit een juiste houding te kunnen verplaatsen, is een goede inrichting van de werkplek een voorwaarde. Een algemene regel hiervoor is dat de benodigde ruimte voor de verplaatsingen toeneemt naarmate de cliënt afhankelijker wordt van de zorgverlener om zich te bewegen. Bij iemand die slechts een handreiking nodig heeft bij het uit bed komen, mag het bed nog tegen de muur staan. Bij bedlegerige cliënten moet je aan alle kanten van het bed kunnen werken.

Bij verplaatsingen heb je ongeveer anderhalve meter ruimte nodig in de richting waar de beweging naartoe gaat. Bij gebruik van hulpmiddelen moet die ruimte groter zijn.[1]

Let altijd op bijvoorbeeld kastjes met uitstekende hoeken in de naaste omgeving. Zet zo nodig zelf obstakels weg. Let erop dat je niet 'alvast' de tillift naast je neer zet als je de cliënt nog in de tilband moet plaatsen. Die belemmert je dan bij al je bewegingen.

2.8 Statische belasting en houding bij verplaatsen

Een van de belangrijkste oorzaken van het ontstaan van klachten aan het bewegingsapparaat is de zogenoemde 'statische belasting'. Wanneer je langer dan goed voor je is (zie hoofdstuk 1, praktijkrichtlijnen) in een belastende houding *stil*staat of zit te werken, ontstaat er verzuring van je spieren en daarmee de kans op blessures. Denk maar aan het overeind komen na een voorovergebogen houding bij bijvoorbeeld een wondverzorging op bed. Een voorovergebogen en/of gedraaide houding bij dit soort werkzaamheden moet je zien te voorkomen. Je kunt het bed op de goede hoogte zetten en ervoor zorgen dat je recht voor je werk staat. Maar dan nog zul je er altijd op moeten letten dat je je houding bij dit soort werk voortdurend afwisselt. Je kunt bijvoorbeeld steeds even opstrekken wanneer je verbandmateriaal pakt. Dit is een gewoonte die je jezelf aan moet leren!

Werk niet langer dan 1 minuut aaneengesloten met een gebogen en/of gedraaide romp of nek

Bij het verplaatsen van mensen of voorwerpen sta je echter ook vaak in een voorovergebogen houding. Daarbij is het niet zo belastend omdat dit altijd maar heel even duurt. Het is een houding tijdens beweging. Denk maar aan dansen. Je kunt deze houding gerust aannemen als je er niet langer dan een minuut in blijft staan, als je niet met spierkracht tilt en er geen gewicht van de ander op jou rust. In hoofdstuk 3 kun je lezen hoe je je eigen beweging kunt benutten om echt optillen te voorkomen. Dat betekent niet dat je vanuit een slappe of ontspannen houding kunt werken. Je spieren zijn niet overspannen, niet ontspannen maar 'ingespannen'.[2] Meer hierover kun je lezen in hoofdstuk 4.

2.9 Persoonlijke voorkeuren

Over de juiste lichaamshouding bestaan vele ideeën. In de voorgaande paragrafen ging het alleen over je lichaamshouding bij het verplaatsen van cliënten en voorwerpen, niet over je persoonlijke lichaamshouding.

Als je klachten hebt als gevolg van een verkeerde houding, is het raadzaam om op zoek te gaan naar iemand die je daarbij kan helpen en/of om aan sport te gaan doen. Want het versterken van je spieren verbetert je lichaamshouding en vermindert de kans op fysieke klachten. Door sporten leer je ook beter te bewegen en bewegend om te gaan met je omgeving, mensen en dingen.

Het is echter niet zo dat er maar één juiste lichaamshouding bestaat. Je houding is onderdeel van wie jij bent. Daarom is het ook nooit leuk om hierop kritiek te krijgen.

En het is ook niet zo dat je vanwege houdingsafwijkingen niet goed zou kunnen verplaatsen. Iedereen, recht, scheef of krom, kan onderstaande houdingsadviezen toepassen. Je zult merken dat je je lichaam daarmee minder belast.

Samenvatting houding

- Zoek steeds die houding waarin je in balans bent. Sta met je voeten ruim uit elkaar. Houd je lichaamsgewicht laag.
- Draag gemakkelijke kleding die je houding niet beïnvloedt. Draag goede schoenen met buigzame, stroeve zolen.
- Zorg voor een goede werkhoogte, een goede werkafstand en voor voldoende ruimte om de handeling uit te kunnen voeren.
- Sta met je benen in een spreid- of schredestand om een zo breed mogelijk steunvlak te hebben. Voel of je stabiel staat. Spreidstand: de voeten staan in zijwaartse richting uit elkaar. Schredestand: de voeten staan in voor-achterwaartse richting uit elkaar, alsof je een stap maakt.
- Houd (behalve bij loopbegeleiding) altijd twee voeten aan de grond.
- Sta met je voeten in de richting waar je naartoe gaat. Als je voeten gedraaid staan ten opzichte van je lichaam, dan is je wervelkolom ook gedraaid. Hierdoor kan deze sneller beschadigen.
- Houd de cliënt of het voorwerp zo dicht mogelijk tegen je aan.
- Zorg dat je met je handen altijd zo veel mogelijk boven je voeten bent.
- Vermijd zijwaartse en draaibewegingen van je wervelkolom tijdens het verplaatsen van cliënten en lasten.
- Steun zo mogelijk met een hand op de bedrand of leuning. Steun zo mogelijk met je bovenbenen tegen het bed.
- Til nooit vanuit een overspannen of juist slappe houding.
- Varieer je houding.
- Sport om je spieren te versterken en beter te bewegen.

Noten

1 Voor meer informatie over inrichting van de werkruimte, zie www.zorginwoningen.nl en www.pregoplus.nl.

2 K. von Dürckheim, *Hara – Het dragende midden van de mens*, Ankh-Hermes, Deventer 1990.

3 Techniek

De techniek die gekozen wordt om iemand te verplaatsen is niets meer of minder dan 'het plannetje' hoe je het gaat doen. Waar ga je staan? Waar omvat je de cliënt? Hoe ga je zelf bewegen? Wat verlang je van de cliënt?

Vaak worden cliënten door iedereen uit een team met een andere techniek verplaatst. De reden die hiervoor wordt genoemd is dat iedereen nu eenmaal op zijn eigen manier werkt, maar dat is een verkeerd uitgangspunt. Een techniek kies je niet omdat jij er goed in bent maar omdat die past bij de bewegingsmogelijkheden van de cliënt.

De techniek wordt altijd gekozen op basis van de mogelijkheden van de cliënt

Een juist gekozen techniek sluit aan op wat de cliënt nog wel kan en stimuleert hem om zelf te gaan bewegen.

3.1 De basisbeweging

Een goede techniek helpt de cliënt de beweging uit te voeren zoals die door hemzelf gedaan zou zijn. Iedereen zet bijvoorbeeld eerst zijn voeten goed neer en buigt zijn bovenlichaam naar voren, voordat hij gaat staan. Wanneer je dat vergeet bij het helpen

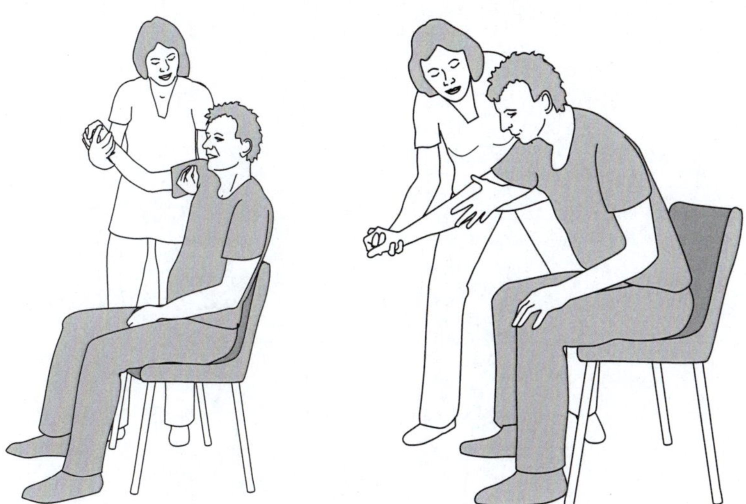

Links: Vanuit deze positie kan de cliënt niet zelf gaan staan. Zijn tenen staan niet onder zijn knieën en hij heeft zijn bovenlichaam niet naar voren gebogen. De zorgverlener probeert hem tevergeefs onder zijn oksel omhoog te tillen.
Rechts: Vanuit deze positie kan de cliënt beter tot staan komen.

om tot staan te komen, wordt de beweging voor de cliënt onuitvoerbaar en voor jou vreselijk zwaar. Het vervelende gevolg van deze fout is dat zowel jij als de cliënt gaat denken dat de cliënt slecht tot staan kan komen en veel hulp nodig heeft.

Een goede techniek is afgeleid van de 'normale' beweging die ieder mens maakt wanneer hij zelfstandig een bepaalde beweging uitvoert. Wanneer een cliënt in die beweging wordt gebracht, herkent hij dat via zijn lichaam en kan hij meedoen met de beweging of de beweging helemaal zelfstandig maken.

Het onderwijs in haptonomisch verplaatsen is in beginsel niet gericht op het aanleren van technieken, maar op de basisbewegingen die eraan ten grondslag liggen. De basisbewegingen worden beschreven in deel 2 van dit boek, voorafgaand aan elke groep verplaatsingstechnieken.

Je kunt ook zelf achter de basisbeweging van een techniek komen, simpelweg door zelf de beweging te maken die je wilt uitvoeren en stap voor stap te herleiden wat je doet.

Leer vooral goed hoe bewegingen in elkaar zitten

Zo kun je er bijvoorbeeld achter komen dat de loopbeweging niet begint met een beweging naar voren maar naar opzij. Je moet namelijk eerst op één been gaan staan om het andere been op te kunnen tillen. Als je dat niet weet, trek je de cliënt naar voren. Naar voren getrokken worden levert weer angst op om te vallen.

Volg je echter de basisbeweging, dan begeleid je de cliënt eerst naar links of naar rechts. Pas wanneer hij voelt dat hij zuiver naar opzij wordt geholpen, kan de cliënt reageren met het optillen van één been en het zetten van een stap naar voren.

TIP
Probeer niet alle technieken uit je hoofd te leren maar wel om alle basisbewegingen 'in je lichaam' te onthouden door ze vaak te oefenen. Alleen wanneer je die kent, kun je samen met de cliënt uitzoeken hoe je hem het beste kunt helpen bij het maken van de beweging.

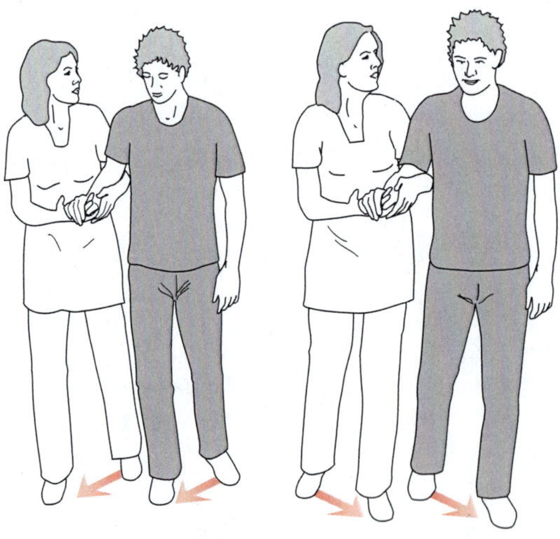

3.2 Uitvoering

Bij de uitvoering van de technieken is een aantal uitgangspunten van belang. Ze worden hier kort beschreven. Welke je hiervan kunt gebruiken, zal per techniek verschillen.

3.2.1 *Weten wat je doet, transferprotocol lezen en bijhouden*

In de eerste plaats moet je weten wat je gaat doen. Welke verplaatsing zal worden uitgevoerd? Welke techniek is afgesproken met de cliënt? Wat is de volgorde van handelingen? In welke richting beweeg je? Welke beweging verwacht je van de cliënt? Als het goed is, staat dit in het transferprotocol dat voor iedere cliënt wordt bijgehouden. Let erop *dat* het wordt bijgehouden.

3.2.2 *Voorbereidende handelingen, faciliteren*

Voor iedere verplaatsing verricht je voorbereidende handelingen, zoals het bed op de juiste hoogte zetten, kussens weghalen, ruimte maken, een hulpmiddel klaarzetten, een hoofdsteun of papegaai in een andere stand zetten enzovoort. Maar ook de cliënt de armen laten kruisen, de benen op laten trekken of de papegaai laten vasthouden.

Wanneer de voorbereidende handelingen de cliënt zelf betreffen, wordt dat 'faciliteren' genoemd. Dat betekent 'mogelijk maken'. Je maakt het voor de cliënt mogelijk zich zo veel mogelijk zelf te bewegen, zoals hiervoor bij het opstaan uit een stoel is beschreven. De voorbereidende handelingen zijn per techniek beschreven in deel 2.

TIP

Maak van de voorbereidende handelingen een routine. Als je ze vergeet, kan dat het uitvoeren van een techniek onmogelijk maken.

3.2.3 *Aanrakingspunt*

Van grote invloed op de handeling is de plaats waar je de cliënt aanraakt. Dit heet het aanrakingspunt. Het aanrakingspunt verschilt per techniek. In het algemeen zijn het de plaatsen waar de gewrichten zitten waar het beste aangeraakt en omvat kan worden: pols, elleboog, schouder, knie, heup en enkel van de cliënt. Op deze plaatsen past de palm van de hand goed rondom het gewricht. Je hoeft daardoor je vingers niet te gebruiken. Daarmee voorkom je knijpen, pijn en blauwe plekken bij de cliënt. Het is geen vastpakken, maar 'passen'. Je zoekt naar die plaatsen waar je handen passen zonder te hoeven knijpen.

Bij cliënten met veel pijn worden de verplaatsingen uitgevoerd met behulp van een trekzeil of een glijrol. De druk tegen het lichaam wordt daardoor niet geconcentreerd op één punt van het lichaam maar deze wordt over het hele lichaam verdeeld. Daardoor doe je de cliënt minder pijn.

Het aanrakingspunt heeft ook invloed op het contact met de cliënt. In hoofdstuk 4 wordt dieper ingegaan op dit onderwerp.

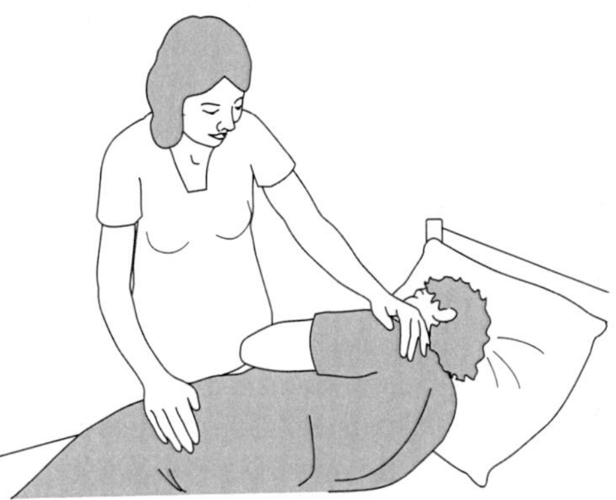

Bij een goede aanrakingsplaats hoef je niet te knijpen. Het kommetje van de handpalm past hier om de kop van de schouder en om de kop van de heup.

3.2.4 *Op de juiste plaats staan*

Een beweging kan alleen goed ingezet worden als je op de juiste plaats staat ten opzichte van de cliënt. Sta je bijvoorbeeld met je buik tegen het bed en zet je dan een stap naar achteren, terwijl je een op de rug liggende cliënt vasthoudt, dan roept dat een draaibeweging bij hem op. Sta je daarentegen met je zij tegen het bed en je zet een stap naar achteren terwijl je de cliënt vasthoudt, dan roept dat bij hem een zitbeweging op. Bij de voorbereidende handelingen hoort dus ook het gaan staan op de juiste plaats ten opzichte van de cliënt.

3.2.5 *Op de juiste afstand staan – 'spanning op de kabel'*

Wanneer je wel eens in een auto hebt gezeten die werd gesleept door een andere auto, dan weet je dat jouw auto pas in beweging kwam toen de andere al een stukje had gereden. Er moest eerst spanning op de kabel staan. Want zolang de kabel slap hing, kreeg jouw auto nog geen 'prikkel' om te gaan rijden.

Precies zo gaat het wanneer jij de cliënt een beweging wilt laten voelen. Ook hier geldt: er moet spanning op de kabel staan. De kabel is in dit geval jullie verbinding. Meestal zijn dat de armen waarmee je elkaar vasthoudt, maar soms een band achter de rug.

De cliënt voelt pas goed de bedoelde beweging op het moment jij zo ver weg staat dat er spanning staat op de armen of op de band. Soms moet je dus eerst een stukje verder weg gaan staan van de cliënt, voordat je met hem de bedoelde beweging kunt maken.

Om je armen (de kabel) strak te houden zonder dat je daar zelf een blessure bij oploopt, moet je er altijd voor zorgen dat je niet gaat trekken met je armspieren. Dat gebeurt wanneer je niet eerst op de juiste afstand gaat staan. Dit komt heel veel voor bij de uitvoering van tiltechnieken en het is een van de moeilijkste dingen om af te leren.

Denk weer aan de auto, de kabel en de kapotte auto.

- Wanneer de kabel (armen) eenmaal strak staat (de juiste afstand), dan wordt de kapotte auto (cliënt) in beweging gebracht door de beweging van de voorste auto (jouw lichaam).

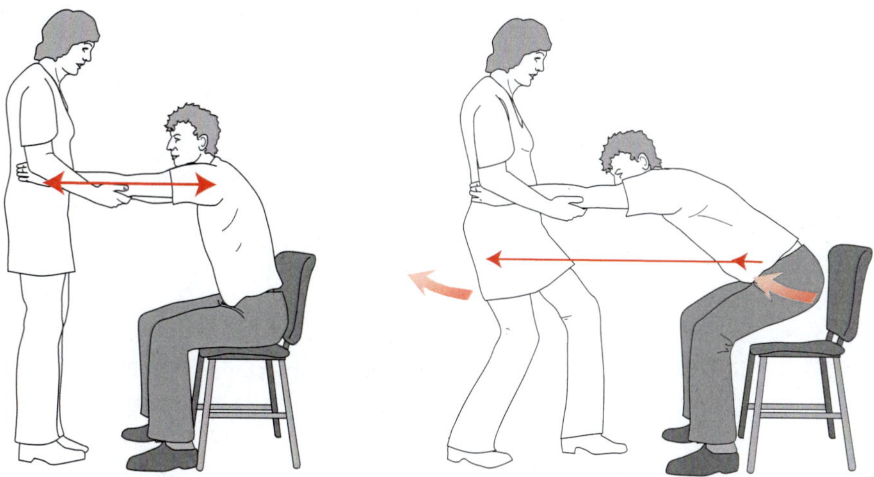

'Spanning op de kabel' door de juiste afstand

- Een kabel is bij het slepen van auto's alleen maar van waarde als contactpunt; zo moet je jouw armen ook zien.
- De kapotte auto wordt alleen verplaatst door het gewicht van de andere auto, niet door de kabel. Die verbindt alleen maar. Want als je een auto ophangt aan zo'n dunne kabel dan zou die breken.
- Zo is het ook met jouw armen. Die zijn echt niet sterk genoeg om aan een lichaam te gaan trekken, maar het gewicht van jouw lichaam kan wel een ander lichaam in beweging brengen.

3.2.6 Lichaamsgewicht gebruiken in plaats van spierkracht

Klachten aan het bewegingsapparaat bij zorgverleners ontstaan voor een groot deel door het gebruik van te veel spierkracht tijdens verplaatsingen. De meeste collega's weten niet dat dat niet nodig is. In plaats van het gebruik van je spieren moet je leren je eigen lichaamsgewicht te gebruiken. Het klinkt raar, maar je moet leren 'hangen aan' en 'leunen tegen' de cliënt.

Iedere beweging van de cliënt is een verplaatsing van gewicht. Technisch gezien is het voor je lichaam minder inspannend om gewicht te verplaatsen door eraan te gaan hangen of ertegenaan te leunen, dan door het op te tillen. Stel je iets voor dat heel erg zwaar is, bijvoorbeeld een koelkast of een auto. Je denkt er waarschijnlijk niet aan om die op te tillen. Moet je zo'n voorwerp verplaatsen, dan ga je er met je eigen lichaam aan hangen of tegen leunen.

Dit principe pas je ook toe bij verplaatsingen van cliënten. Neem bijvoorbeeld het tot staan helpen van een cliënt. Als je stil blijft staan, verloopt dat zwaar voor je nek, schouders en rug. De beweging voer je dan alleen uit door de cliënt met je armspieren op te trekken (gebogen armen). Wanneer je je armen gestrekt houdt en naar achteren gaat hangen, trekt de cliënt zich aan jou op. Het gebruik van je eigen gewicht moet je leren doseren. Wanneer je plotseling met je volle gewicht aan iemand gaat hangen, dan creëer je een risicovolle situatie. In praktijk bouw je het gewicht langzaam op. Je hangt of leunt langzaam steeds iets meer totdat je voelt dat de cliënt reageert en zich in de goede richting gaat bewegen. Op dat moment ben je met elkaar in balans en kun je verder bewegen. De hoeveelheid gewicht die jij hebt ingebracht, compenseert dan precies het tekort aan spierkracht van de cliënt.

Hoe ziet de beweging eruit als je spierkracht gebruikt?

Als je spierkracht gebruikt, sta je stil tijdens de verplaatsing. Jouw lichaam gaat nergens naartoe. Alleen je armen bewegen. Omdat je stil blijft staan, moeten je spieren zich inspannen om de cliënt ergens heen te duwen of te trekken. Dit doe je vanuit je armen.

Dit noemen we 'tillen'.

Hoe ziet de beweging eruit als je je lichaamsgewicht gebruikt?

Als je je lichaamsgewicht gebruikt, dan verplaats je de positie van je lichaam. Je gaat vanuit een schredestand van je voorste naar je achterste been of andersom. Of vanuit spreidstand van je linker- naar je rechterbeen of andersom. Je lichaam beweegt, je armen niet.

Dit noemen we 'verplaatsen'.

Oefening 3.1 Tegengewicht

Werk in tweetallen. Ga tegenover elkaar staan. Achter allebei staat een stoel. Pak elkaar kruislings vast bij de polsen. Jullie staan met de voeten dicht bij elkaar (een voetlengte ertussen).

Breng allebei langzaam je lichaam naar achteren door je armen geleidelijk te strekken. Wanneer jullie allebei je armen gestrekt hebben, hang je aan elkaar. Je kunt nu rustig gaan zitten (je knieën buigen) en weer gaan staan. Je voelt hoe je zonder spierkracht, maar door tegengewicht, de ander kunt helpen te gaan staan en zitten.

Vergelijk dit eens met iemand helpen te gaan staan en zitten in een stoel door hem op te tillen met je armen.

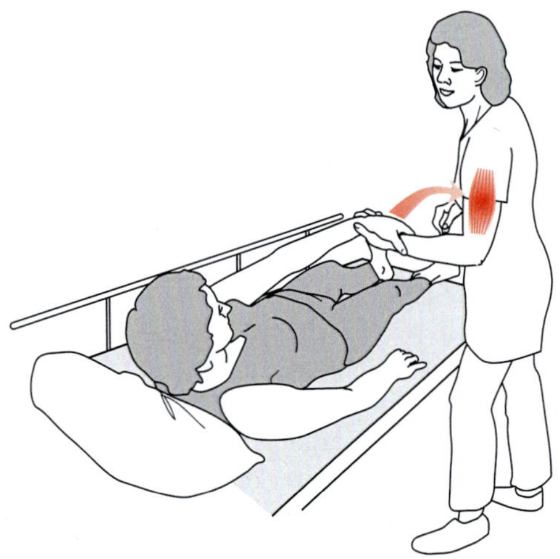

Vanuit stilstand trek je aan de cliënt (gebogen arm). De cliënt blijft passief.

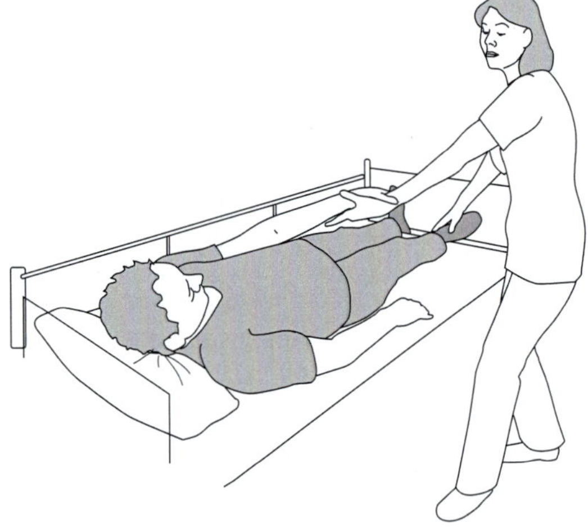

Wanneer je met je lichaamsgewicht gaat hangen aan de cliënt (gestrekte arm), wordt de cliënt actief. Hij trekt zich aan jou op.

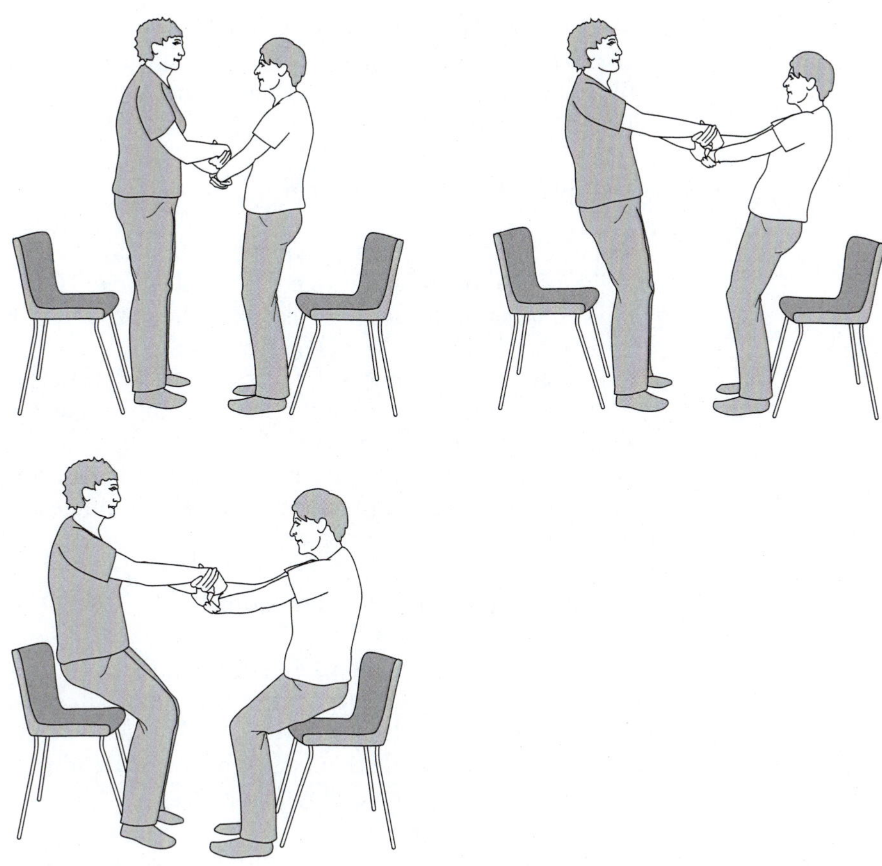

3.2.7 *Richting*

Iedere beweging van de cliënt bij een verplaatsing wordt opgeroepen door een beweging van jou. Daarom bepaalt de richting waarin jij beweegt de richting van de beweging van de cliënt. Beweeg jezelf altijd in een duidelijke lijn. Bijna alle menselijke bewegingen verlopen in een enigszins ronde lijn.

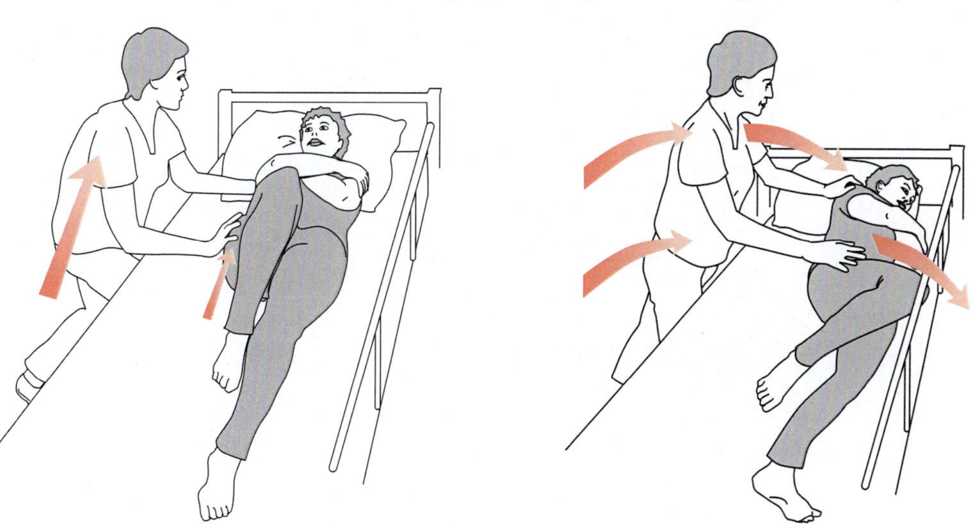

Geef de cliënt altijd mondeling duidelijke aanwijzingen waar de beweging naartoe gaat. Vermijd daarbij woorden als links of rechts. Geef aanwijzingen aan de cliënt die in relatie staan tot zijn omgeving zoals 'naar mij toe, van mij af, naar de kast, naar de muur, naar het raam'.

3.2.8 *Gebruik van de zwaartekracht*

Door de zwaartekracht is het inspannender om een zwaar voorwerp tegen een helling op te rollen dan over een horizontale weg. Het voorwerp van een helling af laten rollen is helemaal makkelijk. Je hoeft zelf niets te doen, het rolt door de zwaartekracht vanzelf naar beneden.

Dit gegeven kun je ook toepassen bij het verplaatsen van personen. Bij het omhoog verplaatsen van een cliënt in bed, kun je beter eerst de kussens weghalen en de hoofdsteun naar beneden brengen. Anders werk je 'tegen de heuvel op'. Je kunt echt gebruikmaken van het gewicht van de cliënt wanneer je het bed in een schuine stand zet (trendelenburg- of antitrendelenburgligging: hoofd naar beneden of voeten naar beneden).[1]

3.2.9 *Benutten en opheffen van weerstand*

Voor de cliënt is het bij de meeste bewegingen noodzakelijk om te steunen tegen een onderlaag en om zich daartegen af te zetten. Soms is dat onmogelijk, bijvoorbeeld wanneer de onderlaag (laken in bed) te glad is. De voeten of handen glijden dan weg. Wanneer je de cliënt antislipmateriaal geeft, dan verhoogt dit zijn afzetmogelijkheid en daarmee zijn mobiliteit.

Is een cliënt echter weinig tot niet mobiel, dan vormt een stroeve onderlaag juist een belemmering. Het lichaam wordt dan verschoven over het laken. Dit roept weerstand op waardoor de last heel zwaar wordt. Dan zal het nodig zijn om de weerstand op te heffen door het gebruik van gladde materialen: trekzeil, glijrol, hulpmiddelen om steunkousen aan te trekken, extra gladde tilbanden, stoffen draaischijf; allemaal voorbeelden van hulpmiddelen die de weerstand opheffen. Een bijkomend voordeel van deze hulpmiddelen is dat

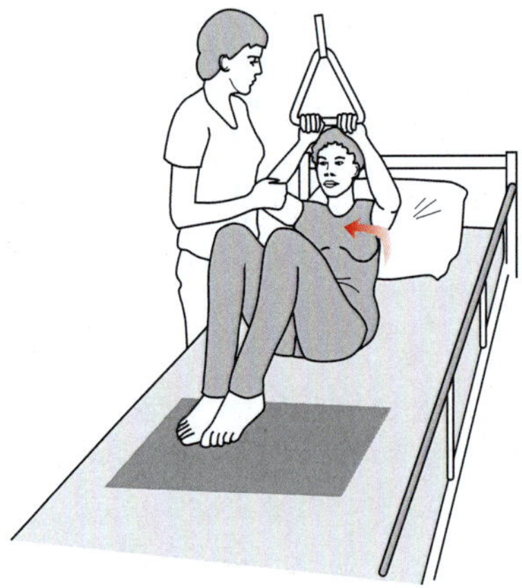

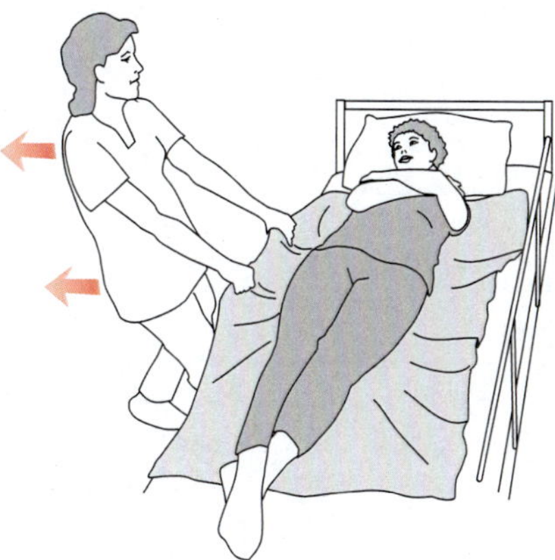

de huid van de cliënt niet meer over een stroeve onderlaag wordt verschoven. De schuifkrachten die daarbij ontstaan zijn een groot gevaar voor het ontstaan van decubitus.

Ook bij de inzet van hulpmiddelen blijft het van belang hoe jij zelf beweegt. Het goed gebruiken van hulpmiddelen bij verplaatsingen vraagt net zoveel oefening als verplaatsingen zonder hulpmiddel.[2]

Een probleem bij verplaatsen kan ontstaan door het gebruik van zogenoemde traagschuimmatrassen. Deze onderlaag zakt in bij druk. Het gevolg is dat de cliënt zichzelf niet meer goed kan afzetten bij bewegingen. Maar ook de zorgverlener kan niet meer steunen op de onderlaag, waardoor het onverantwoord kan zijn om technieken uit te voeren.

TIP
Denk indien mogelijk goed na over het inzetten van traagschuimmatrassen, vanwege de verminderde zelfredzaamheid van de cliënt en de verhoogde fysieke belasting van de zorgverlener.

3.2.10 *Hefboomwerking*

Wanneer je met je handen een noot wilt kraken en het lukt niet, dan neem je een notenkraker. Een oude schutting breek je niet af met een keukenmesje, maar met een breekijzer. In het dagelijks leven maak je veel gebruik van de zogenoemde 'hefboomwerking'. Door een hefboom (notenkraker, breekijzer) te gebruiken, vermenigvuldig je je kracht. Met relatief weinig spierkracht kun je dan een zware last verplaatsen.

Je kunt ook je eigen armen als hefboom gebruiken, bijvoorbeeld bij het op de zij draaien van een cliënt. Schuif daarvoor een of beide armen onder het lichaam van de cliënt met de handpalmen naar beneden gericht. Om dat voor elkaar te krijgen heb je een stukje door je knieën moeten buigen. Wanneer je daarna je benen strekt, komt jouw lichaam omhoog en draait de cliënt op je onderarmen van je af. Hierbij werken je armen als hefboom. Dit kost geen kracht! Jouw beweging van het gaan staan wordt omgezet in een draaibeweging van de cliënt.

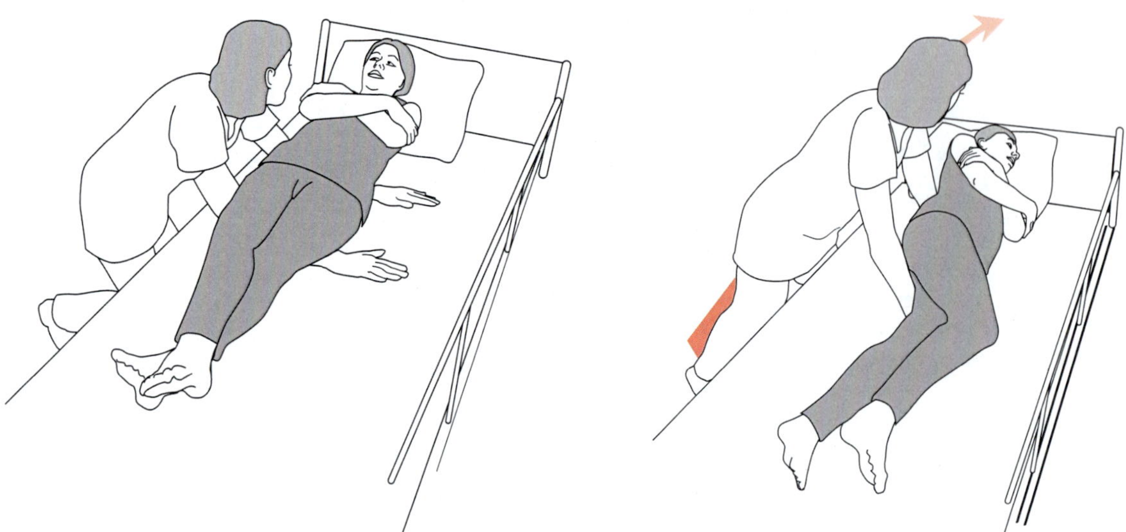

De handpalmen zijn naar het matras gericht. Dit is heel belangrijk, want zo kost het geen kracht. Wanneer je je armen andersom plaatst (handpalmen omhoog), kun je je armen nog buigen en ga je heffen. Dan kost het wel veel kracht.

3.2.11 *Koppelfunctie*

Door middel van de zogenoemde 'koppelfunctie' verplaats je een voorwerp of een mens in twee tegengestelde richtingen. Wanneer je bijvoorbeeld tegen een van de vier hoeken van een bed duwt, dan gaat dat bed draaien rondom het middelpunt. Dat pas je toe wanneer je met een bed een draai wilt maken in een kleine ruimte. Je gebruikt dit principe bij het verrijden van bedden, tilliften en zware karren. Maar je kunt het ook gebruiken bij het verplaatsen van cliënten. Het duidelijkste voorbeeld hiervan zie je bij het op de rand van het bed helpen van de cliënt. Door het naar beneden verplaatsen van de benen van de cliënt komt zijn bovenlichaam vanzelf omhoog. Je kunt de koppelfunctie goed toepassen bij wat 'stijve' mensen. Wanneer cliënten heel soepel zijn of slap, is het effect van de neergaande beweging minder.

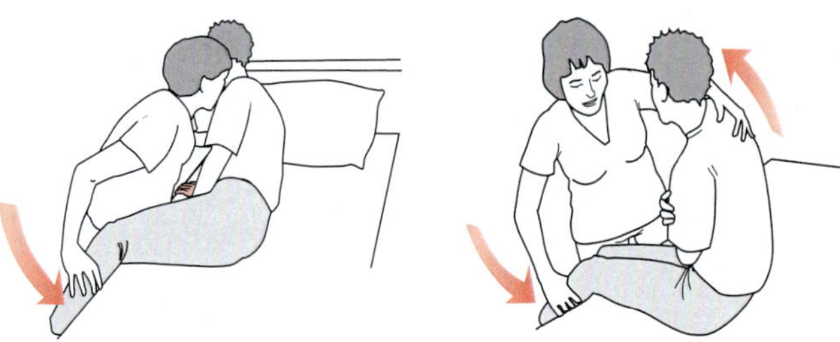

3.2.12 *Hulpmiddelen*

Wanneer de bewegingsmogelijkheden van de cliënt afnemen, moet je altijd in de gaten houden of de uitvoering van de haptonomische verplaatsingen niet boven de normen van de praktijkrichtlijnen uitkomen. Is dat het geval, dan moet er meestal gewerkt worden met hulpmiddelen.

In deel 2 van dit boek is een aantal technieken met de meest voorkomende hulpmiddelen opgenomen. Je zult daar zien dat het werken met hulpmiddelen evenveel van je vraagt als de 'gewone' manuele technieken, soms nog iets meer. Ten slotte heb je ook materialenkennis nodig. Niet voor niets heeft de Inspectie voor de Gezondheidszorg aanbevolen dat in zorginstellingen alleen diegenen die een training hebben gevolgd en deze steeds herhalen, met tilliften mogen werken.[3] Vraag je werkgever om deze trainingen. Er zijn zorginstellingen die zorgverleners regelmatig (eenmaal per 1-2 jaar) een vaardigheidstoetstoets afnemen. Afhankelijk daarvan wordt besloten wie met tilliften mogen werken en wie nog niet.

Ook aan het onderhoud van hulpmiddelen (met name tilliften) worden strenge eisen gesteld.[4] De zorginstelling draagt hiervoor de verantwoordelijkheid, maar het is ook belangrijk dat jij zelf alert blijft, het materiaal blijft controleren, defecten rapporteert en weigert om met kapotte hulpmiddelen te werken. Dit alles uit het oogpunt van de veiligheid van de cliënt en jezelf.

Samenvatting techniek

- Leer jezelf alle basisbewegingen aan die ten grondslag liggen aan de technieken. Verplaatsen is vooral zelf de goede beweging maken.
- Lees voorafgaand aan de verzorging altijd eerst het verplaatsingsprotocol.
- Houd zelf het verplaatsingsprotocol goed bij.
- Maak een routine van de voorbereidende handelingen die bij een techniek horen. Je stelt de cliënt daarmee in staat zo veel mogelijk zelf te doen.
- Maak altijd gebruik van de juiste aanrakingspunten. Daarmee voorkom je onnodig knijpen.
- Sta voor iedere verplaatsing op de juiste plaats. Die verschilt per techniek.
- Beweeg zo dat de richting van de beweging duidelijk is.
- Benoem de richting van de beweging altijd in relatie tot de omgeving van de cliënt.
- Maak gebruik van je lichaamsgewicht in plaats van van je spierkracht.
- Maak gebruik van het lichaamsgewicht van de cliënt.
- Probeer de bewegingsmogelijkheden van de cliënt te vergroten door het aanbieden van een stroeve onderlaag (afzetmogelijkheid).
- Voorkom weerstand tussen het lichaam en de onderlaag bij passieve cliënten door het aanbieden van een gladde onderlaag.
- Vergroot de effectiviteit van je lichaamskracht door gebruik te maken van hefboomwerking en koppelfunctie.
- Zet hulpmiddelen in wanneer de belasting van de verplaatsing boven de normen van de praktijkrichtlijnen uitkomt.
- Oefen het gebruik van hulpmiddelen net zoals de manuele verplaatsingen.
- Vraag trainingen aan op het gebied van tilliften.
- Werk nooit met kapot materiaal. Stel jezelf op de hoogte van de wet- en regelgeving op het gebied van werken met hulpmiddelen.

Noten

1. Voor meer slimme tips voor gebruik van het bed, zie www.locomotion.nu (het bedboekje).
2. Voor informatie over de inzet van hulpmiddelen en hoe ze te gebruiken, zie www.goedgebruik.nl.
3. Inspectie voor de Gezondheidszorg, *Tilliften nog steeds niet zonder risico*. IGZ, Utrecht 2004. www.igz.nl.
4. Regels en afspraken voor het bewaken van de kwaliteit van patiëntenliften en tilbanden zijn vastgelegd in de Nederlandse Technische Afspraak (NTA) 7506. www.nen.nl.

4 Contact

De aanwezigheid van contact is een voorwaarde voor het verplaatsen van cliënten. Geen of slecht contact leidt tot onnodig zware lasten en tot getrek en gesjor.

Contact wordt vaak opgevat als praten met elkaar. Praten is weliswaar een belangrijke vorm van contact, maar niet de enige en zeker niet de belangrijkste. De communicatie tussen mensen bestaat voor minimaal 70% uit non-verbaal (niet-gesproken) contact.

Communicatie verloopt voor minimaal 70% zonder woorden

Mensen krijgen dus veel meer informatie over en van elkaar door het uitwisselen van prikkels via het lichaam. Bij contact met zieke mensen kan dat percentage nog hoger zijn. Dat is zeker het geval bij baby's, kleine kinderen en bij mensen die lijden aan dementie. De letterlijke vertaling van 'contact' is dan ook: 'met gevoel' of 'samen aanraken' (con = met of samen; tact komt van het werkwoord 'tangere' = voelen of aanraken).

Contact betekent letterlijk: met gevoel of samen aanraken

Cliënten in de zorgverlening worden heel veel aangeraakt. Om hen te helpen met alle dagelijkse verzorgingsmomenten (ADL, algemene dagelijkse levensverrichtingen), om hen te onderzoeken of te behandelen. Die aanrakingen vinden zorgverleners heel gewoon. Misschien wel zo gewoon dat ze er niet meer op letten. Toch is de aanraking tijdens al die handelingen minstens zo veelzeggend als het gesproken woord. Wat je met een aanraking allemaal kunt 'zeggen' en hoe de cliënt via zijn lichaam daarop kan reageren, is het onderwerp van dit hoofdstuk. Maar terwijl jij de cliënt aanraakt, word je ook door hem aangeraakt. Het gaat dus net zo goed over jou. Want contact vindt altijd plaats tussen mensen. Bij het verplaatsen tussen jou en de cliënt.

Wij mensen 'luisteren' en 'spreken' met ons lichaam. Alleen zijn we ons daar niet meer altijd van bewust. We letten niet zo vaak op de informatie die we via ons lichaam krijgen en uitzenden. Het praten is onze taal geworden. Toch doen we onbewust heel veel met de taal van het lichaam. Hoe dat werkt, wordt onderzocht door de haptonomie, hoe je het kunt toepassen bij verplaatsingen wordt onderzocht door de kinesionomie.

Haptonomie en kinesionomie

Haptonomie betekent: de leer van het voelen, de tastzin en de affectiviteit.

'Voelen' wordt in dit boek heel letterlijk genomen: het voelen als zintuiglijke waarneming. Dat wat je waarneemt door middel van aanraken. Dat aanraken (tasten) gebeurt ook zonder direct huidcontact, door zintuiglijke waarneming wanneer je in elkaars nabijheid bent.

Kinesionomie betekent: de leer van het samen bewegen.

Wanneer je goed kijkt en voelt, kun je waarnemen dat verschillende lichamelijke reacties op aanrakingen en bewegingen telkens opnieuw optreden. Bijna iedereen herkent bijvoorbeeld het onprettige gevoel wanneer iemand (plotseling) een hand in je nek legt. Wat gebeurt er als je op die plaats wordt aangeraakt? Waarschijnlijk krimp je een beetje in elkaar, voelen je armen slap aan en trek je je schouders hoog op. Omdat dit bij heel veel mensen gebeurt, is het niet meer een persoonlijke reactie maar een 'fenomeen'. Een fenomeen waar de politie bijvoorbeeld gebruik van maakt bij het overmeesteren van iemand. Voor jou is het ook van belang om zo'n fenomeen van het lichaam te kennen wanneer je iemand wilt helpen verplaatsen. Iemand in de nek vasthouden is dan niet zo handig omdat het hem belemmert bij het bewegen.

De telkens terugkerende reacties van het lichaam op prikkels van buitenaf, noemt men 'de wetmatigheden van de tastzin' of 'haptonomische fenomenen'. Deze fenomenen worden in dit hoofdstuk beschreven.

Het bestuderen van de haptonomie en de kinesionomie kan niet alleen met behulp van boeken. Het is een 'gevoelsleer'. Je leert je bewust te worden van datgene wat je zelf voelt en datgene wat je bij een ander voelt. Wat gebeurt er met jouw lichaam als iemand een hand in je nek legt? Om de haptonomie te bestuderen moet je vooral alles zelf gaan voelen.

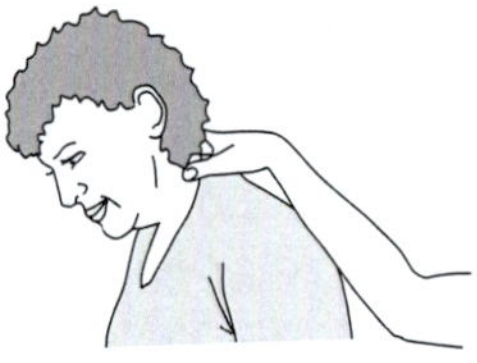

4.1 Voelen, een menselijk vermogen

4.1.1 *Voelen doe je met je tastzin*

Als we luisteren en spreken met ons lichaam, dan doen we dat met onze tastzin. Tastreceptoren bevinden zich in de huid en binnen het lichaam. De huid neemt bij volwassenen ongeveer 18% in van het totale lichaamsgewicht. Daarmee is de tastzin je grootste zintuig.

De huid heeft vele functies. Ze biedt bescherming tegen alles wat van buiten komt en fungeert verder behalve als tastzintuig ook als temperatuurregelaar en stofwisselingsorgaan. Over de huid als tastzintuig en gedrag bestaan veel uitspraken. Zo worden ongevoelige mensen 'dikhuidig' genoemd, andere zijn 'gevoelig'. Je kunt 'eelt op je ziel hebben', in 'andermans huid kruipen' en 'lekker in je vel zitten'.

4.1.2 *Wat wordt in dit boek met voelen bedoeld?*

In dit boek wordt met voelen altijd het letterlijke voelen met je lichaam bedoeld. Het ervaren van prikkels, die je door tastcellen in de huid en in het lichaam ontvangt. Met andere woorden, het je bewust worden van het lichamelijke gevoel dat door deze ervaring wordt opgeroepen. Het gaat in dit boek vooral over het concrete voelen. Iets kan hard voelen, zacht, stevig, traag of snel enzovoort. Dit concrete voelen is voor iedereen herkenbaar. Er wordt ook geen waardeoordeel over uitgesproken.

In de psychologie wordt natuurlijk ook heel veel gesproken over voelen en gevoelens: schuld, schaamte, liefde, genegenheid enzovoort. Deze gevoelens zijn individueel en hebben een persoonlijke waarde. Al deze gevoelens kunnen wel nauw samenhangen met het letterlijke voelen, met het werkelijk tastbare. Bijvoorbeeld doordat iets hard en koud aanvoelt kan iemand zich verdrietig gaan voelen. Maar in dit boek gaat het vooral over het concrete *voelen*; dat wat je via je tastzin waarneemt.

4.1.3 *Doorvoelen*

Er zijn heel veel soorten prikkels die je kunt voelen. Er zijn prikkels van buitenaf, bijvoorbeeld de zachtheid van een wollen deken. Die voel je direct met je handen. Er zijn ook prikkels van binnenuit: aandrang om te plassen of een pijnprikkel.

Een vorm van voelen waar je niet zo snel aan denkt, is 'doorvoelen': je kunt door iets heen voelen. Dat klinkt magisch maar dat is het niet. Je gebruikt dit vermogen van je lichaam constant. Denk bijvoorbeeld aan de suiker op de bodem van een kopje koffie. Als je met een lepeltje de koffie roert, voel je door het lepeltje heen of de suiker al is opgelost of dat er nog korreltjes op de bodem liggen. Wanneer je wordt gevraagd wat je hebt gevoeld tijdens het roeren, dan zeg je niet: mijn vingers. Je zegt zelfs niet: het lepeltje. Je zegt dan: Ik voel dat er nog korreltjes suiker op de bodem liggen. Dat betekent dat je je tastvermogen hebt verlegd naar de punt van het lepeltje. Je hand en het lepeltje zijn één geworden. Je lichaam heeft zich via het lepeltje verlengd.

Je kunt je lichaam verlengen met een voorwerp

Het vermogen om door te voelen benut je tijdens het temperatuur opmeten met een thermometer, het inbrengen van een katheter en een sonde, tanden poetsen met een tandenborstel enzovoort. Je voelt door het instrument heen. Gelukkig maar, anders zou je niet stoppen als je weerstand voelt en je zou de cliënt pijn doen. De cliënt zou jou dan 'ongevoelig' of 'hardhandig' kunnen noemen.

Hoe vaker je zo'n handeling verricht, hoe beter het gaat. Je lichaam kent het instrument dan zo door en door dat je steeds beter in staat bent met het instrument te voelen. Het instrument is deel geworden van je 'gevoelde' lichaam. Dit noem je 'incorporeren' (inlijven). Daarmee heb je je tast niet alleen uitgebreid naar het puntje van de lepel maar *tot om de grenzen van het voorwerp*. Zo wordt een violist één met zijn viool, de bouwvakker wordt één met zijn gereedschap, de danser wordt één met het lichaam van de danspartner. En zo kun jij je tastzin ook uitbreiden tot om en door het lichaam van de cliënt. Als je net begint als zorgverlener, kan het zijn dat je dat door verlegenheid of taboes niet durft met het lichaam van de cliënt. Maar als je een poosje aan het werk bent, dan wordt dat steeds gewoner.

De aanraking waarbij het lichaam van de cliënt als geheel wordt omvat, is dan vanzelfsprekend. Je denkt er niet over na. Maar voor haptonomisch verplaatsen is het één kunnen worden met het lichaam van de cliënt wel essentieel. Je houdt dan met jouw bewegingen vanzelf rekening met de ander en je zult zijn grenzen niet overschrijden. Daar hoef je niet over na te denken want dat voel je.

Je kunt je lichaam ook uitbreiden naar het lichaam van een ander

Oefening 4.1 Doorvoelen
Neem een dik touw van minimaal tweeënhalve meter lengte. Leg het in een rechte lijn op de grond. Pak het touw bij een van de uiteinden. Probeer het tot een derde te bewegen door er zachtjes aan te schudden, daarna tot de helft, tot twee derde en ten slotte tot in het andere uiteinde. Ga ook weer terug.

Neem bij jezelf waar hoe je je lichaam gebruikt om beweging in het touw te krijgen.

Je hebt nu je tastvermogen uitgebreid naar een voorwerp. Heb je vandaag al op de fiets gezeten? Dan heb je je tastvermogen ook uitgebreid, net als bij schrijven met een pen, je tanden poetsen met een tandenborstel enzovoort.

Oefening 4.1 Doorvoelen vervolg
Werk nu in tweetallen. De een gaat op zijn buik op de grond of op een bed liggen. De ander gaat bij zijn voeten zitten of staan en probeert nu, net zoals bij het touw, het lichaam van de ander te bewegen door er zachtjes aan te schudden. Eerst alleen tot in de voet, daarna tot in de kuit enzovoort, tot aan het kruintje. Wissel daarna van positie.

Neem opnieuw waar hoe je je lichaam hebt gebruikt.

Nu heb je je tastvermogen uitgebreid naar een ander lichaam. Verschilt het van het doorvoelen naar een voorwerp? Wat vinden jullie anders?

4.1.4 *Doorvoelen en empathie*

Wanneer de zorgverlener de cliënt op natuurlijke wijze doorvoelend aanraakt en beweegt, is dat voor de cliënt een geruststelling. De zorgverlener van wie hij zo afhankelijk is, heeft gevoel voor hem. Daarom wordt de doorvoelende aanraking ook wel een bevestigende aanraking genoemd.

Ondanks dat doorvoelen een heel gewoon menselijk vermogen is, gebeurt het in de zorgverlening vaak dat de aanraking oppervlakkig blijft. Dat kan komen door verlegenheid of bescheidenheid. Dat is niet erg. Het niet zo doortastend aanraken van de cliënt past dan bij hoe de zorgverlener zich (op dat moment) voelt en bij de communicatie (op dat moment) tussen haar en de cliënt.

Maar er kan ook een andere reden zijn voor een oppervlakkige, niet doorvoelende aanraking. Dat is onverschilligheid voor de persoon van de cliënt. Je kunt zeggen dat er niet empathisch wordt gewerkt. *Er* wordt wel verzorgd of behandeld, niet: *iemand* wordt verzorgd of behandeld. Zijn arm, zijn been, zijn lichaam wel maar niet hijzelf. Deze wijze van aanraken kan ongerustheid oproepen bij de cliënt, zelfs vaak (onderdrukte) angst. Deze zorgverlener of behandelaar voelt de cliënt niet, kan dus geen rekening met hem houden, zal het niet merken als hij pijn heeft.

Deze wijze van aanraken komt voor in de zorgverlening wanneer de aandacht op een afdeling uitsluitend uitgaat naar de technische kant van het vak, wanneer er te veel gehaast gewerkt moet worden of wanneer een onpersoonlijke benadering de norm is binnen een groep collega's.

4.1.5 *Het belang van doorvoelen voor het verplaatsen*

Ten eerste kan een doorvoelende aanraking de cliënt dus vertrouwen geven. Daardoor beweegt hij gemakkelijker met je mee. Ten tweede wordt de last van de verplaatsing voor jou lichter. Wanneer je niet doorvoelt, ga je 'een been tillen', 'een arm tillen', een lichaam draaien'. Je benadert het menselijk lichaam dan als ding; als een dood voorwerp. En dode voorwerpen tillen is loodzwaar.

Wanneer je doorvoelend aanraakt, kun je gevoel blijven houden voor de hele persoon. Je tilt niet 'een been' op maar je voelt een been dat deel uitmaakt van een unieke persoon. Het been is een onlosmakelijk onderdeel van die persoon. Hoe die persoon aanvoelt en zich beweegt, vertegenwoordigt op dat moment wie hij is. En met hem ben je in contact en werk je zo veel mogelijk samen.

4.1.6 *Filosoferen over het lichaam*

1. Een jou onbekende persoon komt de ruimte binnen waar jij je bevindt. Wat denk je?
   a. Hé, een lichaam.
   b. Hé, een meisje/jongen/man/vrouw.
   c. Hé, een ... type.
   d. Je denkt niet maar voelt meteen ...
2. Wat denk jij: heeft een mens een lichaam of is hij een lichaam?
3. Drukt jouw lichaam helemaal uit wie je bent?
4. Zie/ervaar jij aan iemands lichaam wie hij/zij is als persoon?
5. Als je iemand aanraakt, wat raak je dan aan? Een mens of zijn lichaam?

Kom je er niet zo gauw uit? Ik ook niet. En heel veel filosofen voor jou hebben zich heel lang met deze vragen beziggehouden. Wat is nou eigenlijk dat lichaam van ons? Omdat je dagelijks met menselijke lichamen (zo klinkt het zo eng)/met mensen (klinkt al beter) werkt of gaat werken, zijn deze vragen wel interessant. Ze vertegenwoordigen je mensbeeld en daarmee jouw benaderingswijze van de cliënt.

Lange tijd zijn het medisch denken en de benadering van cliënten bepaald door de denkbeelden van René Descartes. Zijn 'erfenis' was de gescheiden benadering van het lichaam en de geest. Tegenwoordig is het mensbeeld waarbij lichaam en geest elkaar wederzijds beïnvloeden meer geaccepteerd. Wil je hier meer over weten, zoek op internet of in boeken naar: René Descartes, Maurice Merleau-Ponty en fenomenologie.

Dit boek is geschreven vanuit de gedachte dat je via je lichaam voelt en ervaart en direct en helder communiceert met je omgeving. Aan het lichaam kun je heel veel waarnemen wat je iets vertelt over de persoon, vooral over hoe iemand zich voelt.

Frans Veldman zegt in zijn boek *Lichte lasten*: 'Dit gevoelde lichaam is het lichaam dat ik ben en niet het lichaam dat ik heb.' [1] In dit boek wordt ervan uitgegaan dat wanneer we iemand aanraken, we een mens aanraken en niet een lichaam met daarin een aparte ziel of een aparte geest. Lichaam en geest/ziel zijn met elkaar verbonden. Lichamelijke communicatie wordt in dit boek gezien als de meest directe vorm van contact. Maar ook als een vorm van contact waarvan we ons niet altijd bewust zijn. We reageren vaak 'voorbewust' op elkaar. Je lichaam weet het dan al lang maar jij (je bewuste weten) nog niet. 'Het lichaam liegt nooit'. [2]

Maar misschien denk jij daar wel anders over. Niet voor niets is dit een onderwerp waar je alleen of met elkaar lang over na kunt denken. Het is een thema met veel gezichtspunten, en vaak roept nadenken hierover weer nieuwe vragen op.

4.1.7 Contact is wederkerig

Behalve voelen en doorvoelen is nog een aspect van de leer van de aanraking en beweging voor jou van belang: contact is wederkerig. Aan het begin van dit hoofdstuk heb je al gelezen: 'Als jij iemand aanraakt word je tegelijkertijd ook zelf door diegene aangeraakt'. Aanraken doe je dus nooit alleen. Bij de aanraking en wanneer mensen lichamelijk in elkaars nabijheid zijn, beïnvloeden ze elkaar wederzijds. Wanneer jij gespannen bent, neemt het lichaam van de ander dat ongemerkt over. Andersom geldt hetzelfde: wanneer iemand heel relaxed langsloopt, kun jij daar ook rustig van worden. De ene mens is daar gevoeliger voor dan de andere, maar in meer of mindere mate nemen we van alles van elkaar over.

In grote groepen komt het vaak in verhevigde vorm voor. Een stadion vol uitzinnige fans die als één geheel samen bewegen. In de natuur zie je zwermen vogels die als één wolk samen door de lucht bewegen. Ineens draaien ze allemaal om, zonder commando, zonder dat ze elkaar zien, of ze elkaar nu aanraken of niet. Er is schijnbaar een manier waarop ze allemaal met elkaar in verbinding staan.[3]

Wat je hiervan kunt leren is dat niet alleen jouw visie op zorg, deskundigheid en kennis ertoe doen maar ook jouw lichaam, aanraking, beweging en hoe je aanwezig bent in de ruimte. Want jouw aanwezigheid heeft via je lichaam invloed op de cliënt, via zijn lichaam. Dit gegeven wordt doorgaans niet bewust in ons handelen meegenomen, maar het is van groot belang voor het welbevinden van de cliënt en daarbij voor zijn genezing. Jij zelf *bent* het therapeutisch milieu.

4.1.8 Laten voelen

Doordat mensen via hun lichaam deze kwaliteiten hebben: voelen, doorvoelen en wederzijdse beïnvloeding van elkaar, is het ook mogelijk elkaar via het voelen een bericht door te geven. Dat doen we allemaal dagelijks: wanneer jij je stap inhoudt, voelt de ander ruimte om als eerste door de deur te gaan; als jij de koektrommel uitnodigend voor iemand houdt, tilt hij zijn hand op om een koekje te pakken. Maar doet hij dat ook als de koektrommel tegen zijn kin wordt gehouden? Nee, die beweging wordt niet herkend als uitnodiging. Die 'zegt' iets anders.

Het laten voelen van bedoelingen is dus aan regels gebonden. En deze regels kennen we allemaal heel goed, hoewel ze per cultuur kunnen verschillen.

Wat het haptonomisch verplaatsen betreft: je gaat leren hoe je de cliënt jouw bedoeling (de beweging) kunt laten voelen.

De werkwijze van het haptonomisch verplaatsen = de cliënt de bedoelde beweging laten voelen

4.1.9 Foute aanrakingen bestaan niet

Wanneer je dit hoofdstuk leest, kun je al snel de indruk krijgen dat er foute en goede aanrakingen bestaan, maar zo is het niet. Wanneer je met goede bedoelingen (intenties) werkt, zijn aanrakingen nooit fout. Het kan wel zo zijn dat je met jouw aanraking een effect oproept dat je niet had bedoeld.

Bij het haptonomisch verplaatsen gaat het er vooral om dat je nieuwsgierig blijft onderzoeken of jouw aanraking en beweging de gewenste beweging bij de cliënt oproepen; dat je je bewust bent dat je een beweging van de cliënt kunt vragen via de taal tussen jouw en zijn lichaam; en dat je weet dat er ook aanrakingen bestaan die beweging juist kunnen tegenhouden.

Je kunt de cliënt een beweging vragen via het lichaam maar je kunt zijn beweging onbewust ook tegenhouden

4.2 Haptonomisch verplaatsen in praktijk

4.2.1 Hoe kun je een beweging vragen?

Het doel van het haptonomisch verplaatsen is de cliënt in staat te stellen zoveel als hij kan de verplaatsingen *zelf* te doen. Dat doet hij door zijn spieren aan te spannen. De spieren spannen zich aan door een prikkel die aan de spieren wordt doorgegeven door de hersenen en de zenuwbanen.

Wanneer je een cliënt mondeling vraagt om te bewegen, dan moet hij zelf in staat zijn om zijn lichaam bewust die opdracht te geven. Maar als je hem aanraakt en de gewenste beweging laat voelen, krijgt zijn lichaam een directe prikkel om te bewegen. Deze prikkel noemen we een *impuls*.

Bij haptonomisch verplaatsen leer je hoe je per verplaatsing de juiste impuls kunt geven aan de spieren. Het meest duidelijk wordt het voor de cliënt, wanneer je hem mondeling vraagt om te bewegen en hem tegelijkertijd laat voelen hoe de beweging in elkaar zit.

Je leert allereerst hoe je per verplaatsing de juiste impuls geeft

4.2.2 Impuls[1]

Vragen aan de cliënt om te bewegen door het geven van impulsen is net als dansen. Degene die de dans leidt (zorgverlener), houdt de ander op de juiste afstand vast (cliënt) en begint zelf met bewegen. De danspartner voelt de beweging en volgt als vanzelf. Bij verplaatsingen is het net zo.

- De zorgverlener omvat de cliënt doorvoelend op de juiste plaats (aanrakingspunt).
- De zorgverlener gaat op de juiste afstand staan (er ontstaat lichte rek op de spieren).

- De zorgverlener maakt zelf de gewenste beweging in de juiste richting.
- Door aanraking, rek op de spieren, doorvoelen en beweging krijgen de spieren van de cliënt dezelfde indruk als wanneer de cliënt de beweging zelf was begonnen. Hierdoor ontstaat een reflexmatige reactie die voert tot een prikkel van de aan de spieren behorende motorische zenuwen. Het lichaam wordt 'wakker' voor de beweging, wordt actief en gericht op het bewegen.

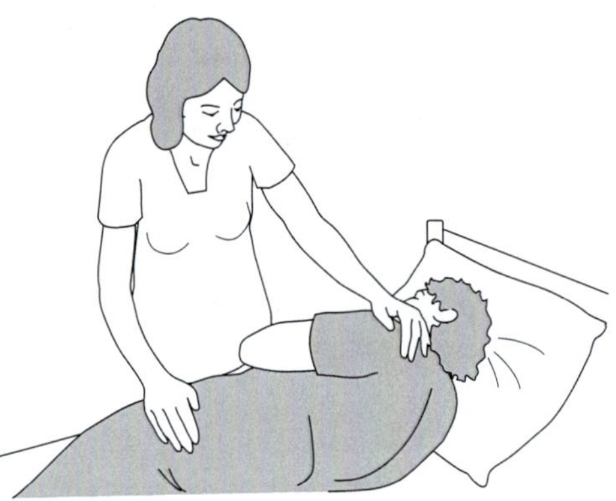

Aanrakingspunt

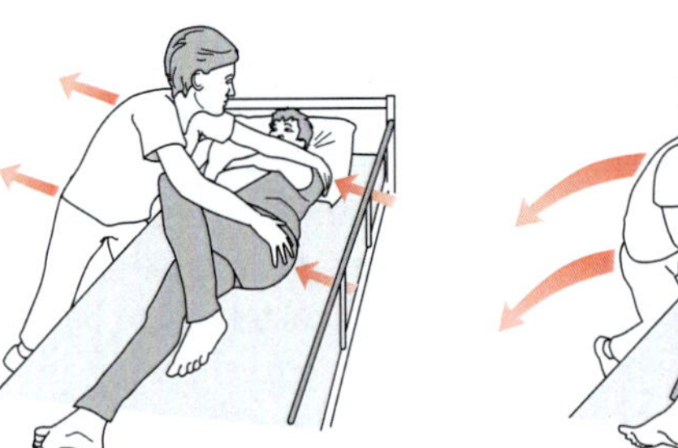

Lichte rek op de spieren

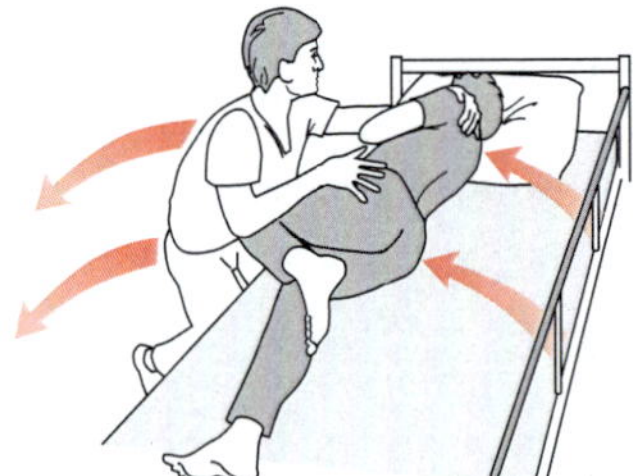

Beweging

Het leren geven van impulsen is een van de belangrijkste onderdelen van het leren verplaatsen. Want wanneer je een goede impuls geeft kan de cliënt met zijn lichaam reageren. Alleen dan weet je echt waartoe hij nog in staat is en hoe zelfredzaam hij kan zijn.

4.2.3 *Wachten*

Nadat je een impuls hebt gegeven, moet je altijd heel even wachten. Het lichaam van de cliënt heeft tenslotte tijd nodig om te reageren. Ieders lichaam heeft een andere 'reactiesnelheid'. Sommige cliënten reageren supersnel; al bij de eerste aanraking of bij de spanning die tussen het lichaam van jou en dat van de cliënt ontstaat wanneer je op de juiste afstand bent gaan staan. Anderen reageren heel traag. Voor jou is het belangrijk om precies te weten waar je op wacht.

Na het geven van de impuls wacht je op de beweging van de cliënt

Voor de meeste zorgverleners is het verrassend als ze voor het eerst voelen dat hun impuls een beweging oproept bij de cliënt. Je voelt namelijk letterlijk 'iets' van hem terug. Dat kan heel onverwacht zijn. Een op het oog breekbare cliënt kan heel stevig aanvoelen, een 'beer van een vent' heel kwetsbaar. Je hebt even contact met 'het eigene' van de ander, hoe hij op dat moment is. En de cliënt voelt jou net zo. Er is sprake van een ontmoeting, een contact zonder woorden. Beiden, zorgverlener én cliënt, kunnen de 'lichtheid' ervaren van het samen bewegen die kan ontstaan door het geven van een goede impuls.

Wanneer je gewend bent om 'aan te pakken' en de beweging met spierkracht voor je cliënten te maken, heb je deze ervaring om met de ander gevoelsmatig in contact te zijn minder. Daarbij neem je ook te veel last op je; de bewegingsmogelijkheden van de cliënt worden niet benut. De cliënt blijft passief. Hierdoor ervaart zowel de cliënt als de zorgverlener zwaarte. Dit is schadelijk voor het lichaamsbesef van de cliënt. Hij krijgt daarmee de ervaring dat hij veel minder kan dan in werkelijkheid het geval is. En het is voor jou ook zwaarder dan nodig.

Kan de cliënt het altijd zelf als je hem een impuls geeft?
Nee. Haptonomisch verplaatsen is geen wondermiddel. Een bewegingsbeperking van een cliënt blijft een bewegingsbeperking. Je weet alleen wel dat wanneer je op deze manier werkt, je het maximale eruit hebt gehaald. Wanneer de cliënt nog 80% kan, neem je het slechts voor 20% over en niet voor 100%.

Je kunt hierin zelfs nog variëren. Cliënten die revalideren moedig je aan om net iets meer te doen. Met cliënten die rust nodig hebben, kun je afspreken dat je iets meer van hen overneemt om hun krachten te sparen.

Een impuls 'komt niet altijd door'. Dan kun je wachten tot je een ons weegt, maar in dat geval komt de prikkel het lichaam niet binnen of het lichaam kan er niet meer adequaat op reageren. Dit is het geval bij cliënten met aandoeningen die het zenuwstelsel hebben aangetast (dwarslaesie, halfzijdige verlamming, MS, ALS). Dan is het van belang samen met de cliënt uit te zoeken wat hij nog wel kan. Op welke impuls wordt nog wel gereageerd? Op welke niet? Het kan bijvoorbeeld zo zijn dat iemand aan de linkerkant van zijn lichaam veel beter reageert op impulsen dan aan de rechterkant. Op die manier wordt het bewegingsvermogen van de cliënt gerespecteerd en benut.

Bij deze cliënten ontkom je meestal niet aan de inzet van hulpmiddelen. Maar ook bij het gebruik van hulpmiddelen blijf je je eigen lichaam gebruiken en kun je haptonomisch blijven werken. Met het inzetten van hulpmiddelen voorkom je wel dat je een onverantwoord groot aantal kilo's gaat verplaatsen, met alle gevaren van dien.

4.2.4 *Meegaan met de beweging*

Een goed gegeven impuls roept de beweging op die de zorgverlener bedoelt. Een cliënt spant bijvoorbeeld zijn beenspieren en trekt zijn been op. Echter, *hoe* hij dat doet, verschilt per cliënt. De ene zal het snel doen, de ander langzaam, een derde trillerig, een vierde stijfjes. Dit is wat jij 'terugvoelt' van de cliënt. En net zoals de cliënt heeft gereageerd op jouw aanraking en beweging, zo doe jij dat nu op jouw beurt. Je past je aan aan datgene wat je voelt. Je reageert door mee te gaan in de beweging die je van de cliënt voelt. De grootte van de stap, de snelheid van de beweging, de wijze waarop wordt bewogen; aan dit alles pas je de volgende impuls weer aan, mits het voor jou en de cliënt veilig is.

Je reageert door mee te gaan in de beweging van de cliënt

Uitnodigen = impuls geven, wachten, meegaan
Het geven van een impuls, het wachten op de beweging van de cliënt en het meegaan in die beweging samen, wordt *uitnodigen* genoemd.

Dit proces speelt zich af in (delen van) seconden. Na deze eerste reeks blijft de zorgverlener impulsen geven, wachten en meegaan. Eigenlijk zonder dat het te zien is. Het wordt een vloeiend samengaan van bewegen van de zorgverlener en de cliënt. Net zoals je dat ziet bij samen (stijl)dansen.

4.3 Wat er nog meer bij komt kijken

'Stijldansen aan het bed'. Het klinkt natuurlijk heel idyllisch: stijldansen aan het bed. Maar hoe krijg je het in praktijk voor elkaar? Wat is aanraken op de goede plaats? Wat is de goede beweging die je zelf moet leren maken? In het vervolg van dit hoofdstuk wordt daar dieper op ingegaan.

Ga dit allemaal niet uit je hoofd leren. Door veel te oefenen ga je het in je eigen lichaam herkennen. En wat je lichaam kent, vergeet het niet gauw. Denk maar aan fietsen, schaatsen en ... inderdaad, dansen. Eenmaal geleerd gaat het nooit meer weg.

Uitnodigen in praktijk en alles wat erbij komt kijken
In het vervolg van deze paragraaf komen de volgende aspecten aan de orde:
- voelen aan en denken uit;
- in je basis zijn;
- in je basis zijn en lasten kunnen dragen;
- in je basis zijn en het voorkomen van burn-out;

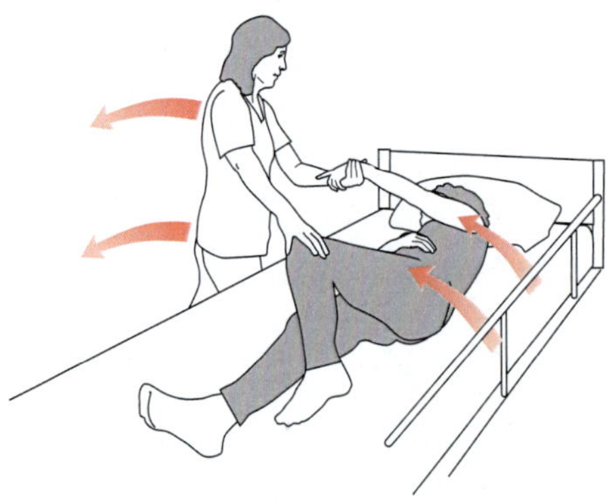

- toewenden en afwenden;
- vertrouwen en omgaan met de ruimte;
- vertrouwen en naderen;
- bewegingsruimte;
- jouw eigen intieme ruimte;
- ruimte vragen;
- helpen bewegen en het lichaamsschema;
- de aanrakingsplaats;
- reflexen;
- 'machtplekken';
- kwetsbare plekken en neutrale plekken;
- erogene zones;
- onder of op een lichaamsdeel;
- oksels en stuitje;
- welke kant wil je op;
- vragende gebaren;
- de wijze van vasthouden: omvatten en openlaten;
- uitnodigen door zelf te bewegen;
- tempo;
- praten en tellen;
- afronden van de beweging;
- intimiteit en seksualiteit;
- macht en onmacht;
- geduld.

4.3.1 *Voelen aan en denken uit*

Wanneer je haptonomisch verplaatst, richt je je aandacht op datgene wat je met je lichaam (je tastzin) voelt. Onze aandacht is echter vaak meer gericht op het denken. Je kunt met je gedachten ergens anders zijn, bijvoorbeeld bij de vraag: Wat zal ik vanavond eens eten? Dat is niet aan te raden tijdens je werk.

Meestal zijn onze gedachten wel gericht op het werk dat gedaan moet worden: hoe laat is het? Wat staat er in het zorgdossier? Welke handelingen moet ik verrichten? Dan ben je effectief aan het werk, dat wil zeggen gericht op het behalen van je doelen.

Het lastige met denken is dat er daardoor minder of geen contact is met datgene wat je lichamelijk ervaart. Zo kun je bijvoorbeeld *denken* dat je iemand uit bed moet helpen zonder te *voelen* dat deze cliënt daar prima zelf toe in staat is, of dat deze cliënt veel te weinig spierkracht heeft voor de techniek die je altijd toepast. Je gaat dan gewoon door met de handeling, zoals je dat bij alle cliënten op dezelfde manier doet. Je lichaam voelt wel dat iedere cliënt anders beweegt, maar het taakgerichte denken is zo de baas over het voelen dat je er geen aandacht aan schenkt.

Wanneer je haptonomisch verplaatst, doe je het precies andersom. Dan ga je je aandacht richten op dat wat je voelt. Op basis daarvan neem je de beslissing om de cliënt bijvoorbeeld meer of minder te ondersteunen, net iets verder weg te gaan staan of juist dichterbij, stevig vast te pakken of juist losjes. Dan merk je dat je bij iedere cliënt net een beetje anders aanraakt en beweegt. Je bent een 'voelende denker' geworden. Het denken is niet weg, maar wat je lichamelijk ervaart wordt de leidraad van je handelingen. Je werkt dan affectief, dat wil zeggen: je werkt met inachtneming van datgene wat je voelend ervaart, van de cliënt en van jezelf.

Oefening 4.2 'Blindegeleide'
Het doel van deze oefening is dat je je bewust wordt van alles wat je tastend met je lichaam waarneemt.

Werk in tweetallen. De een sluit de ogen, dat is 'de blinde'. De ander begeleidt de 'blinde' door de ruimte. Er wordt niet gesproken! Na drie minuten wisselen jullie van rol. Ook tijdens de wissel wordt niet gesproken. Na weer drie minuten wordt de oefening afgerond.

De opdracht *tijdens* de oefening is te ervaren wat je van het lichaam van de ander voelt. En hoe reageert jouw lichaam daarop? Kun je mee in de beweging? Of ga je liever niet mee?

De bespreking *na* de oefening gaat over: wat heb je nu concreet gevoeld van het lichaam van de ander? Wat maakte dat je mee ging lopen met de begeleider? Of wat was het dat je voelde waardoor je niet mee kon bewegen?

Belangrijk bij deze nabespreking is dat de beschrijvingen zo concreet mogelijk zijn. Antwoorden als: 'vertrouwdheid', 'zekerheid', 'bescherming', 'rust' zijn een stap te ver. Deze begrippen gaan wel over hoe je je hebt gevoeld, maar niet over wat je tastend hebt ervaren. Dat is wel het geval wanneer er wordt gesproken over: waar werd vastgehouden, hoe werd vastgehouden, hoe groot de stappen waren, hoe het tempo was, of je zelf nog goed kon blijven bewegen, of je in balans was en bleef enzovoort. Probeer het daarbij te houden.

4.3.2 *In je basis zijn*[4]

Lichamelijke nadering en aanraken zijn nog geen garantie voor contact. Wanneer handelingen alleen effectief worden uitgevoerd, gebeurt dat zonder gevoel. De cliënt wordt gehanteerd als een voorwerp waar iets mee moet gebeuren. Deze wijze van naderen en aanraken roept een gevoel van onveiligheid op bij de cliënt. Een mens voelt zich alleen veilig in de nabijheid van een ander wanneer hij als medemens benaderd en aangeraakt wordt.

Aangeraakt worden is dan niet alleen effectief maar ook affectief, dat wil zeggen met inachtneming van datgene wat van de ander gevoeld wordt. Affectief is niet altijd zacht, wat vaak wordt gedacht. Wanneer je affectief werkt, laat je jouw aanraking en aanwezigheid door de ander beïnvloeden zonder dat je het gevoel voor je eigen lichaam verliest. De ene cliënt wordt steviger en sneller verzorgd dan de andere, simpelweg door de verschillende informatie die je via je lichaam hebt ontvangen.

Aanrakingen worden affectiever naarmate je minder denkt en meer voelt. In de haptonomie gaat men ervan uit dat je dat vooral voor elkaar krijgt als 'je goed in je basis zit'. Het voert te ver om het hele begrip 'basis' in dit boek te behandelen. Er wordt hier volstaan met een versimpelde beschrijving.

De onderrug, het stuitje, het bekken, de onderbuik en de bekkenbodem vormen samen een kom of schaal. Dat wordt wel de basis van het lichaam genoemd. In die kom of schaal zit ergens ter hoogte van het heiligbeen (S2) je lichaamszwaartepunt. Het is het midden van je lichaam. Wanneer dit lichaamszwaartepunt ook echt in het midden zit (je neigt niet iets naar voren, opzij of naar achteren), ben je 'in je basis'. Dit gevoelde 'midden' wordt ook altijd gezocht door sporters. Zeker in oosterse vechtsporten is het midden of 'hara' van het lichaam het belangrijkste uitgangspunt.

'Uit je basis' ben je wanneer je het zwaartepunt van je lichaam verlegt. Meer omhoog, naar achteren of naar voren. Als je bijvoorbeeld je buik intrekt (slanke mode) mag je lichaam niet de ruimte innemen die het nodig heeft. Je trekt het zwaartepunt van je lichaam dan iets omhoog. Er is dan een hogere spanning voelbaar in je lichaam. Die spanning ontstaat doordat alle spieren zich extra moeten inspannen om deze verkeerde gewichtsverdeling te corrigeren (bot gezegd om te voorkomen dat je omvalt). Ook als je gehaast bent, kan dit gebeuren, of als je onder druk staat (examen, sollicitatie). Ook dan verleg je vaak je zwaartepunt naar omhoog.

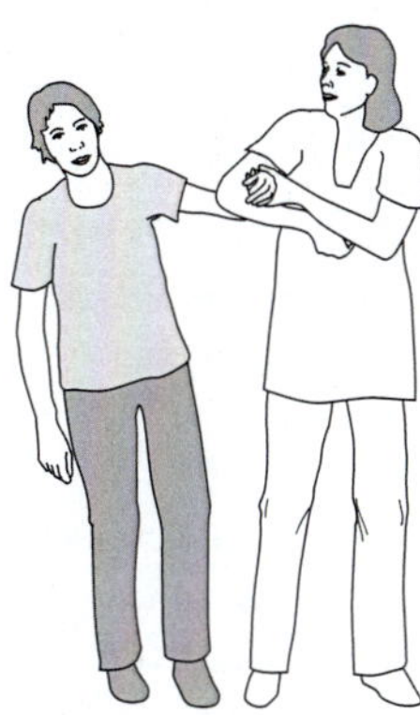

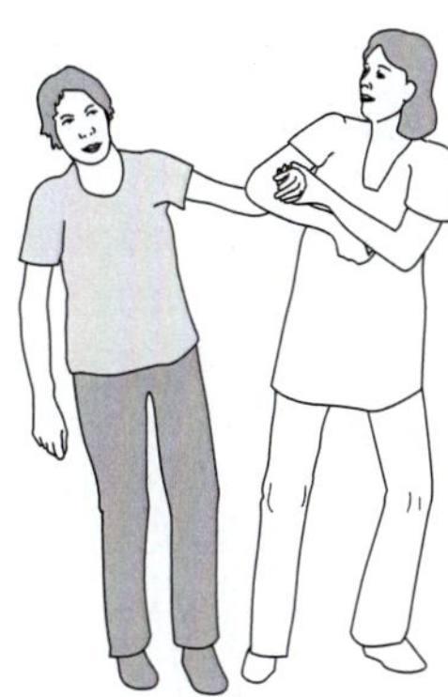

Links: De zorgverlener heeft hier haar lichaamszwaartepunt hoog. Ze probeert de wegvallende cliënt tegen te houden met hoge spierspanning in haar schoudergordel en haar armen. Hiermee loopt ze een verhoogd risico op schouderklachten.
Rechts: Kun je het zien dat de zorgverlener haar lichaamszwaartepunt hier lager heeft? Ze probeert de wegvallende cliënt tegen te houden met het gewicht van haar onderlichaam. Haar schoudergordel wordt niet overmatig belast zolang ze haar gewicht 'laag houdt'.

'In je basis zijn' houdt in dat je met je aandacht laag in je buik bent en niet te veel in je hoofd. Wanneer je 'in je basis' bent, is er altijd een zekere rust in je. Als je de cliënt aanraakt terwijl je in je basis bent (het gewicht van je bovenlichaam mag rusten in de schaal van buik, bekken en bekkenbodem), dan zijn je handen dusdanig dat je niets eist en niet commandeert. Je handen laten de ander vrij en toch geef je ondersteuning daar waar het nodig is.

De conclusie over deze passage over de basis is dat je nooit enkel en alleen aanraakt met je handen. Je hele lichaam doet mee. Want als je ergens in je lichaam gespannen bent of als je met je aandacht meer in je hoofd bent dan in je lichaam, is dat voelbaar in je handen.

Oefening 4.3 Denken en voelen

Ga op een stoel zitten. Doe je ogen dicht. Tel bij elkaar op hoeveel 331 en 298 is. Als je daarmee klaar bent, voel dan met je billen de zitting van de stoel. Probeer bijvoorbeeld te voelen hoe dik de zitting is, hoe zacht de zitting is, hoeveel ruimte jij inneemt op de zitting. Verandert er iets in de spanning van je lichaam? Dit is het verschil tussen denkend aanwezig zijn en voelend aanwezig zijn. Om in contact te zijn met de cliënt tijdens de verplaatsingen heb je vooral de voelende aanwezigheid nodig. Maar je kunt ook niet helemaal zonder het denken.

In je basis zijn en lasten kunnen dragen

Wanneer je lasten zo veel mogelijk draagt rond of boven het lichaamszwaartepunt alleen dan kun je dat doen zonder overbelasting van je lichaam. Dit in je basis zijn kwam op andere wijze al ter sprake in hoofdstuk 3, Techniek (gebruik van lichaamsgewicht en tegengewicht).

In je basis zijn en het voorkomen van burn-out

Wanneer je tijdens het zorg verlenen altijd openstaat voor ieders wensen, alle eisen, alle doelen en dat alles ook nog binnen altijd te weinig tijd ... ja, dan raak je op den duur opgebrand. Het leren 'in je basis zijn' kan je helpen om dit te voorkomen wanneer je jezelf in het bovenstaande herkent.

Het 'in je basis te zijn' is natuurlijk niet alleen belangrijk voor de cliënt, omdat je dan rustiger op hem overkomt. Op de allereerste plaats is het houden van je lichaamszwaartepunt in het midden van je lichaam van belang voor jezelf. Het voorkomt namelijk (letterlijk en figuurlijk) dat je te veel 'op je tenen gaat lopen'. Wanneer je te veel openstaat voor de eisen die het werk aan je stelt, voel je te veel wat de ander nodig heeft en je let helemaal niet meer op je eigen lichaam (dat tref je pas weer in de pauze). Je zou dan wel eens willen leren om beter op jezelf te passen. Maar ja, hoe dan?

Bij haptonomisch werken kun je 'op jezelf passen' letterlijk leren in de praktijk. Je leert telkens na te gaan hoe houdingen, aanrakingen en het gevoelde contact met de cliënt nu eigenlijk voor jou voelen. Want niet alleen de cliënt doet ertoe, nee, het gaat ook om jou en om dat wat er bij het samen bewegen gebeurt. Je ontdekt misschien dat je altijd net iets te ver naar de cliënt toe buigt, waardoor hij minder gaat doen en jij meer. Of je ontdekt dat je steeds vergeet te wachten op de beweging van de cliënt omdat je denkt aan de klok en de cliënten die je hierna nog moet 'doen'. Wanneer je dan leert om te letten op je eigen lichaam en je 'midden' dan verandert dat je lichaamshouding, je tempo enzovoort. Je wordt zelf rustiger en dat heeft weer een direct effect op de cliënten, die meer zelf gaan doen. Je leert hoe je je in je lichaam de dingen minder 'aan hoeft te trekken' en 'op jezelf moet betrekken'. Dat zit misschien wel in je hoofd, maar voor een belangrijk deel zit het in je lichaam, dus kun je het ook lichamelijk oplossen, met een beetje aandacht voor het midden van je lichaam.

Oefening 4.4 'In je basis zijn'
Ga prettig staan en voel de grond onder je voeten. Zo kom je zonder nadenken vanzelf in je basis. Dit kun je vele malen per dag doen. Eerst ervaren: sta ik goed? Voel ik de grond waar ik op sta? Dan pas contact maken met de cliënt.

TIP
Bij iedere sport, maar zeker bij de oosterse bewegingskunsten en vechtsporten kun je jezelf trainen om je lichaamszwaartepunt in het midden te houden.

4.3.3 *Toewenden en afwenden*

Waarom is het voor de cliënt nu zo belangrijk hoe jij hem aanraakt en of jij 'in je basis' bent of niet? Dat komt omdat mensen, eenmaal in elkaars nabijheid, elkaar lichamelijk sterk beïnvloeden.

Vanaf de prilste ontwikkeling van de foetus in de baarmoeder, reageert hij/zij op prikkels van buitenaf. Hij/zij beweegt zich naar de hand toe die de moeder of vader op de buik legt, of trekt zich terug wanneer een koud instrument op de buikwand van de moeder wordt gelegd.

Deze beweging – toewenden en afwenden – wordt wel 'de primaire beweging' genoemd. Het is de eerste beweging die we maken.

Eigenlijk maken we als volwassenen met ons lichaam deze beweging continu, de hele dag door. We bewegen ons naar prettige dingen toe en wenden ons van onprettige dingen af. Het is zo gewoon dat we ons van deze beweging van ons lichaam meestal niet bewust zijn. Met populaire uitspraken als 'je moet luisteren naar je gevoel' of 'je lichaam weet wat goed voor je is' wordt bedoeld dat je je bewust kunt worden van het toewenden of afwenden van je lichaam.

TIP

In de taal van het lichaam is toewenden 'ja' en afwenden 'nee'. Je lichaam gaat ergens bijna onmerkbaar naartoe of ervan weg. Herken je die beweging in je eigen lichaam? Ga er eens op letten, bijvoorbeeld in de rij voor de kassa of in het openbaar vervoer. En wanneer je een nieuw kledingstuk in de winkel aanraakt en de stof voelt prettig of juist niet. Herken je de beweging ook bij de cliënten voor wie je zorgt? Hierop gaan letten verhoogt je gevoeligheid.

Wanneer een cliënt van jou onprettige prikkels krijgt, reageert zijn lichaam met afwenden. Het lichaam gaat dan (een beetje) van je af. Een cliënt met een van jou afgewende lichaamshouding is veel zwaarder om te helpen verplaatsen dan een cliënt met een toegewende lichaamshouding.

Iemand met een afgewende lichaamshouding kan nog niet geholpen worden met de verplaatsing

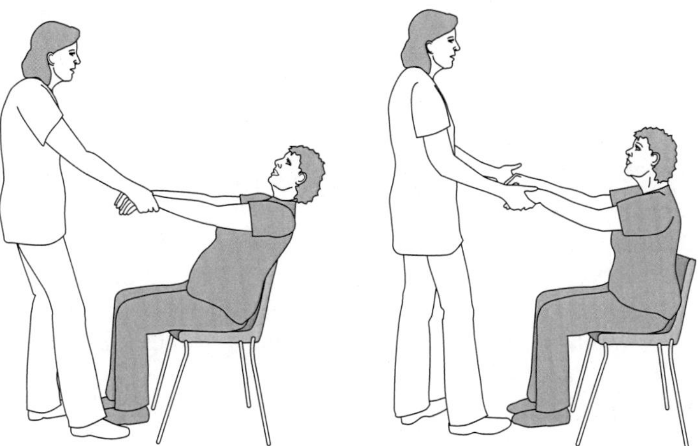

Afgewende lichaamshouding *Toegewende lichaamshouding*

Bij de cliënt in deze tekeningen is de afgewende lichaamshouding ontstaan door de wijze van vasthouden door de zorgverlener (zie verderop onder 'Wijze van vasthouden: omvatten en openlaten').

Jullie zullen er bij een afgewende lichaamshouding van de cliënt, eerst samen voor moeten zorgen dat de cliënt zich wel naar je toe kan wenden. Het komt niet altijd door jouw wijze van aanraken dat een cliënt is afgewend. Soms hebben cliënten van zichzelf (bijvoorbeeld door traumatische ervaringen) een afgewende houding. Denk maar aan mensen die in een oorlogssituatie hebben geleefd of als kind zijn mishandeld of misbruikt. Het kan ook zijn dat iemand vanuit een bepaalde levens- of geloofsovertuiging liever niet dicht genaderd wordt. Deze mensen geven vaak al uit de verte aan dat je ze niet te dicht kunt naderen. Wanneer je hen toch moet helpen, zul je hen er steeds weer van moeten overtuigen dat je niet over hun (gevoelde) grenzen heen zult gaan. Maar ook bij niet vanuit zichzelf afgewende cliënten is het van belang dat je via hun lichaam kunt laten weten dat je te vertrouwen bent.

Soms voel je dat je zelf een afgewende houding hebt bij een cliënt. Je voelt dan weerzin in je lichaam om dichter bij de ander te komen. Wanneer je de ander toch gaat helpen, kost je dat veel meer energie dan bij een cliënt waar je lichaam zich naartoe wendt.

Of nu jouw lichaam zich afwendt, dat van de cliënt of van beiden, om de verplaatsingen toch veilig te kunnen doen moet je met elkaar op zoek naar de reden van het afwenden en naar veranderingen waardoor je wel naar elkaar toegewend kunt worden.

Hoe krijg je de cliënt toegewend?

Deze vraag stellen klinkt alsof er trucjes voor bestaan om de ander toegewend te krijgen. Maar niets is minder waar. Een trucje heeft een ander zo door. Dan wordt hij terecht boos. Geen trucjes dus, maar er zijn wel een heleboel dingen die je kunt leren over de aanraking en het vertrouwen van de cliënt in jou.

4.3.4 Vertrouwen en omgaan met de ruimte

Om ieders lichaam heen is ruimte. De ruimte heel dicht om je heen (op handengeefafstand) noemen we 'de intieme ruimte', ook wel de gevoelde of haptische ruimte genoemd. Aanwezigheid binnen die ruimte wordt ervaren als een aanraking. Je 'voelt' de ander wanneer hij zo dichtbij is. Binnen deze ruimte mogen gezinsleden, familie en vrienden komen. Wanneer een ander in die ruimte komt, kan dat een lichamelijk voelbare spanning oproepen, denk maar aan de lift of aan het openbaar vervoer.

De meeste verzorgingsmomenten vinden plaats binnen die ruimte van de cliënt en dus ook binnen die van jezelf. Omdat die aanwezigheid zo dichtbij is, ervaart iedereen dat als kwetsbaar. Alleen al de aanwezigheid binnen deze ruimte verplicht zorgverlener en cliënt tot zorgvuldig gedrag.

Binnen de intieme ruimte moet je zorgvuldig zijn

Als je als vreemde binnen deze ruimte komt, mag je niet plotseling daarin 'inbreken'. Je moet je eerst kenbaar maken aan de ander en aftasten tot hoever je mag komen. Als je wel 'inbreekt', bijvoorbeeld door plotseling met een washand naar iemands gezicht te bewegen, dan brengt dat een schrikreactie teweeg.

Hierdoor wendt de cliënt zich van je af. Door je van tevoren aan te kondigen en binnen de intieme ruimte rustig te bewegen, kan iemand zich wel toewenden.

Oefening 4.5 Intieme ruimte
Werk in tweetallen. Oefen het geven van eten aan elkaar met een lepel. Oefen het dichterbij brengen van de lepel naar de mond van de ander en doe het op verschillende manieren. Welke snelheid past het beste bij deze 'cliënt'? Is er een plek in de ruimte voor hem op te merken waar hij zich naar de lepel toe beweegt? Wat gebeurt er met zijn mond en de stand van zijn hoofd wanneer je door deze denkbeeldige plek heen beweegt? Wat gebeurt er wanneer je dat langzaam doet en snel?

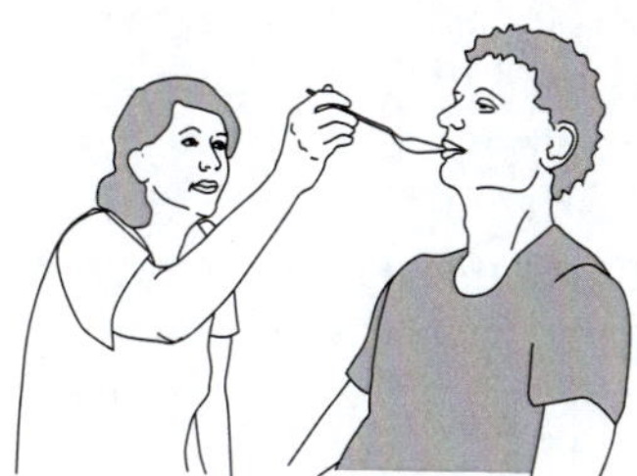

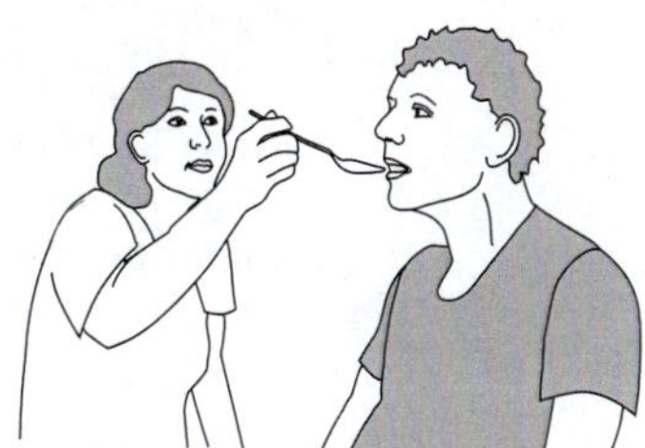

Er worden nog drie andere ruimtes onderscheiden:

- individuele ruimte (van circa handengeefafstand tot circa 1,5 m rond je lichaam);
- ontmoetingsruimte (van circa 1,5 m tot circa 3 m rond je lichaam);
- maatschappelijke ruimte (van circa 3 m tot zover je kunt waarnemen).

In de *intieme* ruimte ervaar je de aanwezigheid van de ander als aanraking.

In de *individuele* ruimte ervaar je het contact als persoonlijk (bijvoorbeeld een persoonlijk gesprek wordt op deze afstand gevoerd).

In de *ontmoetingsruimte* is het moeilijk om net te doen alsof de ander er niet is (bijvoorbeeld op een feestje).

In de *maatschappelijke* ruimte kun je elkaar tegenkomen maar je hoeft niet in gesprek te gaan met elkaar, even groeten en weer doorlopen kan bijvoorbeeld.[5]

4.3.5 *Vertrouwen en naderen*

Naderen betekent dichterbij komen. Je maakt je al uit de verte (maatschappelijke ruimte) kenbaar wanneer je van plan bent om naar iemand toe te komen. Met gebruik van je stem, door je lichaam naar de ander te richten en door de cliënt aan te kijken maak je uit de verte al contact.

Doe je dat niet, dan sta je ineens heel dichtbij en schrikt de cliënt. Wanneer je met aandacht nadert, voel je wat de juiste afstand is tot de cliënt.

Het meest veilig voor de cliënt is naderen binnen het gezichtsveld. Sommige cliënten zijn echter makkelijker te (be)naderen vanaf hun linker- of juist rechterzijde. Je kunt deze verschillen in je eigen lichaam voelen, omdat het voor jou dan ook prettig of minder prettig voelt.

Oefening 4.6 Naderen

Werk in tweetallen. De een zit in een stoel. De ander nadert op verschillende manieren: snel, langzaam, plotseling, met aankondiging, enzovoort. En ook vanuit verschillende richtingen; van de voorkant, achterkant, links, rechts enzovoort.

Nabespreken: hebben jullie verschillen ervaren? Welke wijze en richting werd als het prettigst ervaren? Was dit voor jullie allebei zo? Denk je dat de wijze die voor jullie het prettigst voelde altijd voor iedereen de beste is? Oefen eens met een ander uit de groep.

Oefening 4.6 Naderen vervolg 1

Werk weer in tweetallen. De een zit in een stoel met de ogen dicht. De ander gaat op enige afstand staan. Zij loopt nu rustig naar de ander toe en voelt waar zij het het prettigst vindt om te stoppen. Zij stopt daar ook en vraagt aan degene die zit of deze afstand ook voor hem/haar de prettigste afstand is. Is dat ook nog zo met de ogen open? Wat gebeurt er als de ander zelf met gesloten ogen naar de degene in de stoel toe loopt?

Er zijn nog veel variaties mogelijk. Bijvoorbeeld van achter aan komen lopen, enzovoort.

Oefening 4.6 Naderen vervolg 2

Ga in tweetallen naast elkaar staan. Ga als je wilt hand in hand staan. Hoe voegen jullie handen zich dan het prettigst? Wiens hand is dan voor?

Ga dan eens aan de andere kant van elkaar staan. Herhaal de oefening.

Heb je verschillen gevoeld?

De meeste mensen herkennen dit nog van de lagere school. Wanneer je dan hand in hand moest gaan staan, hadden jullie handen soms 'ruzie' over wiens hand voor of achter moest.

Bij deze oefeningen gaat het er vooral om dat je verschillen gaat voelen. Er bestaat niet één juiste manier van naderen, dus ook geen foute!

Belangrijk bij het naderen is dat je je uit de verte al aanwezig opstelt. Dat wil zeggen, je maakt door je aandacht op hem te richten kenbaar dat je naar de ander op weg bent. Je legt als het ware een contactlijn. Je creëert uit de verte al een samenzijn. Als dat er niet is, moet je even wachten. De ander moet de tijd krijgen om zich op jou in te stellen. Wanneer de cliënt je niet kan zien, dan hoort/voelt hij wel alvast je aanwezigheid. Bij (sub)comateuze en terminale cliënten moet rekening worden gehouden met een zeer beperkt waarnemingsvermogen op afstand. Ook als je al heel dichtbij bent (centimeters) kan het zijn dat je nog steeds niet bent waargenomen door de cliënt. Hij voelt jouw aanwezigheid nog niet. Dat kun je signaleren als de cliënt nog helemaal nergens op heeft gereageerd. Wanneer je daar geen rekening mee houdt, kan hij van een aanraking heel erg schrikken. Aan zo'n schrikbeweging zie je dan wat er normaal allemaal wel gebeurt tijdens het naderen. De cliënt en de zorgverlener stemmen zich uit de verte al op elkaar af.

Blinde mensen kunnen je meestal wel snel opmerken. Hun tastvermogen is vaak heel goed ontwikkeld.

TIP

Wanneer je een ruimte binnenkomt met een groot voorwerp, groter dan jij (bijvoorbeeld een tillift), zorg er dan voor dat jij eerst de kamer binnenkomt. Trek het voorwerp dan achter je aan. Voor een cliënt in liggende positie is zo'n groot voorwerp dat op hem afkomt beangstigend.

4.3.6 *Bewegingsruimte*

De cliënt heeft bij iedere beweging ruimte nodig om de beweging te kunnen maken. Jouw lichaamshouding en de plaats waar je bent gaan staan zijn bepalend voor de ruimte die de cliënt heeft om te bewegen. Bij een voorovergebogen houding van jou kan de zittende cliënt zijn bovenlichaam niet meer naar voren brengen om tot staan te komen. Hij wordt als het ware 'in de stoel geduwd'. Maar dat betekent dus ook dat jij ruimte nodig hebt om te bewegen, anders kun je hem de juiste beweging niet laten voelen.

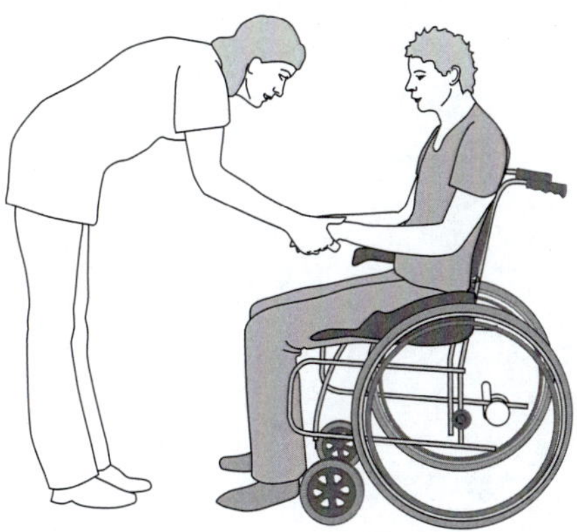

Een cliënt in een woonvoorziening voor mensen met een verstandelijke beperking wilde 's ochtends zijn bed niet meer uitkomen. De zorgverleners konden het op geen enkele manier voor elkaar krijgen. Ze stonden naast zijn bed, probeerden hem in beweging te krijgen. Niets hielp. Totdat een van hen die wat minder tijd had vanuit de deuropening riep dat hij zijn bed uit moest. Hij deed het meteen. Toen ze hem vroegen waarom hij dat daarvoor niet deed antwoordde hij: 'Ze stonden ervoor.'[6]

4.3.7 *Jouw eigen intieme ruimte*

De cliënt bevindt zich ook in jouw intieme ruimte. Wanneer de cliënt daarbinnen jouw grenzen niet respecteert, is verplaatsen of verzorgen net zo goed onmogelijk als wanneer jij de grenzen van de cliënt niet opmerkte of negeerde.

Soms geven zorgverleners dit als reden dat ze niet dicht bij een cliënt willen komen. Op afstand werken en verplaatsen vergroot echter de zwaarte van de last.

Met cliënten bij wie sprake is van grensoverschrijdend gedrag moeten afspraken gemaakt worden over de voorwaarden waaronder zorg gegeven kan worden. Dit is meestal de taak van de teamleider.

Maar wanneer je sowieso liever niet aangeraakt wordt door cliënten, dan wordt het lastig voor je om je beroep uit te oefenen. Aanraken en aangeraakt worden is onderdeel van je vak.

4.3.8 *Ruimte vragen*

Soms moet je met je armen onder het lichaam van een cliënt door, of onder zijn oksel door, of tussen zijn rug en de rugleuning van een stoel. Dan is het belangrijk dat je ruimte 'vraagt' aan de cliënt, want doe je dat niet, dan gaat het veel moeilijker. De cliënt duwt dan juist tegen, als reactie op de hand die te snel inbreekt.

Ruimte vragen doe je het beste door je vlakke hand heel rustig neer te leggen waar je ingang zoekt, net op de grens waar je voelt dat je niet verder kunt. Wanneer je daar lichte druk geeft in de richting die je moet gaan en even wacht, dan reageert de cliënt meestal meegaand. Verplaats je hand/arm pas wanneer er ruimte is gemaakt, want beweeg je te snel, dan roep je opnieuw weerstand op.

Het schuiven van armen tussen cliënt en matras gaat het beste wanneer je het matras loodrecht naar beneden indrukt. Voor je hand ontstaat dan een holte in het matras. Zo schuif je steeds verder door.

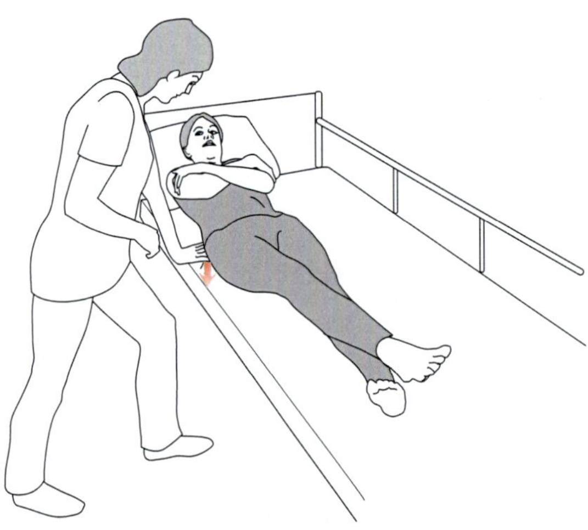

4.3.9 *Helpen bewegen en het lichaamsschema*

Weet jij van jezelf welk been je altijd als eerste naar voren brengt als je de trap op gaat? Je lichaam weet het wel. Altijd eerst je linker- of eerst je rechterbeen. Hetzelfde geldt voor aankleden. Wat doe je eerst bij het aantrekken van een shirt? Steek je altijd eerst je hoofd door de opening en dan pas je armen door de mouwen? Of steek je altijd eerst je linkerarm door de mouw en dan je rechterarm? Of misschien beide armen tegelijk en daarna je hoofd? Als je het bewust eens andersom doet, voelt dat heel onhandig en vreemd. Dat komt doordat je het alle voorgaande jaren zo hebt gedaan; je lichaam heeft daar ooit voor gekozen. Dit wordt het 'lichaamsschema' genoemd.

Oefening 4.7 Lichaamsschema
Trek elkaar eens een groot T-shirt aan. De kans is aanzienlijk dat – wanneer jij wordt geholpen – jouw favoriete volgorde van aankleden niet wordt gevolgd. Wanneer de ander de beweging voor jou helemaal overneemt, pakt zij het vast anders aan dan jij gewend bent. Kun je dan makkelijk meewerken?

Doe het nog eens maar houd nu alleen het shirt voor de ander omhoog. Hoe reageert zij? Wat beweegt zij als eerste? Hoofd, linkerarm, rechterarm, beide armen tegelijk? Help elkaar nu eens via deze volgorde. Gaat het dan makkelijker?

Kijk eens binnen de groep hoeveel verschillende manieren er bestaan om een shirt aan te trekken.

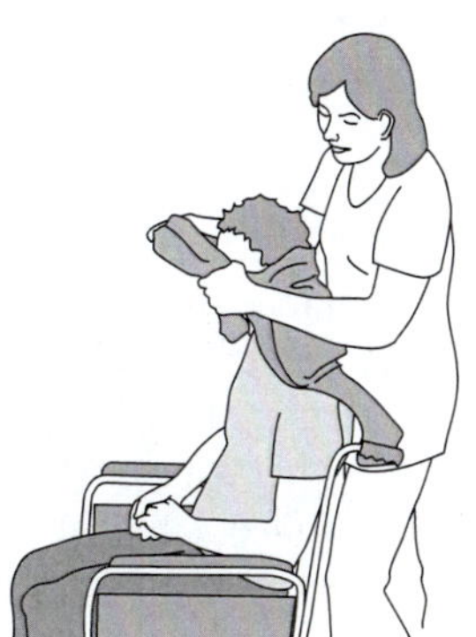

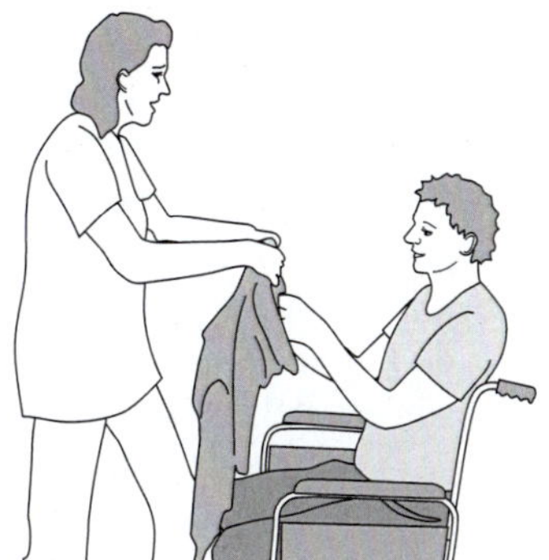

TIP
Bij de revalidatie van cliënten met een halfzijdige verlamming is het soms heel moeilijk om uit te vinden hoe zij vroeger gewend waren zich aan te kleden. Dat vergt van jou grote opmerkzaamheid. Houd de cliënt, voordat je hem gaat helpen, eerst eens het kledingstuk voor. Let op waar je een minimale beweging kunt zien; hoofd, linkerarm, rechterarm, linkerbeen, rechterbeen. Soms zie je namelijk wel de aanzet tot de beweging, maar kan de cliënt de beweging zelf (nog) niet maken. Wanneer je hem daarna kunt helpen in de volgorde die hij jaren heeft aangehouden, kan het lichaam de handeling weer makkelijker oppikken.

Wordt het niet duidelijk volg dan de handigste manier:
- aankleden beginnen met de aangedane zijde;
- uitkleden beginnen met de niet-aangedane zijde.

4.3.10 *De aanrakingsplaats*

De plaats van aanraken heeft veel invloed op het effect van je aanraking. Er zijn plekken van het lichaam die bij aanraking een beweging uitlokken of juist tegenhouden. Er zijn plekken waar je goed de richting van de beweging mee kunt aangeven, enzovoort.

Reflexen

Reflexen zijn bewegingen die het lichaam automatisch maakt bij het aanraken van een bepaalde plaats. Denk maar aan de schoppende beweging die je been maakt als iemand je met een hamertje net onder je knie slaat. Een paar reflexen zijn plezierig om te weten, vooral bij de zorg voor cliënten die lijden aan dementie.

- *Lichte druk op de onderlip* geeft ontspanning van de mond en keel. Wanneer de cliënt trek heeft in eten, zal hij zijn mond openen wanneer je daar lichte druk geeft met de bolle kant van de lepel.
- *Druk tegen beide lippen* geeft echter juist een sluitreactie van mond en keel.
- *Wrijven over de rug van de hand* ontspant de hand wanneer deze strak tot vuist is geknepen en/of iets vasthoudt.
- *Door te smakken met zijn lippen* geeft de cliënt vaak aan dat hij honger en/of dorst heeft.
- *Door zacht te tikken tegen zijn wang* wendt de cliënt meestal zijn hoofd in die richting.
- *Door zacht te wrijven tegen de buitenkant van de bovenbenen* ontspannen de beenspieren wanneer de benen strak tegen elkaar worden gehouden.

'Machtplekken'

Sommige plekken van het lichaam roepen bij aanraken het gevoel op dat de ander jou in zijn macht heeft. In de meeste situaties tijdens de zorgverlening is dat niet jouw bedoeling, dus kun je die plekken beter vermijden. Het gaat om: de nek, de kin en de plaats vlak boven de ellebogen. Het vastpakken van deze plekken worden bewust ingezet door de politie bij het overmeesteren van een verdachte.

Vooral de hand in de nek wordt nog wel eens toegepast bij bedverplaatsingen, maar ook bij het helpen naar voren buigen en opstaan van bed of stoel.

Oefening 4.8 Machtplekken

Werk in tweetallen. Een zit op een stoel. De ander staat ernaast en legt de hand in de nek van degene die zit. Voel welke reactie(s) dit geeft in je lichaam.

Wissel van positie.

De meest voorkomende reactie van het lichaam op een hand in de nek lijkt op die van een welp in de bek van de leeuwin. De armen hangen slap, de schouders worden hoog opgetrokken, het lichaam krimpt wat in elkaar. Niet zo handig wanneer je iemand juist wilt helpen opstaan.

Andersom willen cliënten wel eens hun armen en handen om jouw nek heen slaan om tot staan te komen. *Dit mag je nooit laten gebeuren.* De werveltjes in je

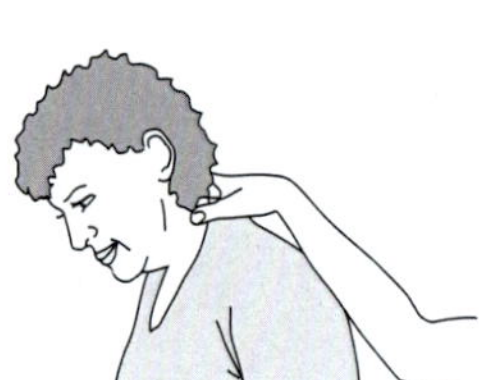

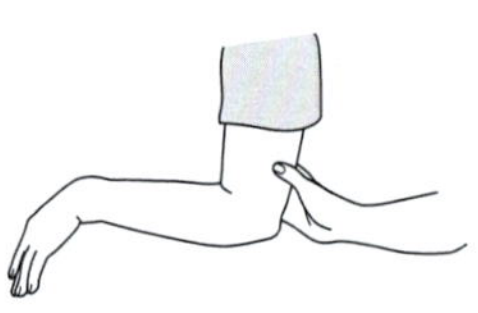

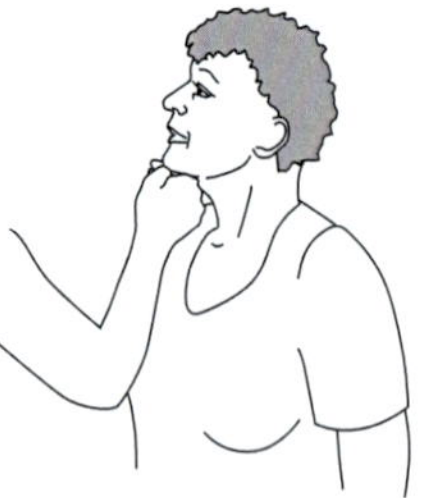

nek zijn daar te kwetsbaar voor wanneer je in een voorovergebogen houding staat. Bovendien verlies je zelf dan veel kracht.

TIP

In de zorg voor kleine kinderen en voor cliënten met een verstandelijke beperking kan het wel eens gebeuren dat iemand ineens aan je nek gaat hangen. Ook al voelt het onprettig, verzet je niet. Beweeg daarentegen rustig naar beneden en duik onder de 'gevaarlijke' omhelzing uit. Omdat je rustig meegaat in de beweging, voelt de cliënt zich niet afgewezen. Door verzet zou je jezelf en de ander eerder schaden.

Kwetsbare plekken en neutrale plekken

Het menselijk lichaam heeft heel kwetsbare plekken: het gezicht en de buik. Daar 'weten' je handen dat ze zacht moeten zijn. Andere plekken zijn neutraler om aan te raken. Dat zijn de plaatsen waar botstukken onder de huid goed voelbaar zijn. Denk maar aan de schouder, de knie, de elleboog, de enkel. Het zijn deze plaatsen waar het kommetje van je hand zo mooi omheen past bij een aanraking. Dit zijn meestal goede plaatsen om het lichaam uit te nodigen tot bewegen. Omdat je handpalm om deze lichaamsdelen past, hoef je je vingers niet te gebruiken. Daarmee voorkom je knijpen en dwingende aanrakingen.

TIP

Hebben cliënten op jouw afdeling/stageplaats vaak blauwe plekken op hun bovenarmen en bovenbenen? Zie je soms ook de 'vingers erin staan'? Bespreek dan eens met elkaar waar de cliënten worden vastgehouden bij het draaien in bed. Meestal worden cliënten namelijk vastgepakt aan de bovenarm en het bovenbeen voordat de draaibeweging wordt gemaakt. Om 'grip te krijgen' op het lichaam zetten zorgverleners dan veel druk op hun vingers, met blauwe plekken als gevolg.

Wanneer je de palm van je ene hand rond de schouderkop plaatst en de andere rond de kop van de heup, hoef je je vingers niet aan te spannen. Verplaatsingen kunnen dan zonder knijpen uitgevoerd worden. Alleen cliënten met wonden op de schouder of de heup en aandoeningen/pijnklachten aan de gewrichten kun je hier niet aanraken. Bij hen kunnen draaitechnieken beter uitgevoerd worden met behulp van een trekzeil of glijrol.

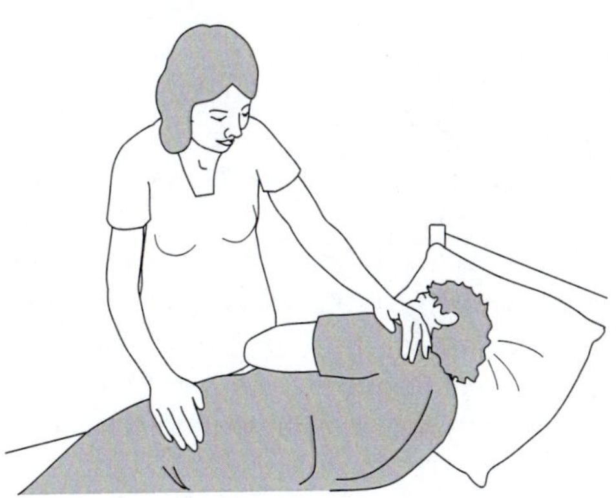

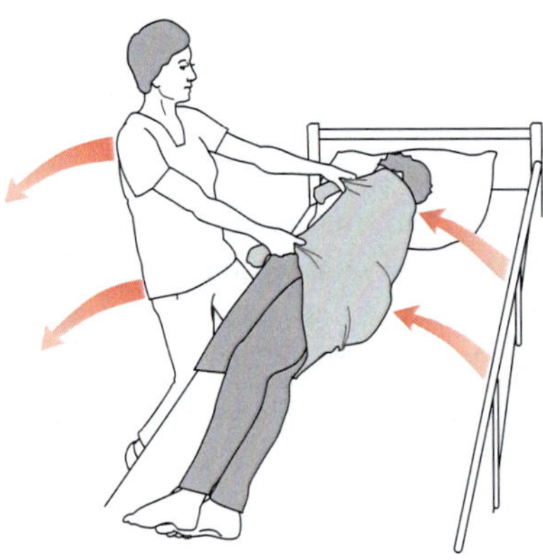

Erogene zones

Een erogene zone is een gebied van het lichaam dat bij aanraking seksuele gevoelens kan opwekken. Bij de verplaatsingen raak je iemand daar niet aan. Wanneer je deze gebieden niet kunt vermijden, zorg je voor een neutrale aanraking met de palm van de hand, de rug van de hand of je onderarm maar niet met de vingers. Misschien niet zo bekend is dat de binnenkant van het bovenbeen en van de knie ook een erogene zone is. Bij verplaatsingen kun je beter je hand aan de buitenkant dan aan de binnenkant van de knieholte plaatsen. Hiermee voorkom je dat cliënten als reactie hun bovenbenen strak gespannen tegen elkaar plaatsen.

Onder of op een lichaamsdeel

Een hand boven op een lichaamsdeel geeft meestal rust aan. Denk maar aan de geruststellende hand op de schouder. Maar als je je hand boven op een lichaamsdeel legt met de bedoeling dat de cliënt zich beweegt, dan heb je daar niets aan. Dan heb je namelijk eerst het signaal gegeven dat zijn lichaam in rust kan blijven. De cliënt zal daar meestal op reageren met het ontspannen van zijn spieren. Wanneer jij hem dan wilt helpen bij het verplaatsen van zijn been of arm, zal hij niet actief mee kunnen doen. Zijn spieren zijn er immers niet op ingesteld. Leg je daarentegen je hand onder een lichaamsdeel, dan roep je activiteit op. De cliënt bereidt zich dan voor op de beweging.

Oefening 4.9 Aanrakingsplaats

Werk in tweetallen. De een zit in een stoel met de benen uitgestrekt naar voren, met de schoenen uit. De ander gaat voor hem zitten en nodigt hem lichamelijk (zonder praten) uit de benen naar omhoog te verplaatsen. Degene die zit moet daarvoor het been iets optillen, buigen en naar zich toe bewegen. Het doel van deze oefening is te voelen bij welke aanrakingsplaats degene die zit zelf het meest actief wordt.

Probeer het met de hand boven op de voet en onder de voet. Let er bij plaatsing van de hand onder de voet op dat je niet toch een duim boven op de voet legt. Houd je duim naast je vingers. Bij welke plaats van aanraken spannen de bovenbeenspieren zich aan?

Als de zittende persoon zijn ogen dichtdoet, kan hij het duidelijker voelen.

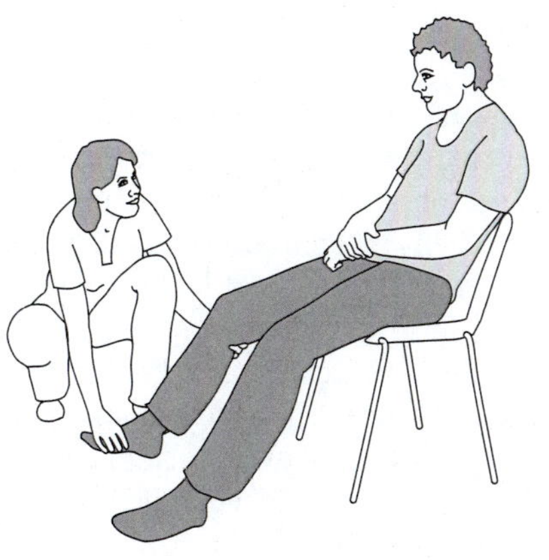

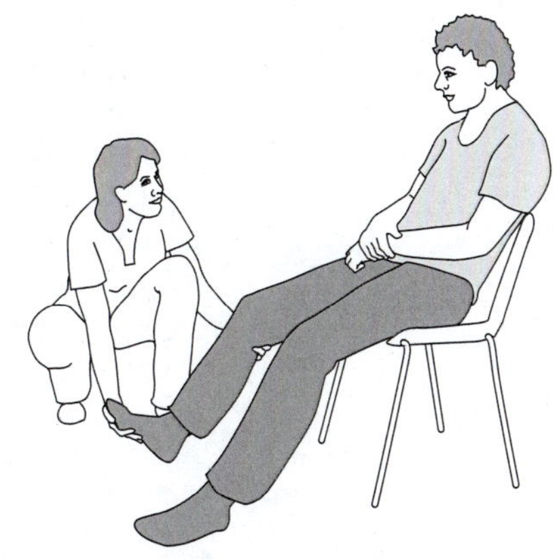

Oksels en stuitje

Een uitzondering op het voorgaande is het gebied onder de oksels. Bij verplaatsingen omhoog in stoel en bed worden cliënten hier vaak onder opgetild. Wanneer je daarbij goed naar het lichaam van de cliënt kijkt dan kun je zien dat zijn lichaam gaat hangen. Zijn lichaam wordt passief, zwaar en slap in plaats van actief. Omdat zijn spieren niet aangespannen zijn, moet jij hard trekken aan de cliënt en ervaart de cliënt pijn.

Wanneer je bij de verplaatsing omhoog in bed de cliënt steunt onder zijn stuitje (staartbeentje), komt er geen hangende maar juist een opwaartse beweging door zijn lichaam. Door druk te geven tegen het stuitje ervaart de cliënt druk door zijn hele wervelkolom omhoog naar zijn hoofd. En van daaruit ontstaat de prikkel om zich af te zetten in die richting.

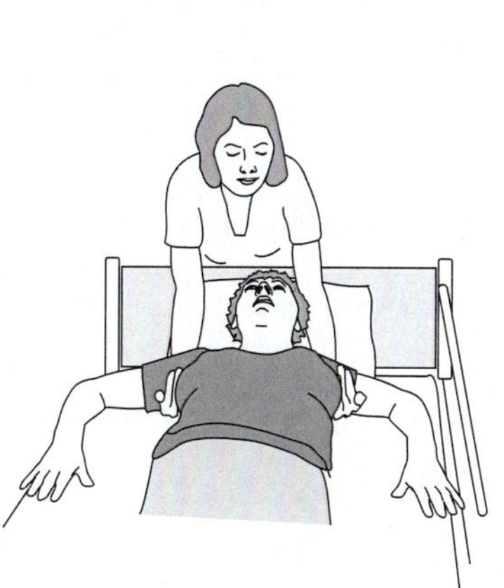

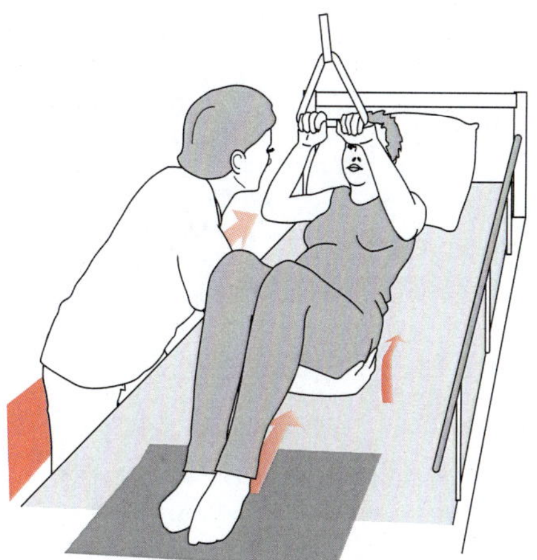

Onder de oksels opgetild gaat het lichaam van de cliënt hangen; het wordt passief en zwaar

Welke kant wil je op?

De positie van de hand geeft de richting aan van de beweging. Dit kun je goed zien bij mensen die samen lopen. 'Ga maar,' zeg je als je je hand op iemands rug legt. 'Stop even', als je je hand boven op de schouder legt. 'Ho!' zeg je als je je hand aan de voorkant van de schouder of arm legt.

Vragende gebaren

Ook in de ruimte rondom het lichaam van de cliënt kun je een boodschap overbrengen. Een uitgestoken hand vlak bij de hand van de cliënt bijvoorbeeld nodigt hem uit zijn hand daarin te leggen. Dit is heel vaak het begin van een verplaatsing. Denk maar aan het helpen opstaan uit de stoel. Wanneer je met zo'n uitnodigend gebaar begint, 'weet' de cliënt meteen onbewust dat je verwacht dat hij zelf zijn spieren gaat gebruiken. Het lijkt iets heel kleins, maar het heeft grote gevolgen voor de verplaatsing die jullie daarna samen gaan maken.

Wanneer je dit uitnodigende gebaar niet hebt gemaakt en de cliënt bij zijn hand of pols hebt gepakt om de beweging voor hem te maken, weet jij niet wat hij zelf nog kan en de cliënt weet niet beter dan dat jij alles voor hem doet.

Het oefenen van deze uitnodigende gebaren is nodig om te voorkomen dat je altijd te veel gaat doen voor je cliënten.

Oefening 4.10 Uitnodigende gebaren

Werk in tweetallen. De een zit op een stoel. De ander staat ervoor. Onderzoek samen bij welk gebaar de zittende persoon automatisch zijn/haar hand optilt om die in de hand van de staande persoon te leggen.

Draai daarna de rollen om. Bespreek na.

Een open hand voor iemands lichaam is niet per definitie een uitnodigende hand. Wanneer je lichamelijk verder een eisende houding hebt, kan een uitgestoken hand ook als bedreigend worden ervaren. Het gebaar wordt gemaakt met de hele lichaamshouding.

In het contact met de cliënt zijn uitnodigende gebaren van grote waarde. Je drukt er respect voor de eigenheid en zelfredzaamheid van de cliënt mee uit. Een uitnodigend gebaar geeft ook rust aan de cliënt, hij weet dat er rekening met hem wordt gehouden.

Het uitnodigende gebaar is 'maatwerk'. Als je het veel doet zul je merken dat je gebaren bij iedereen net iets anders zullen zijn. Het tempo van je beweging kan bijvoorbeeld bij de ene cliënt precies passen en bij de ander irritatie oproepen.

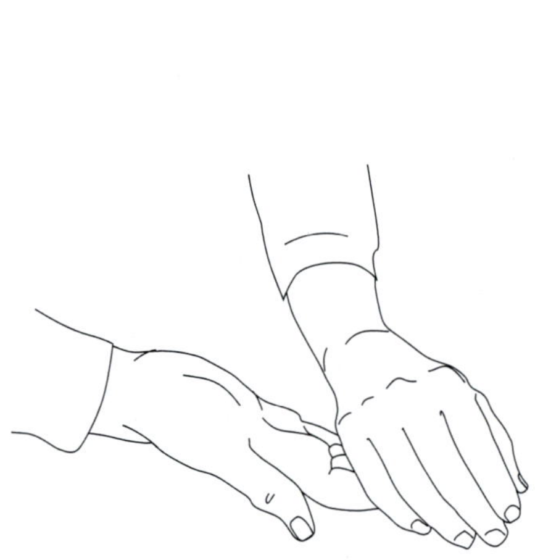

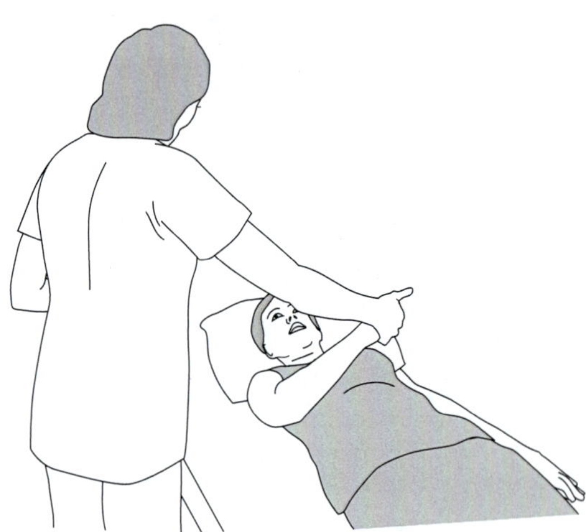

4.3.11 *Wijze van vasthouden; omvatten en openlaten*

Niet alleen met de plaats waar je iemand aanraakt maar ook met de wijze waarop je dat doet, geef je een boodschap aan het lichaam.

Je hand bestaat uit de rug van je hand, de handpalm en de vingers. De vingers hebben een tastfunctie maar ook een grijpfunctie. De handpalm heeft alleen een tastfunctie. Dat wil zeggen dat je er wel mee kunt voelen maar er niet mee kunt vastpakken.

Wanneer je bij de aanraking van de cliënt zijn lichaam vastpakt met je vingers, omvat je zijn lichaam. Geheel omvat worden kan door een mens als bedreigend worden ervaren. Dat komt doordat zijn lichaam door deze wijze van aanraken onvrij wordt gemaakt. In de natuur betekent vastgepakt worden: opgegeten worden. Daarom roept een geheel omvattende aanraking meestal een van de drie angstreacties op in iemands lichaam. Ook al is de cliënt het zich niet bewust (hij heeft zich aan de behandeling overgegeven), het is wel voelbaar in zijn spierspanning. Deze wijze van aanraken kan ook een rol spelen bij agressie in de zorgverlening.[7]

In de psychologie worden de drie angstreacties beschreven die in het lichaam voelbaar zijn: vechten, vluchten en bevriezen. Deze drie natuurlijke lichamelijke reacties op een omvattende aanraking geven alle drie geen goed beeld van de cliënt. Hij is zo niet zelf. Het is een reactie op de wijze waarop hij aangeraakt wordt.

- Bij *een vluchtreactie* worden de spieren slap. De cliënt wordt passief en zwaar.
- Bij *een vechtreactie* ballen de spieren zich actief samen. De cliënt komt in verzet. Werkt tegen. Soms wordt zijn verzet actief geuit in agressie tegen jou.
- Bij *een bevriesreactie* verstijven de spieren. De cliënt kan zijn ledematen en romp dan niet buigen.

Deze drie lichamelijke reacties op de omvattende aanraking zijn alle drie zeer ongewenst wanneer je iemand wilt gaan helpen bewegen. In de meeste situaties is een totale omvatting en het gebruik van de vingers als grijpers helemaal niet nodig. Onder 'Kwetsbare plekken en neutrale plekken' is al beschreven waar je bij de cliënt het beste je handen kunt plaatsen om zonder grijpen te kunnen werken. En ook uitnodigende gebaren helpen je onnodig grijpen te voorkomen.

Belangrijk is dat je leert werken met gebruik van je volle hand. Het accent van je aanraking ligt daarbij in je handpalm en niet in je vingers.

Leg het accent van je aanraking in je handpalmen en niet in je vingers

Soms is een geheel omvattende aanraking wel nodig, bijvoorbeeld wanneer de hand, arm of het been van een cliënt dreigt weg te glijden uit jouw hand door een slappe verlamming. En natuurlijk in situaties waarin gevaar dreigt. Op die momenten zijn omvattende aanrakingen nodig en een signaal: pas op!

Oefening 4.11 Omvatten en open laten
Werk in tweetallen. Jullie staan naast elkaar. De ander gaat eerst prettig staan en voelt bij zichzelf hoe zijn vitaliteit is en zijn spierspanning. Daarna omvat jij zijn pols geheel en brengt zijn arm omhoog tot schouderhoogte. Wat gebeurt er met de spierspanning in de hand, in de arm en in het gehele lichaam?

Daarna breng je nogmaals de arm van de ander omhoog maar nu op de volgende manier. Je legt alleen jouw hand onder de hand van de ander. Je duim is naast je vingers en ligt dus niet om de hand heen. Er is alleen een aanrakingsvlak, er wordt geen pols of hand omvat. Breng nu je eigen arm omhoog. Volgt de ander?

Wat gebeurt er nu met de spierspanning in hand, arm en lichaam?

Is die anders dan de eerste keer?

Voelen jullie beiden verschil in gewicht?

Wat verandert er als je daarna toch je duim op de hand van de ander legt?

Draai nu de rollen om. Oefen eventueel nog met anderen om verschillen en overeenkomsten te voelen.

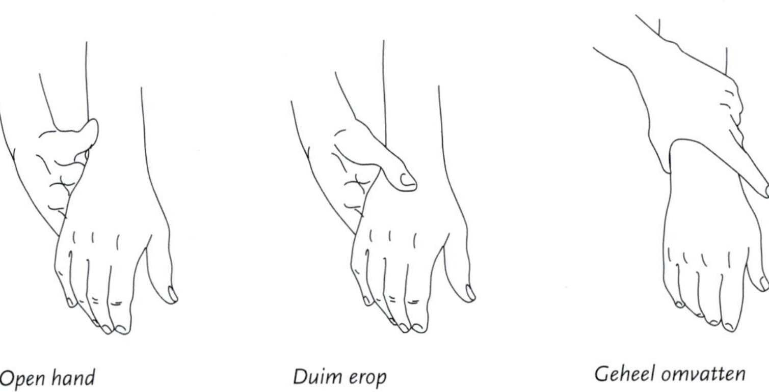

Open hand *Duim erop* *Geheel omvatten*

4.3.12 *Uitnodigen door zelf te bewegen*

Eerder in dit hoofdstuk heb je kunnen lezen dat je de cliënt een impuls moet geven om hem uit te nodigen, door zelf de gewenste beweging te maken. Daartoe moest je aanraken op de juiste plaats, op de juiste afstand gaan staan en dan zelf bewegen in de gewenste richting.

Nu is het zo dat je dat met je hele lichaam moet doen en niet alleen met je armen en handen. Want wanneer verplaatsingen met de cliënt alleen met armen en handen worden gedaan dan ga je actief de spieren van je armen gebruiken en trekken of duwen aan de cliënt. In onze taal hebben we daar een woord voor: 'manipuleren'. Manipuleren betekent 'naar je hand zetten' en drukt onvrijheid uit.

Manus = hand (Latijn)
Manipuleren = naar je hand zetten
Iemand verplaatsen met alleen je handen en armen = trekken en duwen
Vanuit stilstand ga je met je hand duwen. Hiermee 'zeg' je: ik blijf hier, ga jij maar daarheen.

Hoe nodig je de cliënt dan wel uit tot bewegen?

Door zelf de gehele beweging te maken die je van de ander verwacht. De cliënt herkent jouw beweging in zijn lichaam. Hij heeft hem al duizenden keren gemaakt en gaat erin mee.

Per techniek is het daarom nodig dat je precies leert welke beweging jij zelf moet maken.

Leer goed te bewegen met je hele lichaam, niet alleen met je handen en armen

Het prettige van deze manier van werken is dat jij als zorgverlener zelf ook beter in beweging blijft. Wanneer verplaatsingen alleen met handen en armen worden uitgevoerd, blijft de onderrug stijf en stil. Dit voorkom je door zelf goede bewegingen te maken tijdens de verzorging en verplaatsingen.

Oefening 4.12 Manipuleren en motiveren

Werk in tweetallen. De een zit in een stoel. De ander staat in schredestand aan de zijkant van de stoel. Zij legt één hand tussen de schouderbladen van degene die zit en geeft druk met alleen haar hand en arm om het bovenlichaam van diegene naar voren te brengen. Zij staat verder stil. Hoe reageert de zittende persoon? Hoe voelt het wat er met hem wordt gedaan?

Doe het nog een keer, maar nu anders. Weer wordt een hand tussen de schouderbladen van de zittende persoon gelegd. Nu verplaatst de staande persoon haar gewicht van het achterste naar het voorste been. Er wordt geen druk uitgeoefend met de hand. Er wordt alleen bewogen. Wat roept deze beweging op? Hoe voelt dit?

Draai nu de rollen om en bespreek na.

Movere = bewegen
Motiveren = iemand aanzetten/inspireren om zelf in beweging te komen

Je motiveert de cliënt letterlijk door zelf de beweging te maken.

Vanuit beweging 'vraag' je de ander met je mee te komen: 'Ga je mee? Ik ga zelf ook'.

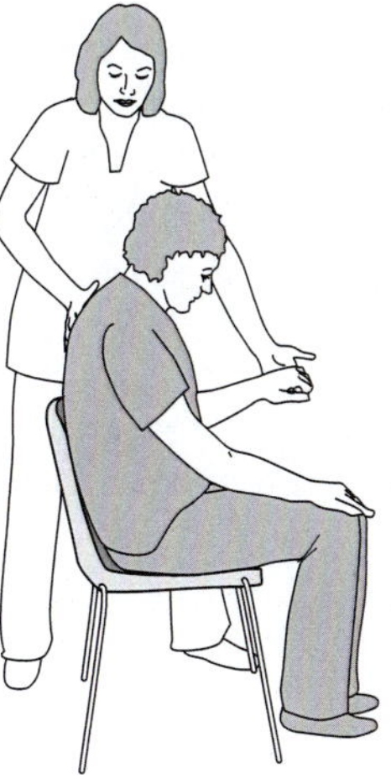

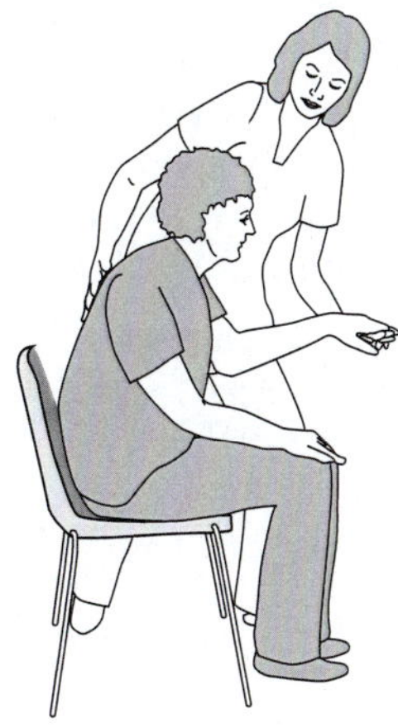

In onderwijs, begeleiding maar ook bij leidinggeven wordt het zelf voordoen door de 'leider' als het meest motiverend ervaren. In de opvoeding heet dit 'voorleven'. Kinderen bootsen vanzelf gedrag na. Zorg dus dat je zelf het goede voorbeeld geeft. Beweeg zelf precies zo als je verwacht van je cliënt. Je hoeft het dus eigenlijk alleen maar zelf te doen. Maar dan wel precies zoals het moet![8]

4.3.13 *Tempo*

De wijze van bewegen en het bewegingstempo zijn persoonlijke eigenschappen. Zo kan het zijn dat je uit de verte al een bekende kunt herkennen – aan de manier waarop hij loopt, de grootte van de stappen, de eventuele zwaai met één of beide armen, de beweging van het bovenlichaam ten opzichte van de benen en dus ook de snelheid waarmee de bewegingen worden gemaakt.

Ieder mens heeft zijn eigen bewegingstempo

Hoe schat je het bewegingstempo van de cliënt in?
Na het geven van de impuls komt de reactie van de cliënt. Er zijn cliënten die al bijna reageren voordat je de impuls hebt gegeven. Die voelen je bedoeling al aankomen. Dit zal zeker het geval zijn bij cliënten voor wie je al een poosje regelmatig zorgt. Maar het hangt ook af van hun eigenheid, want niet iedere cliënt voor wie je al langer zorgt zal zo snel reageren.

Personen die heel snel reageren, worden 'zenuw-zintuigmensen' genoemd. Dat zijn mensen die heel gevoelig zijn voor prikkels uit hun omgeving. Wanneer je hen gaat helpen bewegen, moet je alert zijn dat ze niet uit bed of van de stoel vallen.

Er zijn uiteraard ook mensen die minder snel reageren en bewegen. Bij hen kan het best zijn dat ze de beweging goed zelf kunnen maken maar dat jij het geduld niet hebt om op ze te wachten. Waar je bij deze cliënten goed in moet zijn, is het langer en vaker aanbieden van de prikkel om te bewegen. Dus net iets langer dan je denkt dat nodig is je handen laten liggen op de aanrakingsplek, net iets langzamer zelf de beweging maken, waardoor de cliënt langer de gelegenheid krijgt de prikkel te verwerken.

TIP
Wanneer jij te snel beweegt voor de cliënt (en dus meer gaat doen dan nodig is), is dat zichtbaar aan zijn lichaam. Hij beweegt eerst wat van je weg; hangt tegen. Wanneer jij de beweging dan toch voortzet (gaat trekken), komt zijn lichaam wel mee maar zijn hoofd blijft hierbij wat achter. Je ziet dan een zogenaamde 'whiplashbeweging': zijn hoofd komt eerst in de nek en klapt daarna naar voren. Wanneer je dat ziet, weet je dat jij te snel hebt bewogen voor deze cliënt.

4.3.14 *Praten en tellen*

Tot nu toe ging het in dit hoofdstuk over non-verbaal uitnodigen van de cliënt om zelf te bewegen. Maar natuurlijk praat je ook tijdens de verplaatsingen. Als het goed is, sluit datgene wat je zegt aan bij wat je duidelijk wilt maken met je lichaamstaal. Bijvoorbeeld: 'Pakt u mijn pols vast', terwijl je je hand naar die van de cliënt toe beweegt. De mondeling gestelde vraag sluit dan aan op jouw beweging. Zorg dat de aanwijzing altijd in relatie is tot de omgeving van de cliënt. Je zegt niet: 'Draai naar links of naar rechts', maar bijvoorbeeld: 'Draait u naar het bedhek, de muur, naar mij toe, van mij weg'. De boodschap is duidelijk wanneer je slechts één actie per keer benoemt. De gehele beweging benoemen ('Komt u maar staan'), terwijl je de cliënt nog aan het helpen bent met het goed plaatsen van zijn voeten, is niet duidelijk. En ook een heel verhaal over wat je allemaal precies gaat doen vooraf aan de actie heeft geen zin. Veel beter is het steeds de beweging te benoemen die op dat moment aan de orde is.

Een formulering als: 'ik ga u zo optillen', werkt ook niet uitnodigend. De cliënt gaat dan liggen wachten tot hij door jou wordt verplaatst. Er is hem tenslotte gezegd dat jij dat gaat doen, niet dat hij dat zo veel mogelijk zelf moet doen.

Tellen wordt veel gedaan bij verplaatsen, maar het is af te raden. Het is, als je telt ('Eén, twee, drie!') namelijk heel moeilijk om bij 'drie' niets te doen als de cliënt (nog) niet heeft gereageerd op jouw impuls. Het gevaar is groot dat je dan toch beweegt op het afgesproken moment, maar de cliënt iets vroeger, iets later of helemaal niet. Dat is typisch een moment om 'door je rug te gaan'. Je kunt dit voorkomen door niet meer te tellen en de cliënt zowel mondeling als lichamelijk uit te nodigen. Bij de eerste reactie die je van de cliënt voelt, wordt dan de beweging samen gemaakt.

TIP

Leer jezelf aan om steeds te benoemen wat jij wilt dat de cliënt gaat doen tijdens de impuls die je geeft. Wacht dan af of hij dat ook gaat doen en beweeg mee zodra je voelt dat zijn beweging begint. Geef eventueel opnieuw de impuls en benoem opnieuw.

Leer jezelf af om te tellen. Want als de cliënt niet reageert ga jij bij 'Eén, twee, drie!' toch bewegen met het gevaar dat je jezelf overbelast.

4.3.15 *Afronden van de beweging*

Wanneer de beweging klaar is, laat je de cliënt los. Gebeurt dat te vroeg, dan zie je soms ineens zijn been of arm een stukje vallen. Dat is onaangenaam voor de cliënt, ook al valt hij op een zacht matras; er wordt dan onzorgvuldig met hem omgesprongen.

Je voorkomt dit door de beweging goed af te maken. Pas wanneer de beweging van de cliënt klaar is, laat je los. Je voelt dan dat je geen gewicht meer ondersteunt van de cliënt. Dit is een kwestie van timing.

Om dit aspect goed voor je te zien, kun je ook denken aan het neerzetten van voorwerpen op de grond, bijvoorbeeld een tas. Die laat je ook pas los als je voelt dat de tas op de grond staat. Doe je het te vroeg, dan valt de tas het laatste stukje en komt hij met een smak op de grond neer.

Iets anders is het laatste plofje van de cliënt bij het gaan zitten op een stoel. Als je voldoende tegenhangt, hoeft dit in principe niet. Maar soms is de zitbeweging zwaar voor de cliënt en laat hij zich zelf het laatste stukje vallen. Dan heb je gewoon niet snel genoeg mee kunnen gaan in de neerwaartse beweging. Daar kun je weinig aan doen. Het is de keuze van de cliënt zelf geweest om de beweging plotseling te versnellen. Probeer dit niet op te vangen met een voorovergebogen rug. Daarmee kun je jezelf beschadigen.

Sommige zorgverleners ronden de verplaatsingen altijd af met het geven van een klopje op het lichaam van de cliënt of ze leggen nog even een hand beschermend op de hand van de cliënt. Zodra je merkt dat je dergelijke aanrakingen standaard doet, probeer er dan mee te stoppen. Ze kunnen voor een cliënt net zo ergerlijk zijn als het telkens opnieuw aan moeten horen van 'stopwoordjes'. Natuurlijk is er niets mis met afrondende aanrakingen als die spontaan en alleen op dat moment gebeuren.

4.3.16 *Intimiteit en seksualiteit*

Het aanraken van het lichaam, de erogene zones, de basis, het is allemaal intiem. Sommige cliënten en zorgverleners hebben moeite met deze intimiteit, meestal vanwege de koppeling aan seksualiteit. Seksuele gevoelens hebben we allemaal. Soms merk je dat het een rol speelt tussen jou en een cliënt. Het kan zijn dat je uit angst daarvoor meer afstand houdt. Realiseer je dat verplaatsingen zwaarder zijn voor je lichaam wanneer de last verder weg is van je lichaam.

Seksuele gevoelens mogen er zijn, maar seksuele handelingen (van beide kanten) passen niet in een zorgverleningsrelatie. Dan wordt er een grens overschreden. Ze mogen nooit van je gevraagd worden. Jouw aanrakingen mogen ook nooit bedoeld zijn als seksuele handeling. Daarmee overschrijd je de grenzen van je vak.

De aanraking kan affectief zijn, terwijl er tegelijkertijd een afstand blijft die de eigenheid van zorgverlener en cliënt niet schaadt. Dit wordt wel genoemd 'maximaal naderen met behoud van distantie'.[9]

Met 'maximaal naderen' wordt bedoeld dat je je met volle inzet toewendt naar de cliënt. 'Met behoud van distantie': onder behoud van je eigen vrijheid en met respect voor de eigenwaarde van beiden, jou en de cliënt. Deze 'distantie' (afstand) betreft niet alleen seksualiteit maar de gehele eigenheid van de cliënt en van jou. Er is niets vragends, niets dwingends maar ieders eigenwaarde wordt behouden. Dat verschil kun je voelen. Het biedt wederzijds bescherming.

> Vraag je je af wanneer een handeling met een cliënt te intiem is? Een goed uitgangspunt hiervoor is dat de zorgverlenende handelingen altijd door andere zorgverleners zouden mogen en kunnen worden gezien.

Bij de beschreven technieken in deel 2 zul je zien dat de verplaatsingen dichter bij het lichaam komen naarmate de cliënt minder kan. Dus hoe zelfstandiger, hoe verder weg je van de cliënt bent. Bij relatief zelfstandige cliënten kunnen daarom de 'intiemere' technieken ongepast aanvoelen, terwijl je dat helemaal niet zo voelt bij minder mobiele cliënten. De 'graadmeter' ben jij zelf en de cliënt. Voelt een techniek te intiem aan? Krijg je het te warm? Wordt je de adem benomen? In de meeste gevallen past de mate van nabijheid dan niet bij wat de cliënt zelf nog kan.

Sommige cliënten komen natuurlijk die vorm van nabijheid echt tekort. Daar hoeven we geen kwaad over te spreken als ze dat aan jou laten merken. Aangeraakt worden kan de behoefte aan seksualiteit oproepen. Maar dat is niet jouw intentie bij de verplaatsingen, dus moet jij de cliënt vragen om dat niet met elkaar te verwarren, want dan kun jij je werk niet meer doen.

In de zorg voor mensen met een verstandelijke beperking en mensen die dementeren heb je soms te maken met heel veel lichamelijke nabijheid. De remmingen die wij kennen gelden bij hen niet of minder. Dus krijg je ook een zoen van een cliënt met een snotneus, wordt er gesmakt onder het eten terwijl je met hen eet 'op de groep' en is er veel urine en ontlasting die je op moet ruimen. Dit werk moet bij je passen. Je bent dan niet bang voor hun soms grenzeloze nabijheid en uitingen van liefde. Maar het kan ook ineens 'op' zijn. Na een aantal jaren kun je er dan ineens niet meer tegen. Luister daar dan naar. Want zodra je de cliënten op afstand gaat houden, kun je je niet meer met je werk verbinden en dan wordt het te zwaar.

4.3.17 *Macht en onmacht*

In iedere zorgverleningsrelatie vormen macht en onmacht een thema. Alleen al het feit dat jij staat en de cliënt vaak ligt, jij vrij bent om te komen en te gaan en de cliënt moet wachten tot je komt en dat hij niet meer volledig de regie heeft over zijn leven maar afhankelijk is van anderen.

Maar als zorgverleners iemand ook nog moeten helpen met verplaatsen, hebben zij feitelijk gezien echt macht over de cliënt. Een cliënt zei eens: 'Als jij het nu wilt, kun je mij met de tillift in het park neerzetten en achterlaten.' Zo afhankelijk zijn cliënten die met bewegen geholpen moeten worden. Het is goed om daar eens bij stil te staan.

De laatste jaren zijn tal van hulpmiddelen ontwikkeld voor cliënten in de zorg om zo veel mogelijk gelijkwaardig te kunnen zijn aan mobiele mensen. Er zijn rolstoelen die omhooggebracht kunnen worden zodat je op gelijk niveau met elkaar kunt communiceren, plafondliften waardoor cliënten weer overal in hun huis kunnen komen. Er wordt geëxperimenteerd met door de cliënt zelf verrijdbare tilliften.

De technologie maakt veel mogelijk, maar waardig omgaan met je cliënt blijft altijd een aandachtspunt. Eén manier daarvoor is jezelf aanwennen dat je altijd met je cliënt op zoek gaat naar hoe hij het meeste uit zijn eigen mogelijkheden kan halen. Een heel simpel voorbeeld hiervan is dat je de cliënt zelf de afstandsbediening van zijn bed, zijn tillift geeft om te bedienen. Het is zijn beweging en jij helpt hem daarbij.

TIP (van een cliënt)

Geef altijd, al kan iemand nog maar één vinger bewegen, de afstandsbediening van de hulpmiddelen aan de cliënt. Het is tenslotte zijn verplaatsing. Het is zijn hulpmiddel.

Het lijkt iets heel kleins, maar het betekent een wereld van verschil in hoe je omgaat met (de mogelijkheden van) de cliënt.

Soms is het afhankelijk zijn voor cliënten zo verschrikkelijk moeilijk dat ze zich op alle manieren blijven verzetten tegen achteruitgang en tegen beslissingen van zorgverleners.

Hele teams komen er vaak niet meer uit wanneer cliënten hulpmiddelen weigeren, aanpassingen weigeren en/of zorgverleners tegen elkaar uitspelen. Deze cliënten zijn vaak zeer ongeliefd bij zorgverleners. Wanneer je probeert hun gedrag te blijven zien als een uiting om de regie toch nog enigszins in eigen hand te kunnen houden, zul je meer begrip voor hen houden. Want wanneer je meegaat in het machtsspel zijn er alleen verliezers.

Andere cliënten stellen zich soms juist heel erg afhankelijk van de zorgverleners op. Dit kan de verplaatsingen zwaarder maken. Gebruik alle uitgangspunten uit dit boek om hun hun eigen kracht te laten voelen. Realiseer je dat veel chronisch zieken en gehandicapten hun hele leven zijn aangeraakt door misschien wel honderden of een paar duizend verschillende zorgverleners. Al die zorgverleners willen iets anders van hen. Doen het ook anders. Daar worden cliënten vaak zo afgestompt van dat ze een afwachtende houding aannemen. Wij noemen dat dan (al dan niet beschuldigend) 'gehospitaliseerd'. Maar dat is wel mede door de benaderingswijze van al de zorgverleners ontstaan.

4.3.18 *Geduld*

Cliënten kunnen 'heel ver weg' zijn: mensen in een ver stadium van dementie, terminale cliënten, (sub)comateuze cliënten. Deze cliënten vergen zeer veel van het geduld en vermogen van de zorgverlener om contact te maken.

Bij deze cliënten is het aan te raden om met het hele team te gaan werken volgens de PDL-richtlijnen (Passiviteiten van het Dagelijks Leven). Dat is een wijze van verzorgen die aansluit bij de haptonomische benadering en heel praktisch is uitgewerkt. Cliënten worden in teamverband door iedereen op dezelfde wijze verzorgd. Het lichaam van de cliënt wordt met zeer veel respect behandeld om geen overbodige spanning op te roepen. Zo wordt bijvoorbeeld eerst de buitenzijde van een lichaamsdeel aangeraakt en niet meteen de binnenzijde. Omdat voor deze mensen de lichamelijke verzorging vaak hun enige 'dagbesteding' is, moet de kwaliteit hiervan optimaal zijn. Wanneer er dan uit onkunde aan mensen wordt getrokken en gesjord, is dat extra erg.[10]

Samenvatting contact

- Contact tussen mensen vindt voor het grootste deel plaats zonder woorden. Daarom moet je bij het verplaatsen ook gebruikmaken van de taal van het lichaam.
- De taal van het lichaam gaat via het voelen met je tastzintuig: de huid.
- Door het 'doorvoelen' kun je 'één worden' met voorwerpen en ook met het lichaam van de cliënt.
- Om de taal van het lichaam goed te spreken en te verstaan, moet je je aandacht richten op datgene wat je voelt en pas in de tweede plaats op dat wat je denkt.
- Dit lukt vooral goed als je 'in je basis bent', dat wil zeggen dat je het zwaartepunt van je lichaam in het midden van je lichaam houdt.

- Bij het naderen maak je je al op afstand voelbaar aanwezig voor de cliënt. Hij voelt je aankomen en wordt niet plotseling overvallen door je komst.

- Handel altijd respectvol binnen de intieme ruimte van de cliënt.
- Jij hebt er ook recht op dat de cliënt binnen deze ruimte respectvol met jou omgaat.
- Verplaatsingen kunnen alleen uitgevoerd worden wanneer cliënt en zorgverlener elkaar toegewend zijn (nooit tegen iemands wil).

- Formuleer mondeling precies welke beweging je van de cliënt verwacht.
- Tel daarbij niet maar blijf, in relatie tot de omgeving van de cliënt, benoemen wat hij stap voor stap moet doen.
- Nodig de cliënt lichamelijk uit om te bewegen door het geven van de juiste impuls.
- Raak hem daarvoor aan op de juiste plaats, sta op de goede afstand en maak zelf de bedoelde beweging in de juiste richting.
- Wacht na het geven van de impuls op de beweging van de cliënt.
- Ga daarna mee in de beweging van de cliënt mits deze veilig is voor beiden.
- Wanneer de cliënt niet reageert op jouw impuls, bied je hem deze nogmaals aan. Wanneer hij er dan weer niet op reageert, is een andere techniek en/of hulpmiddel nodig.

- Laat de volgorde van de beweging zo veel mogelijk aansluiten op het lichaamsschema van de cliënt.
- Geef de cliënt de ruimte die nodig is om de beweging te maken.
- Leer hoe je met jouw handen ruimte kunt vragen.
- De plaats van aanraken heeft veel invloed op het effect van jouw aanraking. Je kunt er medewerking en ook tegenwerking mee oproepen. Van invloed zijn: reflexen, machtplekken, kwetsbare plekken en neutrale plekken, erogene zones, onder of op een lichaamsdeel, oksels en stuitje.
- Voorkom onnodige gehele omvatting (grijpen) van het lichaam van de cliënt. Gebruik de palm van je hand, leg geen nadruk op je vingers. Een onnodige grijpende aanraking roept passiviteit, verstarring of agressie op omdat de cliënt daarmee zijn lichamelijke vrijheid wordt ontnomen.
- Voorkom manipulatie van de cliënt door iedere beweging met je eigen lichaam helemaal te maken. Beweeg de cliënt nooit alleen met je handen en armen.
- Houd rekening met het bewegingstempo van de cliënt.
- Rond de beweging helemaal af. Laat niet plotseling los.
- Het verplaatsen van cliënten is vaak dichtbij. Thema's als intimiteit, seksualiteit, macht, onmacht en geduld spelen een rol. Onderzoek dit.

Noten

1 Informatie verkregen uit: F. Veldman, *Lichte Lasten; kinesionomie bij de verzorging en behandeling van patiënten* (zie Literatuur).

2 *Het lichaam liegt nooit* is een uitspraak en de titel van een boek van Ted Troost. (zie Literatuur).

3 Voor meer informatie over dit onderwerp, zie ook A. Montagu, *De tastzin*, Het Spectrum, Houten 2008, of E. Canetti, Massa en macht, Atheneum-Polak en Van Gennep, Amsterdam 1983.

4 Informatie verkregen uit: T.A.C.M. Gerritse, *Over kleine dingen. Een inleiding in de haptonomie*, Elsevier Gezondheidszorg, Maarssen 2000, en K. von Dürckheim,

Hara – Het dragende midden van de mens, Ankh-Hermes, Deventer 1990. ISBN 90-202-4066-8.

5 Informatie verkregen uit: Werkgroep klinische kinesiomie Noord-Nederland, *Verplaatsingstechnieken*, Paraad Uitgeverij, Hardenberg 2005.

6 Vrij naar Peter Hondebrink, docent haptonomisch verplaatsen te Tolbert.

7 Zie voor agressie in de zorgverlening en veiligheidscoaches: www.gezondenzeker.nl. Via deze website kun je praktijkinformatiefolders aanvragen.

8 Zie voor haptonomische verzorging van kinderen: I. Mol, *Wat zeg je? De taal van het lichaam bij de verzorging van kinderen*, Elsevier Gezondheidszorg, Amsterdam 2010.

9 Citaat van prof.dr. Rümke over contact en nabijheid.

10 Voor meer informatie over PDL, zie www.stichtingpdl.nl.

Deel 2 Verplaatsingstechnieken

Inleiding

In de hoofdstukken van dit deel worden alle verplaatsingstechnieken beschreven. Je kunt de beschrijvingen gebruiken om de technieken stap voor stap te oefenen en ze zijn toepasbaar in een verplaatsingsprotocol.

Indeling naar soort beweging

De technieken zijn ingedeeld naar soort beweging. Er zijn negen groepen verplaatsingen:

- draaien in bed;
- zijwaarts verplaatsen in bed;
- omhoog verplaatsen in bed;
- tot zit helpen;
- uit en in bed helpen;
- helpen staan en zitten/van bed naar stoel (en v.v.);
- hogerop in de stoel helpen;
- lopen met de cliënt;
- vallen en opstaan.

Voorafgaand aan de beschrijving van de techniek zelf worden per groep de belangrijkste principes van die specifieke beweging genoemd. Je kunt de technieken niet allemaal uit je hoofd leren, maar de grondpatronen van de bewegingen kun je je wel eigen maken. Wanneer je die goed kent, kun je met de cliënt zelf op zoek naar voor hem passende bewegingen die voldoen aan dat grondpatroon. Zo zijn alle technieken ooit bedacht. Jij kunt zelf ook nieuwe uitvinden. Je docent leert je waarschijnlijk ook andere technieken aan. Dat kan, er zijn er zoveel, maar als het goed is volgen alle technieken het grondpatroon en worden ze niet met spierkracht uitgevoerd.

Indeling naar zwaarte

De technieken zijn ingedeeld naar zwaarte. De eerste techniek in ieder hoofdstuk is altijd de techniek die je kunt proberen bij cliënten die nog veel zelf kunnen. Iedere techniek daarna is bedoeld voor cliënten met minder bewegingsmogelijkheden. Dus hoe hoger het nummer van de techniek, des te groter is de hulpvraag bij het bewegen.

Bij iedere techniek wordt aangegeven in welke gevallen je deze bij de cliënt niet moet aanbieden. Je zoekt altijd naar de techniek die het meeste recht doet aan wat de cliënt zelf nog kan. Aan de andere kant mag de techniek voor jouw lichaam niet zo belastend zijn dat je boven de normen van de praktijkrichtlijnen uitkomt.

Uitgangspositie

Bij elke techniek wordt de uitgangspositie aangegeven: waar de cliënt zich bevindt en waar jij bent ten opzichte van de cliënt.

Alle handelingen aan het bed zijn zo beschreven dat het is alsof je aan de linkerzijde van het bed staat, dus met je linkerhand het dichtst bij het hoofdeinde van het bed.

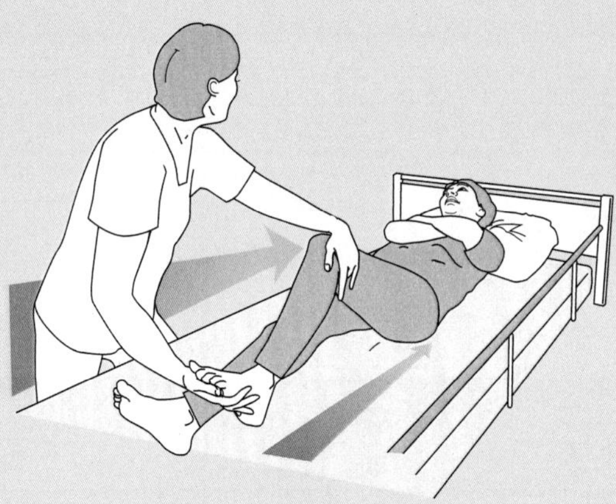

In de tekst wordt onderscheid gemaakt tussen de volgende uitgangsposities voor jou als zorgverlener (zie ook deel 1, hoofdstuk 2, Houding):

- spreidstand: je voeten staan in zijwaartse richting uit elkaar;
- schredestand: je voeten staan in voor-achterwaartse richting uit elkaar;
- halfschredestand: de ene voet wijst naar voren, de andere wijst naar opzij.

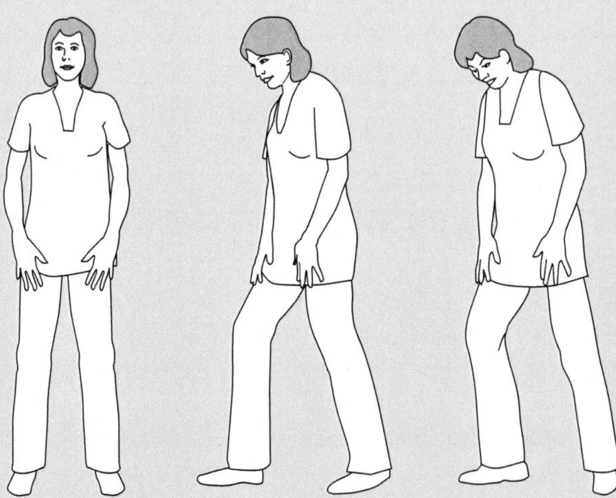

Impulsen

Voor iedere techniek zijn de impulsen beschreven. Belangrijk bij het uitvoeren van de technieken blijft dat jij niet met kracht de beweging voor de cliënt gaat uitvoeren. Daarom staat bij iedere techniek stap voor stap beschreven hoe jij de cliënt impulsen kunt geven om zelf te gaan bewegen. Stapsgewijs kun je de illustraties van de technieken volgen. Probeer bij het kijken ernaar de bewegingen in je lichaam te voelen. De bewegingspijlen kunnen je daarbij helpen. Het donkere deel van de pijl geeft aan waar de beweging begint, het lichtere deel waar de beweging naartoe gaat. In sommige illustraties is een deel van het lichaam van de zorgverlener en/of van de cliënt rood gekleurd. Hiermee wordt bedoeld dat op die plaatsen druk wordt uitgeoefend. Bijvoorbeeld de hand waarmee de cliënt zich afzet bij de verplaatsing.

In de tekst staat de techniek per impuls uitgebreid beschreven. Deze beschrijvingen worden met opzet telkens herhaald. Hoe je de cliënt kunt voorbereiden op de beweging (faciliteren) en hoe je de juiste impuls kunt geven om te gaan bewegen, dat zijn aanrakingen en bewegingen die je moet leren. En dat leer je alleen door het keer op keer op keer te doen.

1 Draaien in bed

De basisbeweging – hoe draai jij je op je zij?

Wanneer je jezelf liggend omdraait – je draait dan om je lengteas – dan zul je waarschijnlijk eerst je hoofd omdraaien in de richting waar je naartoe wilt.

Daarna til je de knie en arm op aan de kant waarvan je wegdraait. Je brengt je arm en been aan deze kant van je lichaam over naar de andere kant, je kruist ze. Wat je daarmee doet, is jezelf smal maken, want met je armen en benen gespreid ben je breed en kun je niet draaien.

Als je de cliënt voor het draaien eerst helpt om zich smal te maken dan kan hij bij het draaien zo veel mogelijk zelf doen.

Voorbereidende handelingen – faciliteren

De cliënt ligt op zijn rug.

Voordat je een cliënt helpt met het draaien, vraag je of help je hem:

1 zijn hoofd alvast te draaien in de richting van de beweging;
2 zijn armen te kruisen;
3 één voet hoger in bed neer te zetten of zijn benen te kruisen.

Welke arm en welk been moeten boven bij het kruisen?

Wanneer de cliënt op zijn linkerzij gaat liggen, plaatst hij zijn rechterarm en -been boven en andersom.

Op deze manier komen de dadelijk op te tillen schouder en de heup alvast los te liggen van de onderlaag.

Door deze wijze van smal maken kan de cliënt zich bij angst altijd nog tegenhouden met zijn bovenliggende hand. Juist het vrijhouden van die hand werkt angstverminderend.

Hoe geef je de cliënt de impuls om zijn armen te kruisen?

Zorg dat je niet onnodig grijpend vastpakt bij het laten kruisen van armen en benen. Houd je duim naast je vingers. Zo voorkom je een grijpende aanraking. Deze wijze van aanraken doet een beroep op de zelfredzaamheid van de cliënt. Je aanraking is bedoeld als vraag aan hem om zelf zijn arm op te tillen. De impuls om deze op te tillen en te kruisen geef je door heel simpel deze beweging met je eigen arm te maken. De cliënt volgt je met zijn arm. Als hij het echt niet zelf kan, glijdt zijn hand uit de jouwe. Pas dan is het nodig om je duim te gebruiken en om zijn hand stevig vast te pakken. Meestal is dit ook een indicatie voor het gaan gebruiken van hulpmiddelen. Iemand met zo weinig kracht kun je meestal niet verplaatsen met de eerste technieken uit de serie.

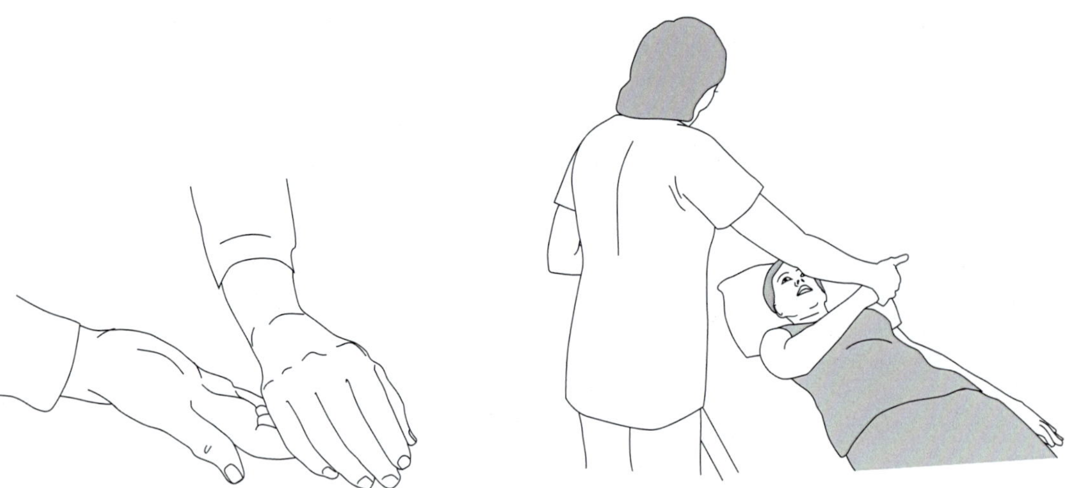

Hoe geef je de cliënt de impuls om zijn been op te trekken?

Wanneer het bed op polshoogte staat en je legt je hand tegen de onderkant van de voet van de cliënt dan ontstaat er al een lichte druk door het been van de cliënt in opwaartse richting. Die druk wordt duidelijker wanneer je zelf in schredestand staat ter hoogte van de voeten van de cliënt en dan je gewicht verplaatst naar je voorste voet. Als je even wacht, kun je zien en voelen dat de cliënt zijn bovenbeenspieren aanspant. Verplaats jij je gewicht dan nog meer in de richting van het hoofdeinde van het bed, dan trekt de cliënt zelf zijn been op.

Let op! Plaats, bij spasmes in de benen van de cliënt, je hand niet onder maar óp de voet.

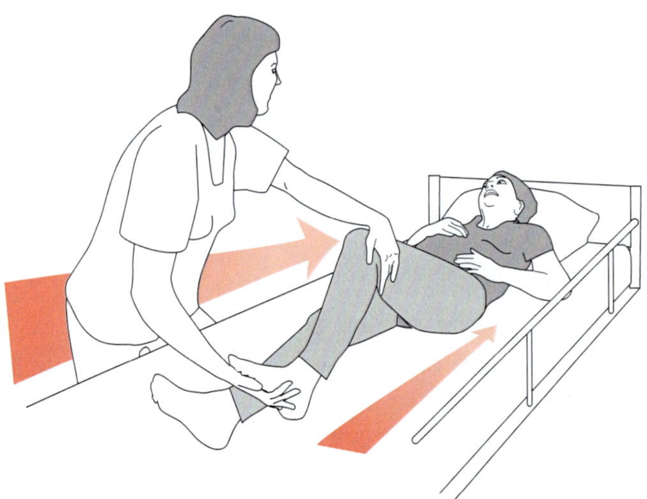

Hoe geef je de cliënt de impuls om zijn benen te kruisen?

Om het kruisen van de benen vraag je alleen aan een cliënt die niet voldoende in staat is zijn been op te trekken. Zijn been valt steeds om wanneer hij dat doet. Bij het kruisen van de benen moet jij dus zelf iets meer doen dan bij het optrekken. Zorg dat je goed gesteund tegen het bed staat, ter hoogte van de voeten van de cliënt. Zak licht door je knieën en schuif je handen onder zijn kuit en enkel. Houd je ellebogen stevig tegen je eigen lichaam aan. Daarmee voorkom je dat je de last

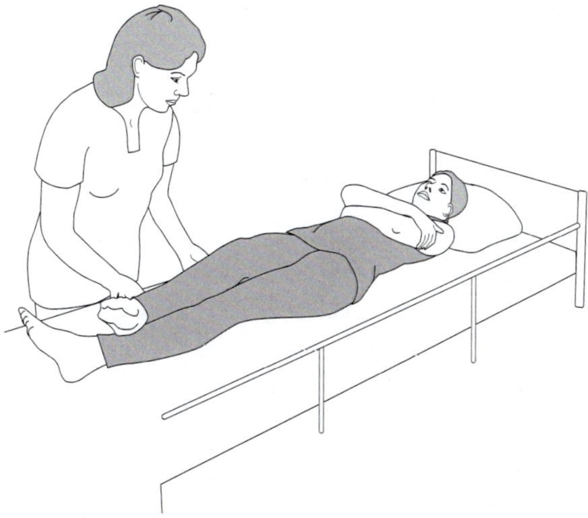

alleen tilt met je nek, armen en schouders. Strek je bovenlichaam en benen. In deze opstrekkende beweging neem je het been van de cliënt mee. Plaats deze over zijn andere been heen. Houd tot het laatste moment je ellebogen tegen je lichaam aan. Daarvoor moet je iets met je bovenlichaam mee naar voren buigen.

Hoe geef je de cliënt de impuls om op zijn zij te draaien?

Het op de zij draaien is een ronde beweging. Je geeft de cliënt de impuls om op zijn zij te draaien door:

1 hem aan te raken op de juiste plaats (dit verschilt per techniek);
2 op een zodanige afstand te gaan staan dat er lichte spanning ontstaat in jullie beider lichaam;
3 zelf een ronde beweging te maken, al dan niet met gebruikmaking van je lichaamsgewicht (dit verschilt per techniek);
4 Wacht heel even wanneer de cliënt ± 30 graden gedraaid is. De organen in de borst- en buikholte van de cliënt zakken iets opzij. Het draaien verloopt daarna een stuk lichter.

Draaien in bed = smal maken, 'op spanning brengen', rond bewegen

Mogelijke hulpmiddelen bij draaien in bed

- Bedhek
- Laken
- Steeklaken
- Trekzeil
- Glijrol
- Elektrisch kantellaken
- Draaibed

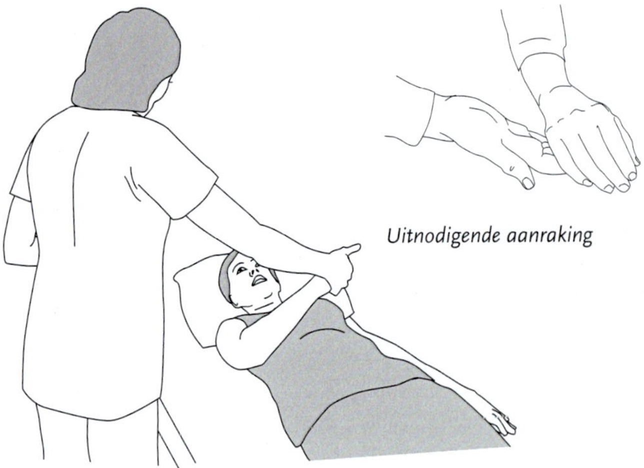

Uitnodigende aanraking

Impuls arm kruisen

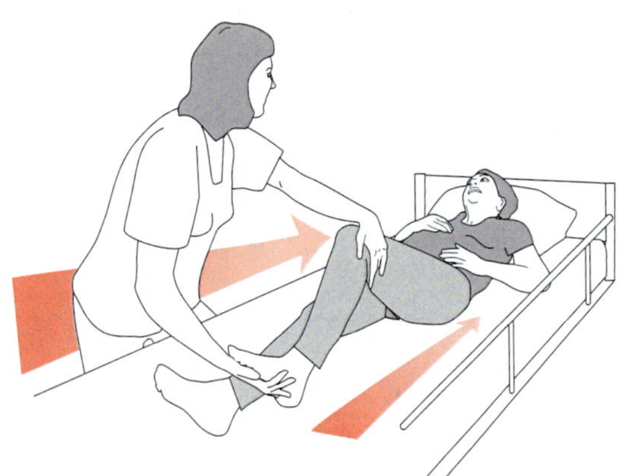

Impuls been optrekken

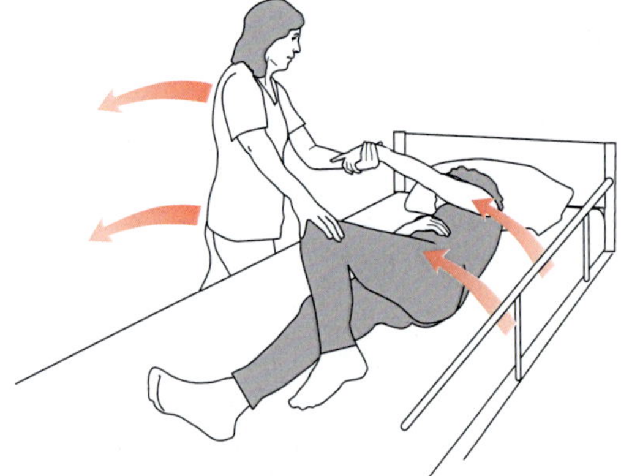

Impuls draaien

Polsgreep

1.1 Draaien met de polsgreep

Uitgangspositie

Cliënt: rugligging.
Zorgverlener: staat aan de linkerzijde van het bed.

Voorbereiding

- Breng het bed op polshoogte, met het rechter bedhek omhoog.
- Breng het hoofdeinde van het bed omlaag.
- Niet meer dan één kussen in het bed.
- Schuif het kussen iets naar je toe.

Impuls arm kruisen

- Ga bij het bovenlichaam van de cliënt staan.
- Schuif je hand onder de rechterhand van de cliënt. Pak deze niet onnodig vast (houd je duim naast je vingers).
- Beweeg je eigen arm in de gewenste richting. Wacht op en ga mee in de beweging van de cliënt.

Impuls been optrekken

- Ga bij de voeten van de cliënt staan in een halfschredestand richting het hoofdeinde van het bed.
- Leg je rechterhand onder de verst verwijderde voet van de cliënt (je hele hand – plus duim – is *onder* de voet!). Bij spasmes *op* de voet.
- Zak iets door je knieën en verplaats je gewicht naar je voorste voet. Hierdoor ontstaat een lichte opwaartse druk in het been van de cliënt.
- Wacht tot de cliënt de spieren in zijn bovenbeen spant.
- Dan beweeg je nog verder in de richting van het hoofdeinde.
- De cliënt trekt daardoor zijn been op.
- Wanneer de cliënt niet reageert, kun je de impuls duidelijker maken door een hand aan de buitenzijde van zijn knieholte te plaatsen.

Impuls draaien

- Ga ter hoogte van het middel van de cliënt staan.
- De cliënt en jij houden elkaars linkerpols vast (polsgreep).
- Met je rechterhand (handpalm) omvat je de opgetrokken knie van de cliënt.
- Zet één voet ver naar achteren. Er ontstaat spanning op jullie beider arm. De cliënt richt zich iets op.
- Houd je armen ingespannen, maar beweeg ze niet!
- Breng je lichaamsgewicht van je voorste naar je achterste been. Buig je achterste knie.
- Wacht tot de cliënt zich hierdoor aan jouw lichaam gaat optrekken om zich te draaien.
- Houd spanning op jullie armen door verder naar achteren te bewegen.
- Zodra de cliënt zich door het zwaarste punt heen heeft gedraaid, beweeg je weer terug tot boven je voorste been.
- Jouw hand op de knie van de cliënt duwt niet, die houdt alleen contact.
- Wanneer de cliënt zichzelf buiten het bed draait, gebruik je de hand op de knie om hem tegen te houden.

Wanneer niet?

- Wanneer de cliënt zich zelf op zijn zij kan draaien of met behulp van het bedhek.
- Bij pijnklachten.
- Wanneer de cliënt niet reageert op jouw gewichtsverplaatsing. Ga nooit trekken met je armen!

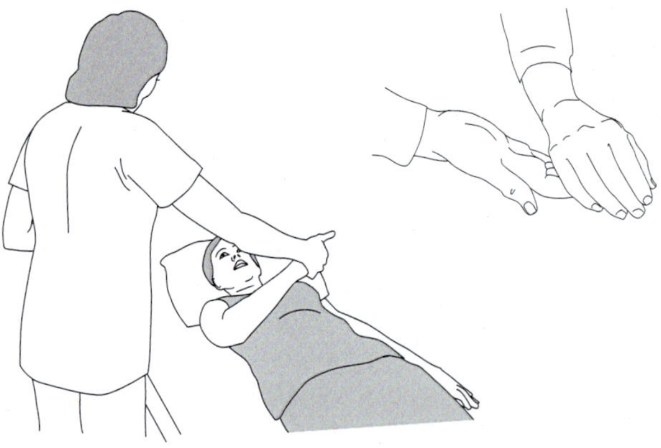

Impuls armen kruisen

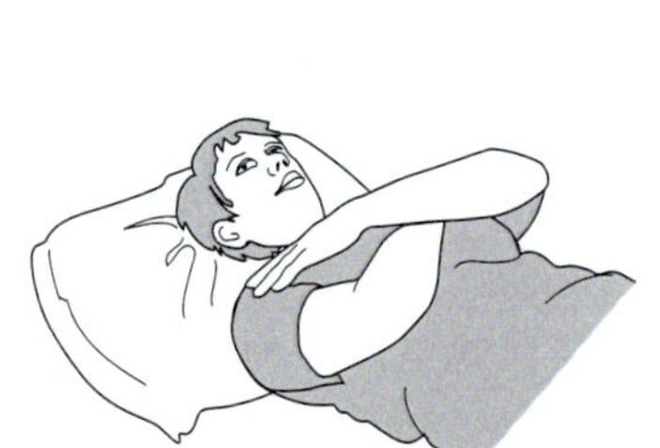

Linkerarm boven

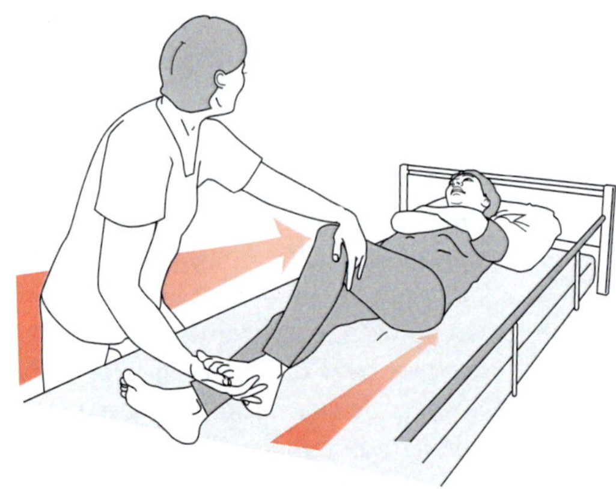

Impuls been optrekken

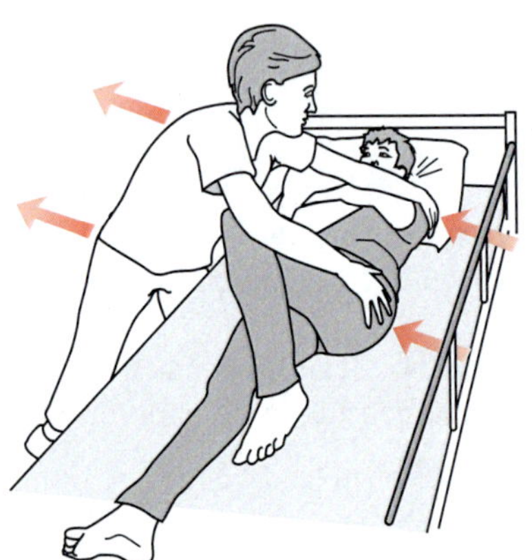

Impuls draaien

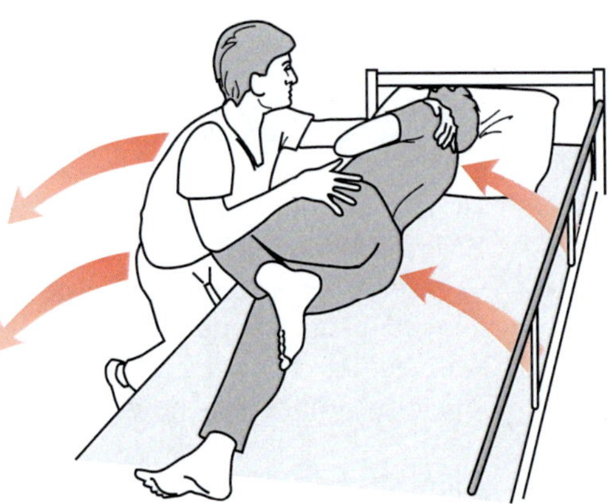

Lichaamsgewicht gebruiken

1.2 Draaien met de kniehefboom naar je toe

Uitgangspositie

Cliënt: rugligging.
Zorgverlener: staat aan de linkerzijde van het bed.

Voorbereiding

- Breng het bed op polshoogte, met het rechter bedhek omhoog.
- Breng het hoofdeinde van het bed omlaag.
- Niet meer dan één kussen in het bed.
- Schuif het kussen iets naar je toe.

Impuls armen kruisen

- Ga bij het bovenlichaam van de cliënt staan.
- Schuif je hand onder de rechterhand van de cliënt. Pak deze niet onnodig vast (houd je duim naast je vingers).
- Beweeg je eigen arm in de gewenste richting. Wacht op en ga mee in de beweging van de cliënt. Herhaal dit bij de linkerhand van de cliënt.

Impuls been optrekken

- Ga bij de voeten van de cliënt staan in een halfschredestand richting het hoofdeinde van het bed.
- Leg je rechterhand onder de verst verwijderde voet van de cliënt (je hele hand – plus duim – is *onder* de voet!). Bij spasmes *op* de voet.
- Zak iets door je knieën en verplaats je gewicht naar je voorste voet. Hierdoor ontstaat een lichte opwaartse druk in het been van de cliënt.
- Wacht tot de cliënt de spieren in zijn bovenbeen spant.
- Dan beweeg je nog verder in de richting van het hoofdeinde.
- De cliënt trekt daardoor zijn been op.
- Wanneer de cliënt niet reageert, kun je de impuls duidelijker maken door een hand aan de buitenzijde van zijn knieholte te plaatsen.

Impuls draaien

- Ga nu in schredestand ter hoogte van het middel van de cliënt staan.
- Sta goed gesteund tegen het bed.
- Buig naar voren. Leg je rechterarm langs het opgetrokken been van de cliënt.
- Omvat met de handpalm van je rechterhand de kop van zijn heup.
- Met de handpalm van je linkerhand omvat je de verst verwijderde schouderkop van de cliënt.
- Houd je armen ingespannen maar beweeg ze niet! Hierdoor ontstaat een lichte spanning. Wacht op activiteit van de cliënt.
- Breng je lichaamsgewicht van je voorste naar je achterste been. Hang met een deel van je gewicht aan de cliënt.
- Voel hoeveel gewicht de cliënt nodig heeft om zelf in beweging te komen.
- Wacht even als de cliënt ± 30 graden gedraaid is, tot de organen in de buik- en borstholte naar opzij zakken. Het draaien verloopt daarna ineens een stuk lichter.
- Zodra de cliënt door het zwaarste punt heen is, strek jij weer op.

Wanneer niet?

- Wanneer de cliënt zich zelf op zijn zij kan draaien of met behulp van een van de vorige technieken.
- Bij pijnklachten.
- Wanneer de cliënt niet reageert op jouw gewichtsverplaatsing. Ga nooit trekken met je armen!

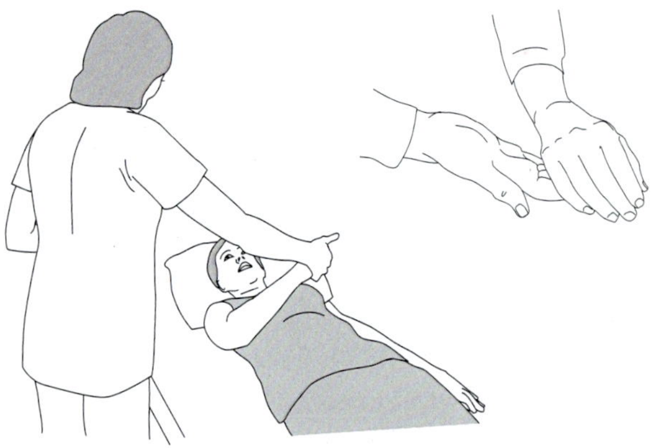

Impuls armen kruisen

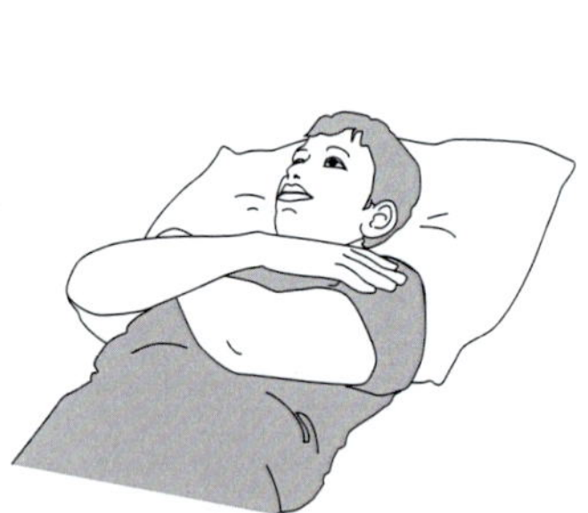

Rechterarm boven

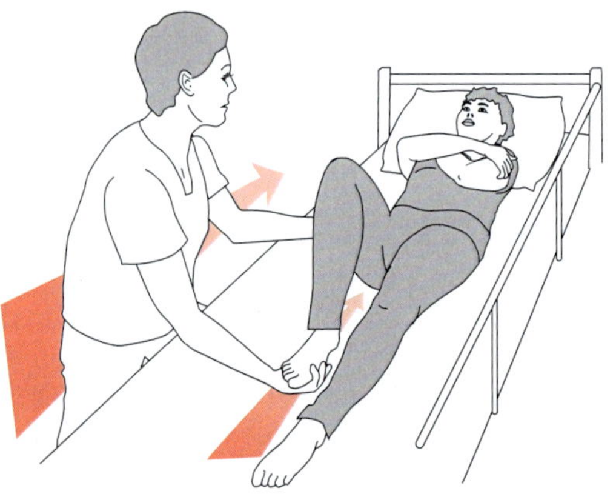

Impuls been optrekken

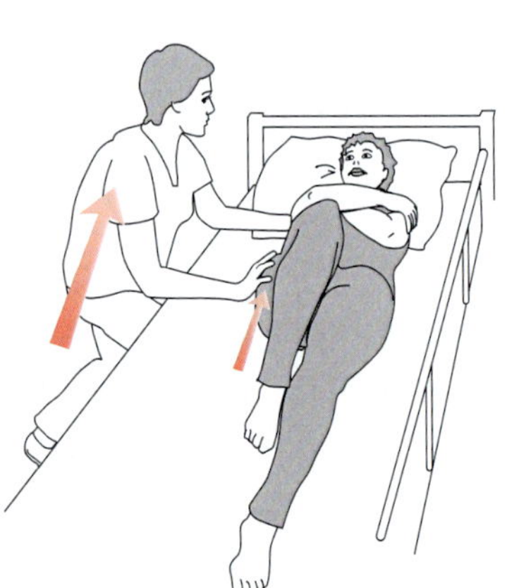

Impuls draaien

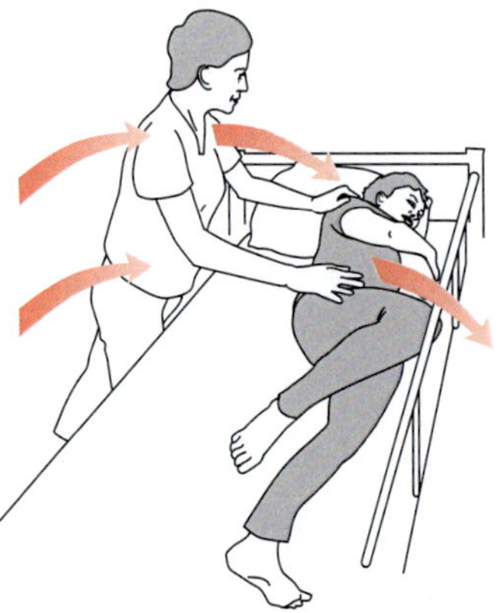

Rond bewegen

1.3 Draaien met de kniehefboom van je af

Uitgangspositie

Cliënt: rugligging.
Zorgverlener: staat aan de linkerzijde van het bed.

Voorbereiding

- Breng het bed op polshoogte, met het rechter bedhek omhoog.
- Breng het hoofdeinde van het bed omlaag.
- Niet meer dan één kussen in het bed.
- Schuif het kussen iets van je af.
- Vraag de cliënt alvast zijn hoofd te draaien in de richting van het bedhek.

Impuls armen kruisen

- Ga bij het bovenlichaam van de cliënt staan.
- Schuif je hand onder de linkerhand van de cliënt. Pak deze niet onnodig vast (houd je duim naast je vingers).
- Beweeg je eigen arm in de gewenste richting. Wacht op en ga mee in de beweging van de cliënt. Herhaal dit bij de rechterhand van de cliënt.

Impuls been optrekken

- Ga bij de voeten van de cliënt staan in een halfschredestand richting het hoofdeinde van het bed.
- Leg je rechterhand onder de dichtstbijzijnde voet van de cliënt (je hele hand – plus duim – is *onder* de voet!). Bij spasmes *op* de voet.
- Zak iets door je knieën en verplaats je gewicht naar je voorste voet. Hierdoor ontstaat een lichte opwaartse druk in het been van de cliënt.
- Wacht tot de cliënt de spieren in zijn bovenbeen spant.
- Dan beweeg je nog verder in de richting van het hoofdeinde.
- De cliënt trekt daardoor zijn been op.
- Wanneer de cliënt niet reageert, kun je de impuls duidelijker maken door een hand aan de buitenzijde van zijn knieholte te plaatsen.

Impuls draaien

- Ga in schredestand staan ter hoogte van het middel van de cliënt.
- Laat de cliënt zich zo mogelijk vasthouden aan het bedhek.
- Zak door je knieën.
- Zet je handen als volgt tegen het lichaam van de cliënt:
  - de handpalm van je rechterhand omvat de kop van zijn heup;
  - met de handpalm van je linkerhand omvat je de kop van de dichtstbijzijnde schouder van de cliënt; je vingers wijzen omhoog (volleybalstand), je onderarmen steunen op de onderlaag.
- Houd je armen ingespannen maar beweeg ze niet!
- Ga nu leunen tegen de cliënt en tegelijkertijd strek je je benen op.
- Wacht tot je voelt dat de cliënt op deze impuls reageert door zelf een draaibeweging te beginnen.
- Beweeg met hem mee door met je bovenlichaam een ronde beweging te maken. Je brengt je lichaamsgewicht van je achterste naar je voorste been.
- Zodra de cliënt door het zwaarste punt heen is, beweeg jij weer terug.

Wanneer niet?

- Wanneer de cliënt zich zelf op zijn zij kan draaien of met behulp van het bedhek.
- Bij pijnklachten.
- Wanneer de cliënt niet reageert op jouw gewichtsverplaatsing. Ga nooit duwen met je armen!

Overleg vooraf met de behandelend arts en/of therapeut!

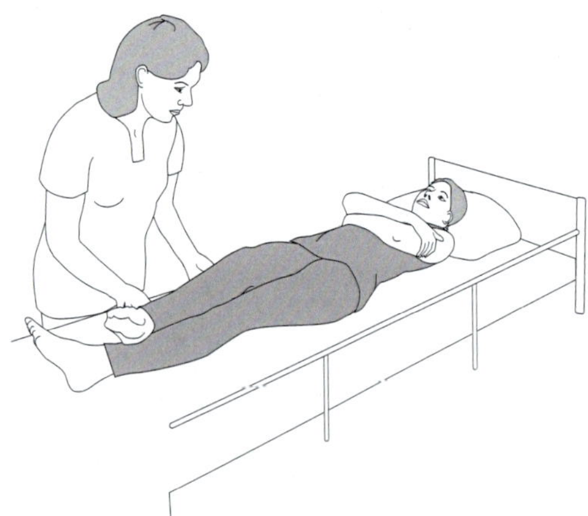

Impuls benen kruisen

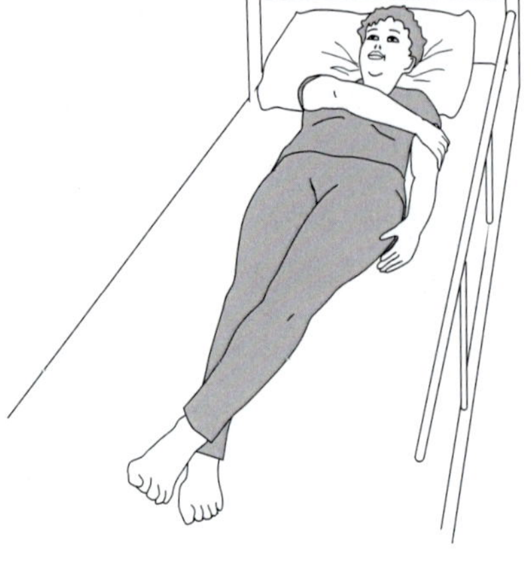

De linkerarm fungeert als spalk

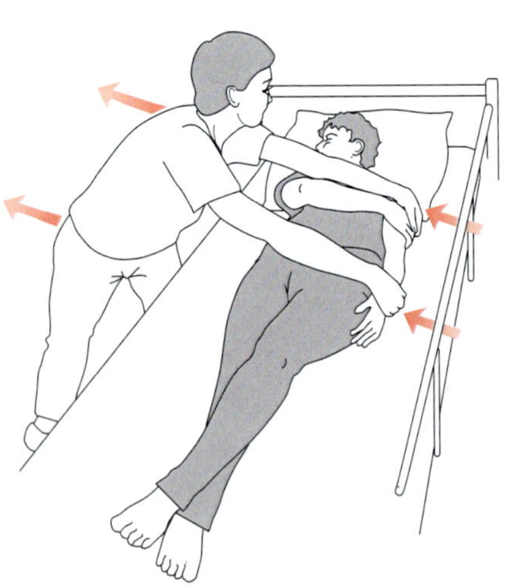

Impuls draaien

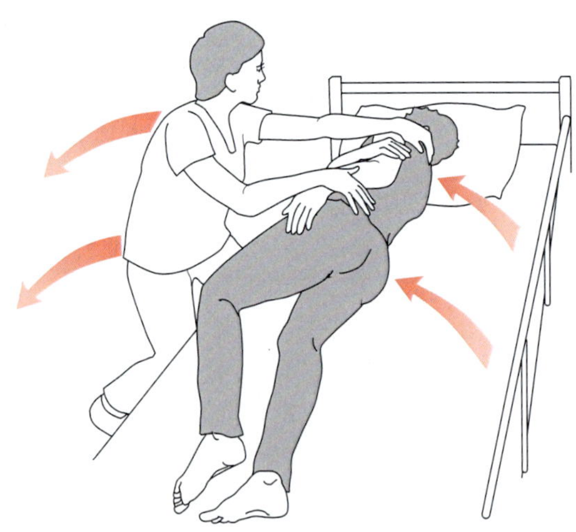

Lichaamsgewicht gebruiken

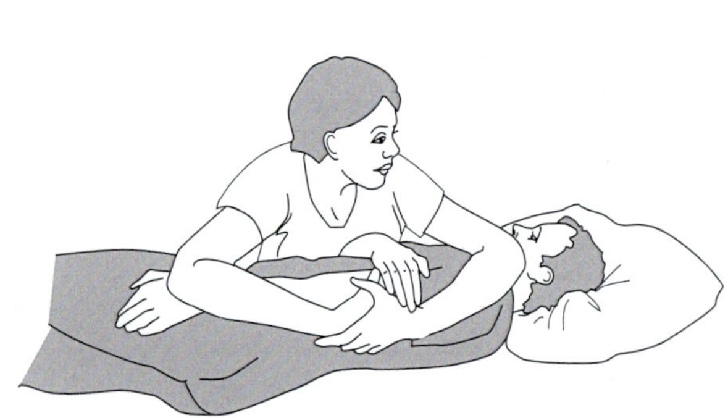

Variatie dichterbij nemen

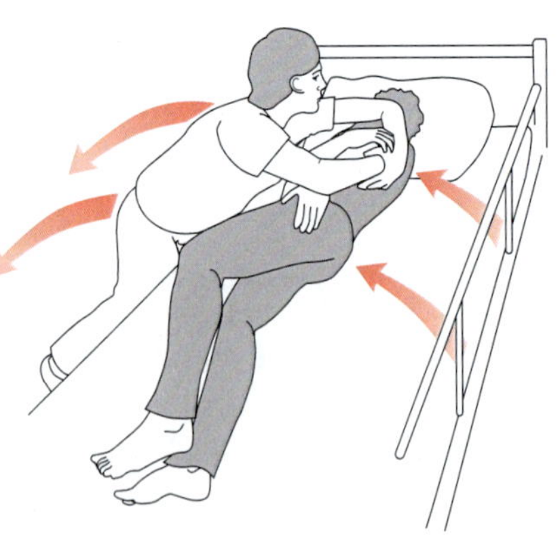

Lichaamsgewicht gebruiken

1.4 Gesteund draaien bij rug- of heupaandoening van de cliënt

Uitgangspositie

Cliënt: rugligging.
Zorgverlener: staat aan de linkerzijde van het bed.

Bij een rugaandoening

Voorbereiding

- Breng het bed op polshoogte, met het rechter bedhek omhoog.
- Breng het hoofdeinde van het bed omlaag.
- Niet meer dan één kussen in het bed.
- Schuif het kussen iets naar je toe.
- Laat de cliënt zijn linkerarm strak tegen zijn zij en heup aanhouden (als een spalk).
- Laat de cliënt met zijn rechterhand zijn linker bovenarm stevig vasthouden.

Impuls benen kruisen

- Ga in spreidstand bij de voeten van de cliënt staan. Zak licht door je knieën. Steun tegen het bed.
- Schuif beide handen onder de linkerenkel en -kuit van de cliënt. Houd je ellebogen tegen je lichaam gedrukt.
- Strek je benen. Wacht op activiteit van de cliënt.
- Houd je ellebogen tegen je aan.
- Leid het linkerbeen van de cliënt tot over zijn rechterbeen.

Impuls draaien

- Ga in schredestand staan ter hoogte van het middel van de cliënt.
- Sta goed gesteund tegen het bed. Buig naar voren.
- Omvat met de handpalm van je rechterhand de pols van de cliënt.
- Met de handpalm van je linkerhand omvat je de verst verwijderde schouderkop van de cliënt.
- Houd je armen ingespannen maar beweeg ze niet! Hierdoor ontstaat een lichte spanning. Wacht op activiteit van de cliënt.
- Breng je lichaamsgewicht van je voorste naar je achterste been. Hang met een deel van je gewicht aan de cliënt.
- Voel hoeveel gewicht de cliënt nodig heeft om zelf in beweging te komen.
- Wacht even als de cliënt ± 30 graden gedraaid is, tot de organen in de buik- en borstholte naar opzij zakken. Het draaien verloopt daarna ineens een stuk lichter.
- Zodra de cliënt door het zwaarste punt heen is, strek jij weer op.

Bij een heupaandoening

De handeling verloopt geheel zoals hierboven onder 'Bij een rugaandoening', alleen mag de cliënt de benen niet kruisen. In plaats daarvan wordt er een kussen gelegd tussen de knieën van de cliënt.

Wanneer niet?

- Wanneer de handeling te zwaar verloopt, kun je de cliënt dichterbij nemen (zie illustratie).
- Bij pijnklachten (vraag arts/therapeut).
- Wanneer de cliënt niet reageert op jouw gewichtsverplaatsing. Ga nooit trekken met je armen! Vraag in dat geval of de verplaatsing met een trekzeil uitgevoerd kan worden of met een elektrisch bedienbaar draailaken.

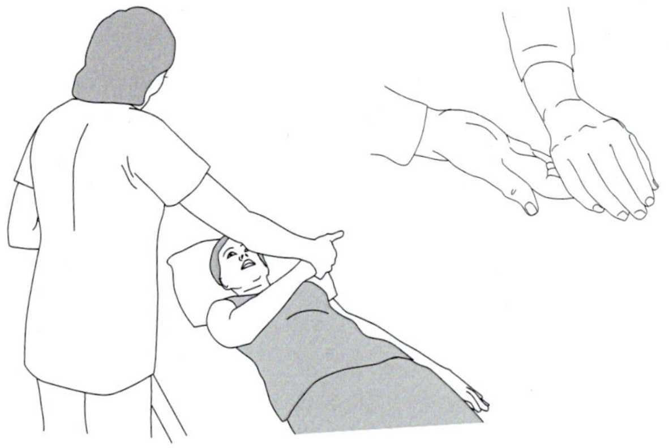

Impuls armen kruisen

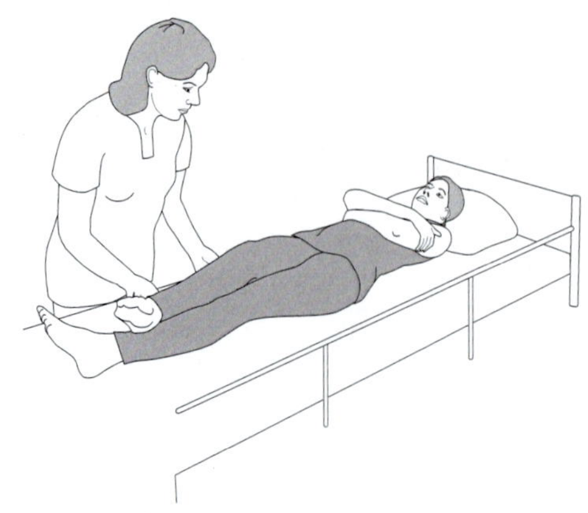

Impuls benen kruisen

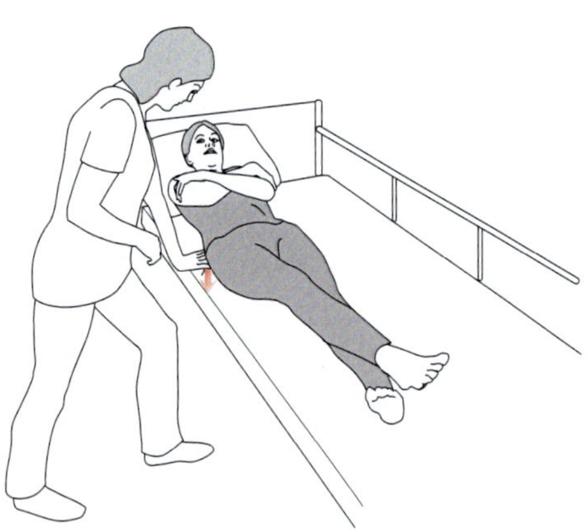

Ruimte 'vragen' tussen cliënt en matras

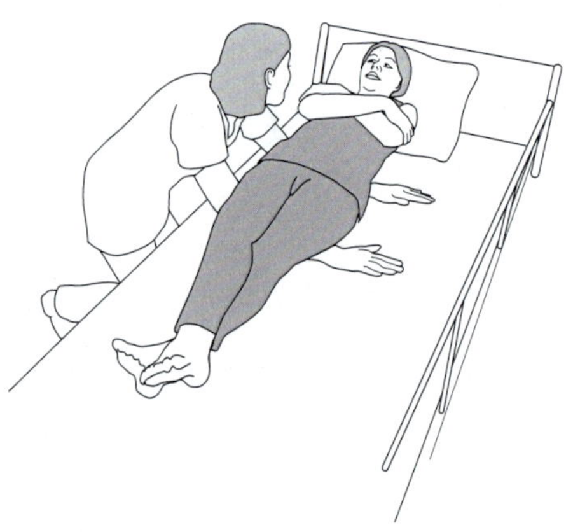

Armen onder cliënt door schuiven

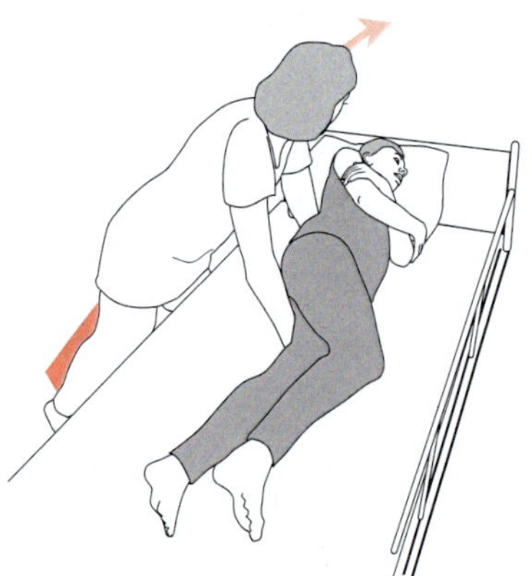

Alleen je benen strekken

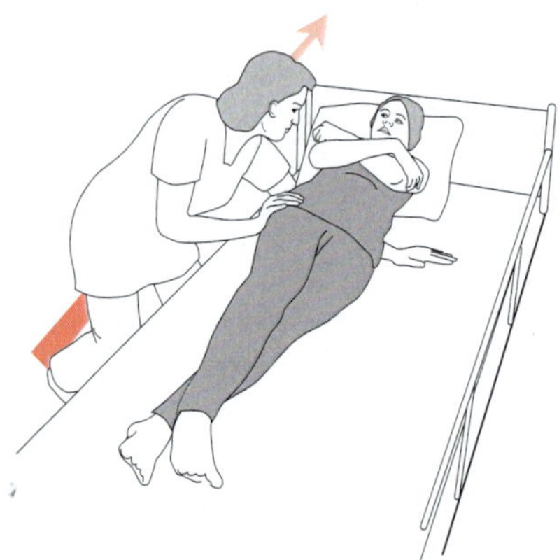

Variatie één arm onder cliënt

1.5 Draaien op de onderarmen

Uitgangspositie

Cliënt: rugligging, op de rand van het bed, dicht bij zorgverlener.
Zorgverlener: staat aan de linkerzijde van het bed.

Voorbereiding

- Breng het bed op de polshoogte, met het rechter bedhek omhoog.
- Breng het hoofdeinde van het bed omlaag.
- Niet meer dan één kussen in het bed.
- Verplaats de cliënt zijwaarts naar je toe (zie technieken 2).

Impuls armen kruisen

- Ga bij het bovenlichaam van de cliënt staan.
- Schuif je hand onder de linkerhand van de cliënt. Pak deze niet onnodig vast (houd je duim naast je vingers).
- Beweeg je eigen arm in de gewenste richting. Wacht op en ga mee in de beweging van de cliënt. Herhaal dit bij de rechterhand van de cliënt.

Impuls benen kruisen

- Ga in spreidstand staan bij de voeten van de cliënt. Zak licht door je knieën. Steun tegen het bed.
- Schuif beide handen onder de rechterenkel en -kuit van de cliënt. Houd je ellebogen tegen je lichaam gedrukt.
- Strek je benen. Wacht op activiteit van de cliënt.
- Buig je bovenlichaam over het linkerbeen van de cliënt. Houd je ellebogen tegen je aan.
- Leid het rechterbeen van de cliënt over zijn linkerbeen.

Impuls draaien

- Ga in schredestand staan ter hoogte van het bekken van de cliënt.
- Buig door je knieën.
- Schuif nu je linkerhand, met de handpalm plat op het bed (je ziet je nagels!), rustig onder de holte van de onderrug door.
- Je krijgt daar ruimte door met je gewicht het matras in te drukken.
- Schuif zo ver door dat je bovenarm de zij van de cliënt raakt.
- Doe hetzelfde met je rechterarm ter hoogte van de bovenbenen van de cliënt.
- Houd je armen ingespannen maar beweeg ze niet!
- Strek nu op door vanuit de buigstand alleen je benen te strekken. Je bovenlichaam blijft recht.
- De cliënt draait hierdoor vanzelf van je af.
- Wanneer de cliënt te snel doordraait, draai je hem op één arm.

Wanneer niet?

- Wanneer de cliënt zich zelf op zijn zij kan draaien of met behulp van een van de vorige technieken.
- Bij rugaandoeningen en pijnklachten en bij osteoporose.
- Wanneer de cliënt en het bed bevuild zijn.
- Wanneer de cliënt te groot is ten opzichte van jou.

Let op!
De draaibeweging hoort volledig onbelast te verlopen. Wanneer je kracht moet zetten met je schouder, kan het volgende aan de hand zijn:
- De cliënt ligt te ver weg.
- Het bed staat te hoog.
- Het is nog moeilijk voor je om te werken vanuit de buigstand van de knieën, waarbij je je bovenlichaam recht houdt (skihouding).

Let op!
Houd bij verplaatsingen met een laken de cliënt goed in de gaten. Hij is hierbij namelijk niet in staat om zelf mee te doen. Begin nooit onverwacht te trekken aan het zeil. Zet er eerst wat spanning op door naar achteren te gaan hangen. De cliënt voelt de beweging dan aankomen.

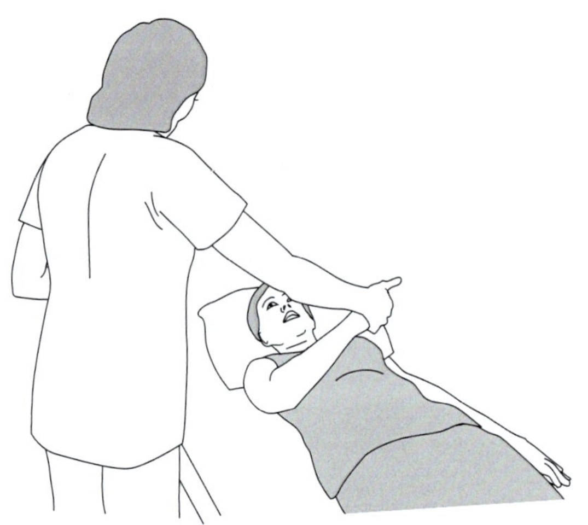

Impuls armen kruisen

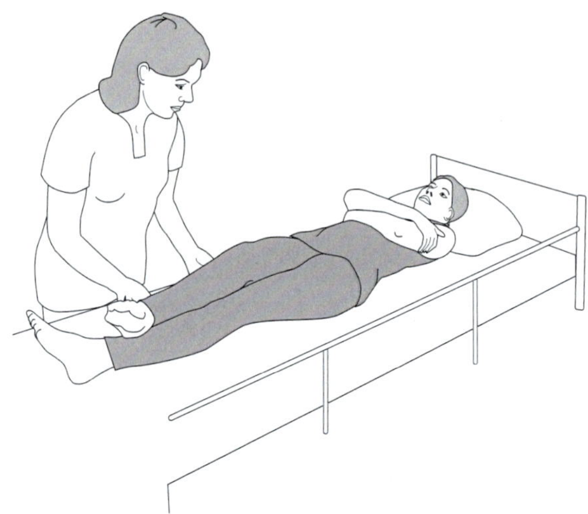

Impuls benen kruisen

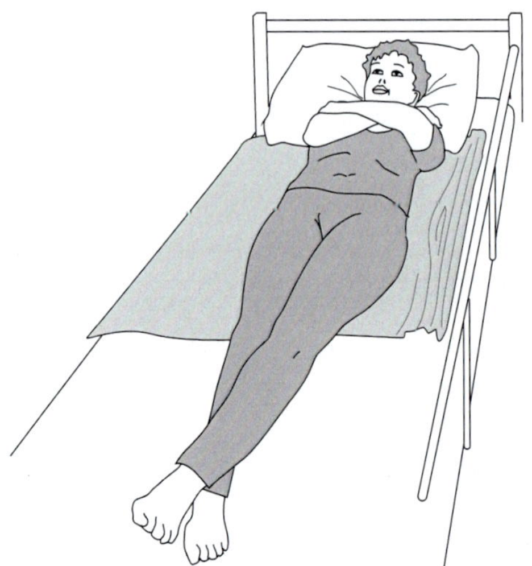

Uitgangspositie

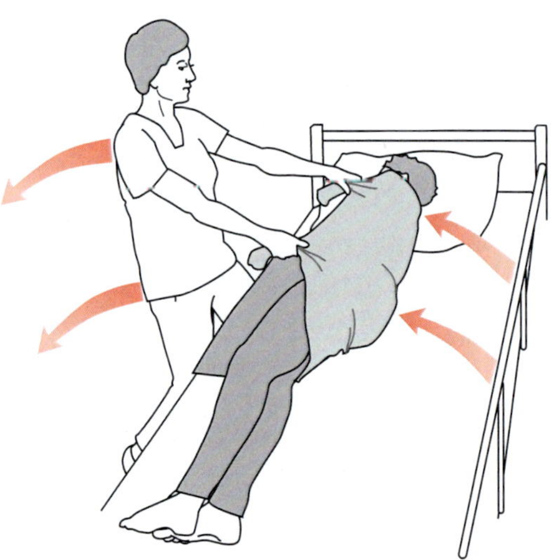

Armen recht, naar achteren hangen

1.6 Draaien met behulp van steeklaken of trekzeil

Uitgangspositie

Cliënt: rugligging.
Zorgverlener: staat aan de linkerzijde van het bed.

Voorbereiding

- Het bed is opgemaakt met een steeklaken of trekzeil, met daaroverheen een steeklaken (van nek tot bovenbeen).
- Breng het bed op polshoogte, met het rechter bedhek omhoog.
- Breng het hoofdeinde van het bed omlaag.
- Haal zo nodig het laken en/of het trekzeil los van onder het matras.
- Niet meer dan één kussen in het bed.
- Schuif het kussen iets naar je toe.

Impuls armen kruisen

- Ga bij het bovenlichaam van de cliënt staan.
- Schuif je hand onder de rechterhand van de cliënt. Pak deze niet onnodig vast (houd je duim naast je vingers).
- Beweeg je eigen arm in de gewenste richting. Wacht op en ga mee in de beweging van de cliënt. Herhaal dit bij de linkerhand van de cliënt.

Impuls benen kruisen

- Ga in spreidstand staan bij de voeten van de cliënt. Zak licht door je knieën.
- Steun met je bovenbenen tegen de bedrand.
- Buig met je bovenlichaam naar voren. Houd je ellebogen tegen je lichaam aan gedrukt.
- Schuif je beide handen onder de linkerkuit en -enkel van de cliënt. Houd je ellebogen tegen je aan.
- Strek je bovenlichaam en je benen. Neem het linkerbeen van de cliënt mee in deze opgaande beweging.
- Leid het linkerbeen van de cliënt over zijn rechterbeen.

Impuls draaien

- Sta goed gesteund tegen het bed. Buig over de cliënt heen.
- Pak het laken vast aan de verst verwijderde kant en leg het over het bovenlichaam van de cliënt (gezicht vrijhouden).
- Pak het laken, dicht bij de cliënt, aan beide punten vast.
- Plooi het op zodanige wijze dat de spanning over het hele laken gelijkmatig verdeeld is. Heup en schouder van de cliënt liggen binnen het laken.
- Trek het laken strak om de cliënt. Houd je armen gestrekt!
- Houd spanning op het laken. Ga in schredestand staan ter hoogte van het middel van de cliënt.
- Controleer of de cliënt voorbereid is op de beweging.
- Verplaats nu rustig je gewicht van je voorste naar je achterste been. Blijf aan het laken hangen (surfstand) met rechte armen. Hierdoor draait de cliënt overal gelijkmatig gesteund.
- Om te voorkomen dat de cliënt te ver doorrolt, breng je je armen naar beneden terwijl je weer tegen het bed aan komt staan.

Wanneer niet?

- Wanneer de cliënt zich zelf op zijn zij kan draaien of met behulp van een van de vorige technieken.
- Wanneer je de techniek niet met jouw eigen gewichtsverplaatsing voor elkaar krijgt. Het gewicht van de verplaatsing komt dan boven de normen van de praktijkrichtlijnen uit. Vraag dan om een elektrisch bedienbaar draailaken. Ga nooit trekken met je armen!

Ter voorkoming dat de cliënt terugdraait op zijn rug.

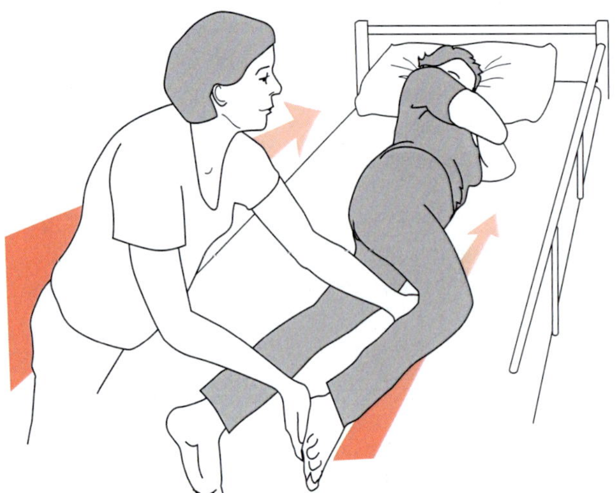

Impuls been optrekken

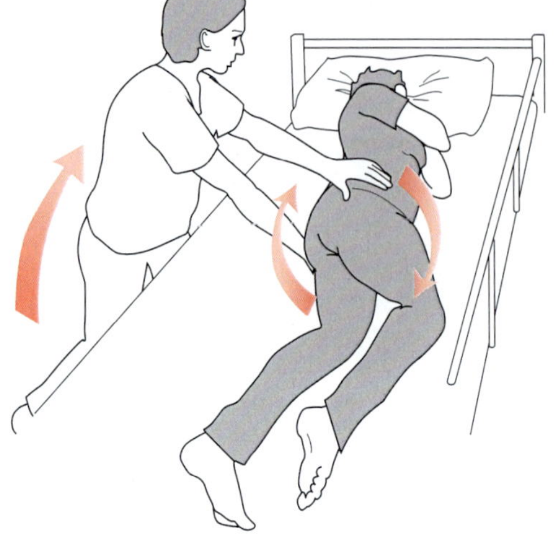

Impuls heup kantelen

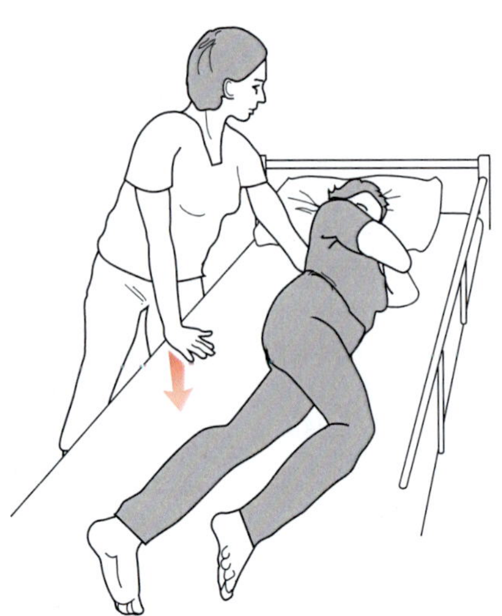

Impuls schouder verleggen

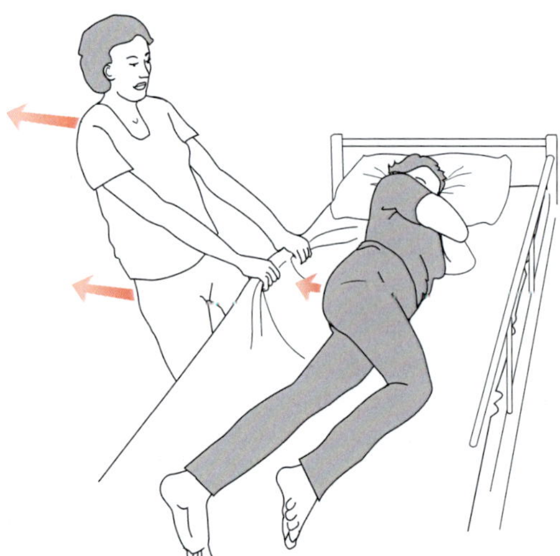

Variatie bekken kantelen

1.7 De cliënt in stabiele zijligging leggen

Uitgangspositie

Cliënt: ligt op de zij na een kanteling.
Zorgverlener: staat aan de rugzijde van de cliënt.

Voorbereiding

- De cliënt is gedraaid met behulp van een van de hiervoor beschreven technieken.
- Het bed staat nog op polshoogte, het bedhek is omhoog aan de kant waar jij niet staat.

Impuls been optrekken

- Ga bij de knieën van de cliënt staan en steun tegen de bedrand.
- Leg je rechterhand onder de rechtervoet van de cliënt en je linkerhand in zijn rechter knieholte (duim naast je vingers!).
- Verplaats je gewicht naar je linkerbeen. Hierdoor trekt de cliënt zelf zijn been een stukje op.

Impuls bekken kantelen

- Ga in gebogen schredestand bij het bekken van de cliënt staan en steun tegen de bedrand.
- Omvat het bekken van de cliënt. Breng daartoe één hand om de heup waar de cliënt op ligt en leg je andere hand op zijn andere heup. Voel het bekken tussen je handen.
- Strek jezelf in één beweging op, breng je onderste hand naar je toe en beweeg je bovenste hand van je af.
- Hierdoor kantelt de cliënt zijn bekken een stukje.

Impuls schouder verleggen

- Ga bij de schouders van de cliënt staan en steun tegen de bedrand.
- Schuif je linkerhand rustig onder de schouder van de cliënt en laat zijn schouderkop rusten in je handpalm.
- Zet je af omhoog, met je rechterhand op het matras.
- Door deze lichte beweging komt er wat ruimte tussen de schouder van de cliënt en het matras.
- Hierdoor kan hij indien gewenst zijn schouder zelf verplaatsen.

Wanneer niet?

- Wanneer de cliënt zelf een prettige houding kan aannemen.
- Wanneer de techniek te zwaar verloopt voor jou (polsen!). Je kunt dan ook ter hoogte van het bekken en de schouder aan het laken trekken. Vraag daarna een trekzeil of glijrol aan.
- Wanneer er sprake is van decubitus aan heup en/of schouder. Leg de cliënt dan goed neer met behulp van een draailaken, trekzeil of glijrol.

Aandachtspunten

- Als de cliënt wat 'doorgezakt' ligt in de rug, kan het voor hem prettig zijn als je een kussen onder zijn opgetrokken knie legt.
- De cliënt blijft vaak een aantal uren liggen in deze houding. Daarom is het belangrijk dat hij zijn schouder zo kan neerleggen als hij zelf prettig vindt, bijvoorbeeld niet naar achteren maar naar voren.

2 *Zijwaarts verplaatsen*

De basisbeweging – hoe schuif jij een stukje op?

Als je, terwijl je op je rug ligt, een stukje opzij wilt schuiven, trek je waarschijnlijk eerst je beide benen op. Dan til je je bekken een stukje omhoog door op je voeten te steunen: je maakt een 'bruggetje'. Vervolgens verplaats je je bekken naar links of naar rechts en je laat je weer naar beneden zakken. Daarna til je je hoofd en schouders op om ook die naar opzij te verplaatsen en ten slotte leg je je benen recht.

Of je nu eerst je benen verplaatst en daarna je hoofd, of eerst je bekken, dat maakt niet uit. Wat je in ieder geval altijd doet, is jezelf in drie stukken opdelen.

Iedere zijwaartse verplaatsing gebeurt in drie delen: benen, bekken en bovenlichaam

Het is voor een mens onmogelijk om zichzelf in een keer in de lucht te krijgen. Waarom zou je dat dan wel proberen bij het opzij verplaatsen van cliënten?

Verdeel daarom bij iedere techniek van het zijwaarts verplaatsen de cliënt in drieën: benen, bekken en bovenlichaam.

Voorbereidende handelingen – faciliteren

- De cliënt ligt op zijn rug.
- Voordat je een cliënt helpt met het zijwaarts verplaatsen, vraag of help je hem zijn benen op te trekken.
- Plaats antislipmateriaal onder zijn voeten als deze wegglijden.

Hoe geef je de cliënt de impuls om zijn benen op te trekken?

Wanneer het bed op polshoogte staat en je legt je hand tegen de onderkant van de voet van de cliënt, ontstaat er al een lichte druk door het been van de cliënt in opwaartse richting. Die druk wordt duidelijker wanneer je zelf in schredestand staat ter hoogte van de voeten en dan je gewicht verplaatst naar je voorste voet. Als je dat doet en dan even wacht, zul je zien en voelen dat de cliënt zijn bovenbeenspieren aanspant. Verplaats jij je gewicht dan nog meer in de richting van het hoofdeinde van het bed, dan trekt de cliënt zelf zijn been op. Het is het gemakkelijkst wanneer je eerst zijn verst verwijderde been uitnodigt en daarna zijn dichtstbijzijnde.

Plaats antislipmateriaal onder de voeten wanneer deze wegglijden.

Vallen de benen van de cliënt na het omhoog plaatsen om, dan is hij meestal ook te zwak om zelf zijn bekken op te tillen. Zoek dan naar een techniek met een hulpmiddel (trekzeil, glijrol).

Let op! Plaats, bij spasmes in de benen van de cliënt, je hand niet onder maar óp de voet.

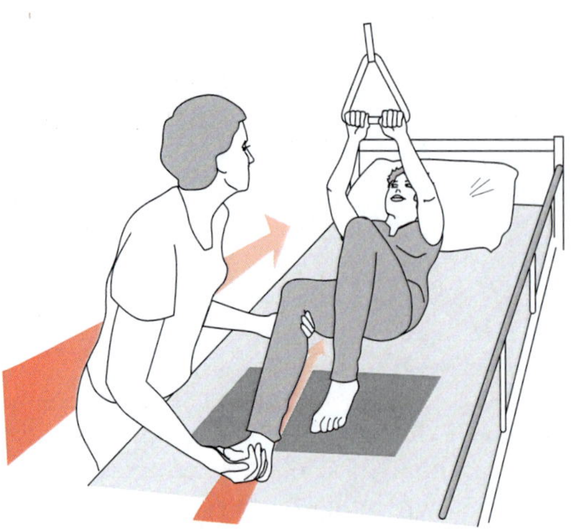

Hoe geef je de cliënt de impuls om zijn bekken en bovenlichaam zijwaarts te verplaatsen?

Karakteristiek voor deze verplaatsing is dat het bekken en het bovenlichaam even opgetild moeten worden van het matras. Dit is altijd te zwaar voor jou om te doen, dus moet de cliënt dit zelf doen, eventueel met hulpmiddelen. Je kunt hem er wel de impuls toe geven.

De impuls om het *bekken* op te tillen wordt gegeven bij het stuitje. Het stuitje is het onderste stukje van de wervelkolom, het staartbeentje. Wanneer je je onderarm plaatst tegen het stuitje van de cliënt en lichte druk geeft, ervaart de cliënt dat door zijn hele wervelkolom. Maar wanneer je je arm te hoog of te laag plaatst dan ervaart de cliënt dat niet. Dan kan hij minder goed voelen welke beweging van hem wordt gevraagd.

Plaats je je arm wel goed en zet je daarbij jezelf met je andere hand af tegen het matras, dan geef je de cliënt de prikkel om zijn bekken op te tillen (een 'bruggetje' te maken). Vanuit deze gebogen houding mag je nooit tillen. Je geeft alleen de impuls.

De cliënt heft zich op. Pas dan maak jij een beweging naar achteren.

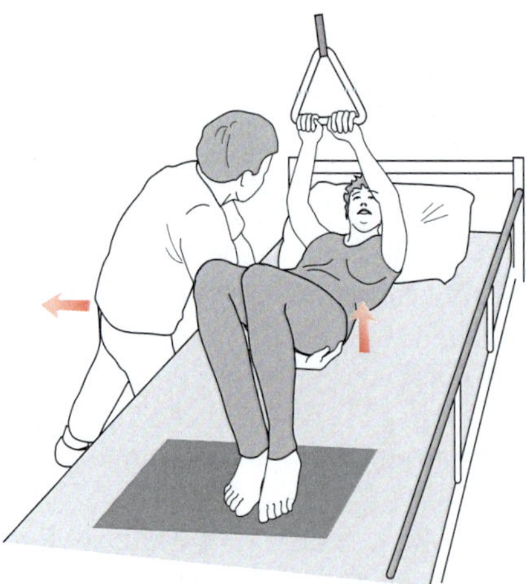

De impuls om het *bovenlichaam* op te trekken geef je met je arm onder de schouderbladen van de cliënt door. Wanneer je je dan met je andere hand omhoog afzet van het matras dan voelt de cliënt dat als de prikkel om te gaan bewegen.

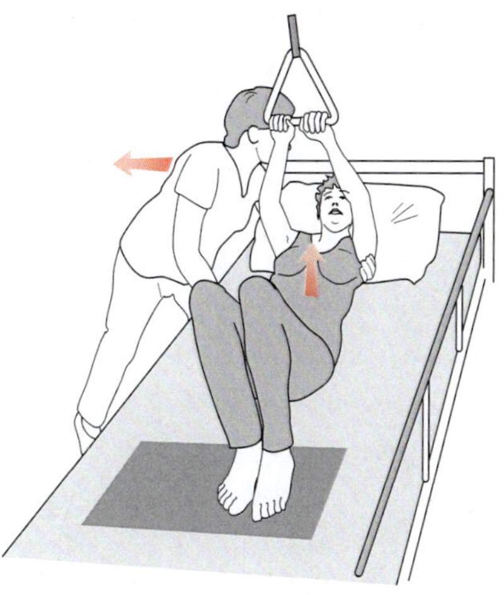

Let op: jij mag nooit zelf de cliënt omhooglillen!

Zodra de cliënt zelf even loskomt van de onderlaag, beweeg je zelf meteen naar achteren. Als hij dat op eigen kracht niet kan, moet er gewerkt gaan worden met papegaai, trekzeil of glijlaken. Schuiven van het lichaam over het laken kan in een noodgeval een keer voorkomen. Maar vanwege het risico dat de cliënt daarmee loopt op decubitus, moet daarna een gladde onderlaag aangebracht worden tussen de cliënt en het matras.

Hoe kan de cliënt het beste de papegaai vasthouden?

De meeste mensen pakken de papegaai beet met de vingers van zich af. De onderarmen staan dan in een naar binnen gedraaide stand. Hierdoor kan er sprake zijn van krachtsverlies.

Wanneer cliënten weinig kracht hebben, kan het helpen hen aan te moedigen de papegaai andersom vast te houden (vingers naar zich toe), of dwars (één hand voor, één hand achter). In het algemeen laat je de cliënt de papegaai vastpakken zoals hij dat zelf het liefste doet.

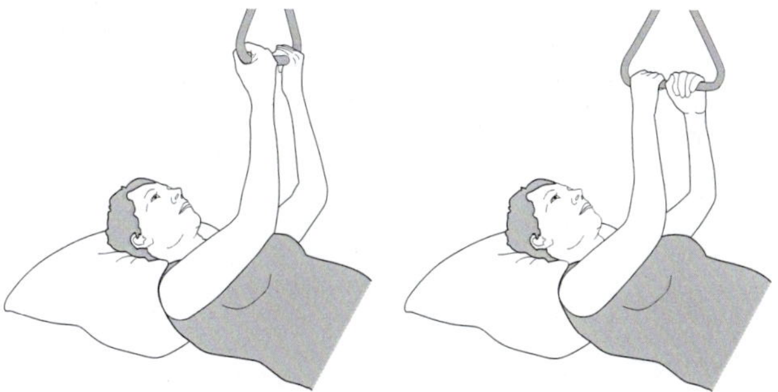

Mogelijke hulpmiddelen bij zijwaarts verplaatsen in bed

- Antislipmateriaal
- Papegaai
- Laken
- Trekzeil met steeklaken
- Glijrol

Deze techniek kan ook zonder papegaai worden toegepast.

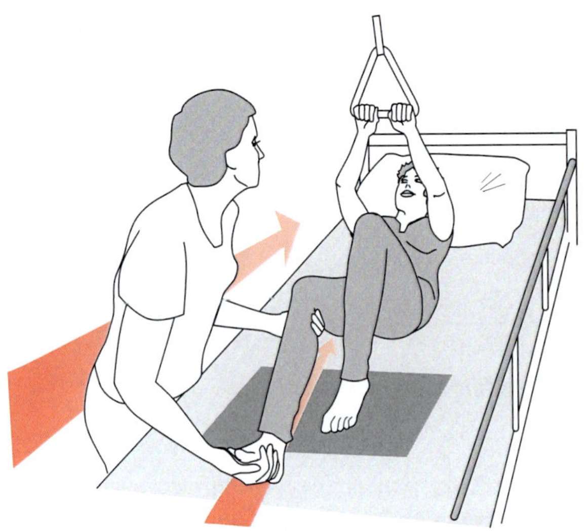

Impuls benen optrekken

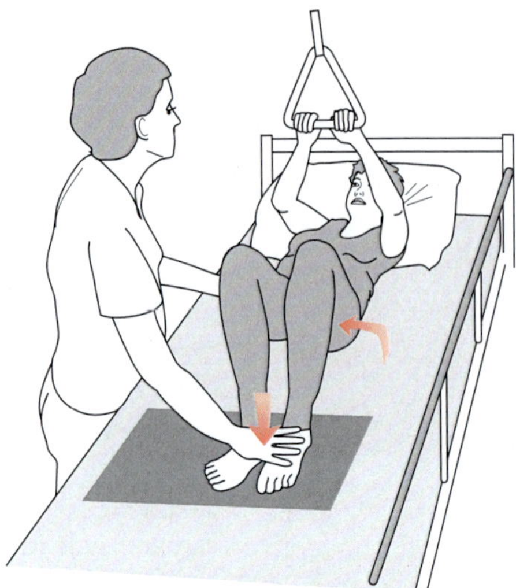

Bekken zijwaarts verplaatsen

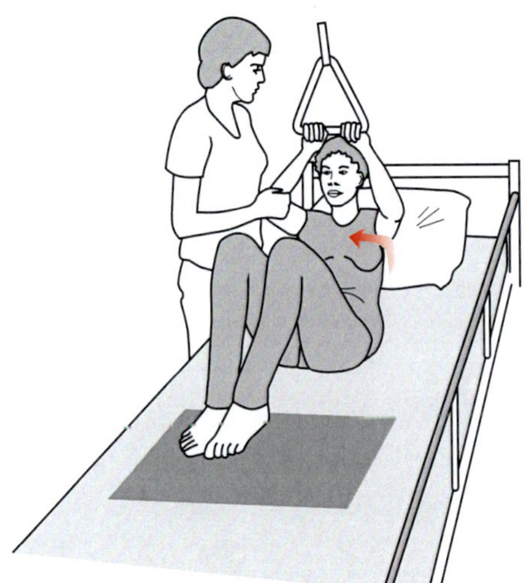

Bovenlichaam zijwaarts verplaatsen

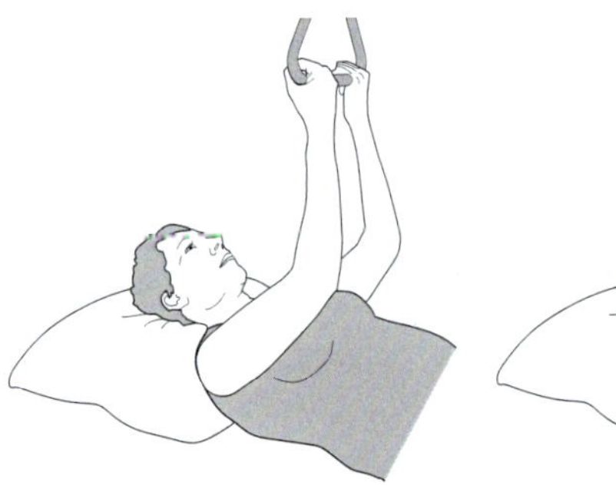

Variaties vasthouden papegaai

2.1 Zijwaarts verplaatsen met de papegaai en weinig hulp

Uitgangspositie

Cliënt: rugligging.
Zorgverlener: staat aan de kant waar de cliënt naartoe gaat (hier naar links).

Voorbereiding

- Breng het bed op polshoogte, met het rechter bedhek omhoog.
- Breng het hoofdeinde van het bed omlaag.
- Niet meer dan één kussen in het bed.
- Verplaats de papegaai zo mogelijk naar de kant waar de cliënt naartoe gaat.
- De cliënt pakt met beide handen de papegaai.
- Leg eventueel antislipmateriaal klaar voor onder de voeten.

Impuls benen optrekken

- Ga bij de voeten van de cliënt staan in halfschredestand richting het hoofdeinde van het bed.
- Leg je rechterhand onder de verst verwijderde voet van de cliënt (je hele hand – plus duim – is *onder* de voet!). Bij spasmes *op* de voet.
- Zak iets door je knieën en verplaats je gewicht naar je voorste voet. Hierdoor ontstaat een lichte opwaartse druk in het been van de cliënt.
- Wacht tot de cliënt de spieren in zijn bovenbeen spant.
- Dan beweeg je nog verder in de richting van het hoofdeinde.
- De cliënt trekt daardoor zijn been op.
- Wanneer de cliënt niet reageert, kun je de impuls duidelijker maken door een hand aan de buitenzijde van de knieholte te plaatsen.
- Herhaal dit bij zijn andere been.

Bekken zijwaarts verplaatsen

- Ga in spreidstand staan ter hoogte van de knieën van de cliënt.
- Steun goed tegen het bed.
- Geef met je rechterhand een lichte druk op de voeten van de cliënt.
- Vraag de cliënt zijn bekken op te heffen en zich zijwaarts te verplaatsen.
- De cliënt maakt een 'bruggetje', verplaatst zijn bekken zijwaarts en gaat weer liggen.

Bovenlichaam verplaatsen

- De cliënt verplaatst zelf zijn bovenlichaam (met of zonder papegaai) en legt zijn benen recht.

Wanneer niet?

- De cliënten bij wie deze techniek gebruikt kan worden, zijn meestal zelf in staat hun benen op te trekken en opzij neer te zetten. Er kan dan worden volstaan met de cliënt te vragen dit zelf te doen.
- Wanneer de cliënt de mondelinge instructie niet begrijpt.
- Wanneer de cliënt zelf het 'bruggetje' niet kan maken.

Deze techniek kan eventueel ook zonder papegaai worden toegepast.

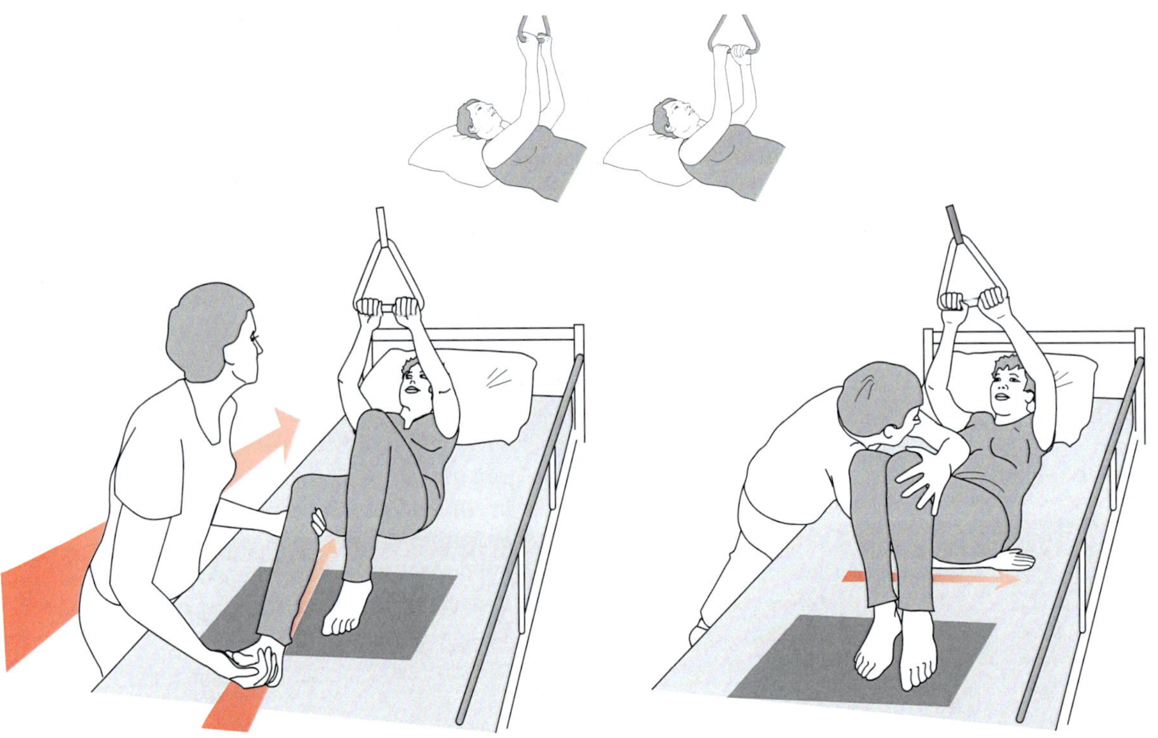

Impuls benen optrekken

Arm voor de helft langs en voor de helft onder het stuitje van de cliënt schuiven

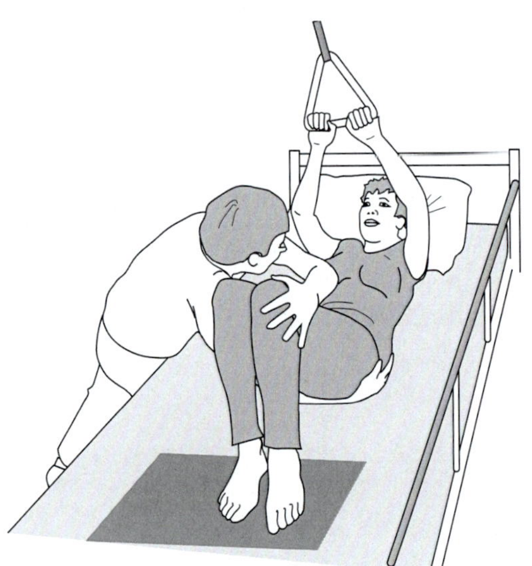

Arm binnenwaarts draaien

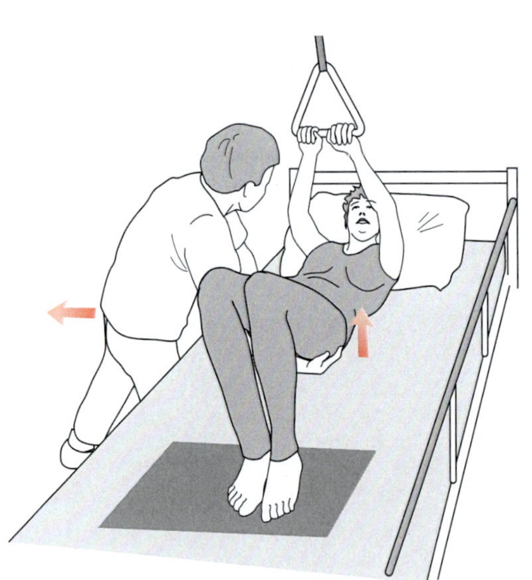

Impuls bekken zijwaarts verplaatsen

2.2 Zijwaarts verplaatsen met de papegaai en meer hulp

Uitgangspositie

Cliënt: rugligging.
Zorgverlener: staat aan de kant waar de cliënt naartoe gaat (hier naar links).

Voorbereiding

- Breng het bed op polshoogte, met het rechter bedhek omhoog.
- Breng het hoofdeinde van het bed omlaag.
- Niet meer dan één kussen in het bed.
- Verplaats de papegaai zo mogelijk naar de kant waar de cliënt naartoe gaat.
- De cliënt pakt de papegaai vast.
- Leg eventueel antislipmateriaal klaar voor onder de voeten.

Impuls benen optrekken

- Ga bij de voeten van de cliënt staan in een halfschredestand richting het hoofdeinde van het bed.
- Leg je rechterhand onder de verst verwijderde voet van de cliënt (je hele hand – plus duim – is *onder* de voet!). Bij spasmes *op* de voet.
- Zak iets door je knieën en verplaats je gewicht naar je voorste voet. Hierdoor ontstaat lichte opwaartse druk in het been van de cliënt.
- Wacht totdat de cliënt de spieren in zijn bovenbeen spant.
- Dan beweeg je nog verder in de richting van het hoofdeinde.
- De cliënt trekt daardoor zijn been op.
- Wanneer de cliënt niet reageert, kun je de impuls duidelijker maken door een hand aan de buitenzijde van zijn knieholte te plaatsen.
- Laat de cliënt op dezelfde wijze zijn andere been optrekken.

Impuls bekken zijwaarts verplaatsen

- Ga in schredestand staan ter hoogte van het bekken van de cliënt.
- Steun goed tegen het bed.
- Schuif je rechterhand en -arm met de handpalm naar beneden (je ziet je nagels!) half langs en half onder het stuitje van de cliënt (je ziet de rechter zijkant van je arm).
- Draai nu je arm binnenwaarts in de richting van het lichaam van de cliënt.
- Het stuitje van de cliënt steunt dan tegen je onderarm.
- Steun met je linkerhand op het matras.
- Buig licht door je knieën en strek je op. Door deze beweging voelt de cliënt druk tegen zijn stuitje en de impuls om zijn bekken op te tillen.
- Zodra je voelt dat de cliënt zijn bekken optilt, verplaats jij je gewicht van je voorste naar je achterste been. De cliënt volgt je in deze beweging.

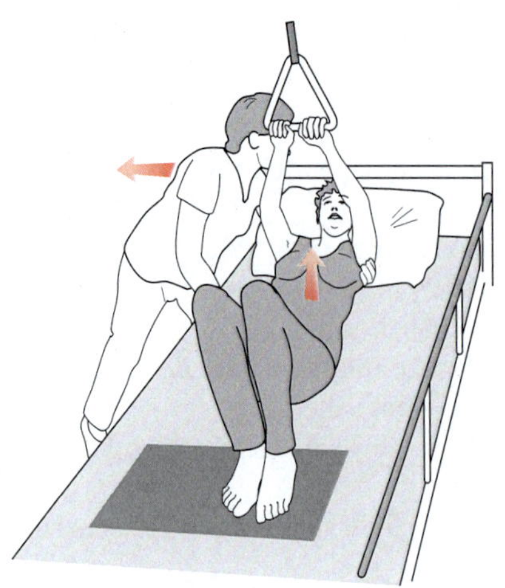

Impuls bovenlichaam zijwaarts verplaatsen

Impuls bovenlichaam zijwaarts verplaatsen

- Ga in licht gebogen schredestand staan bij de schouders van de cliënt.
- Breng je linkerarm rustig onder de schouders van de cliënt door. Omvat met je linkerhand zijn linker schouderkop.
- Steun met je rechterhand op het matras.
- Vraag de cliënt zich op te trekken aan de papegaai.
- Zodra je voelt dat de cliënt zich optrekt, verplaats je je gewicht van je voorste naar je achterste been. De cliënt volgt je in deze beweging.

Wanneer niet?

- Wanneer de cliënt zich zelfstandig zijwaarts kan verplaatsen of met behulp van een van de vorige technieken.
- Wanneer de cliënt geen papegaai mag gebruiken en de techniek zonder papegaai te zwaar verloopt.
- Wanneer de cliënt en het bed bevuild zijn.
- Wanneer de cliënt niet reageert op jouw impuls om het bekken op te tillen. Ga dan nooit zelf tillen. Dat is gevaarlijk in deze houding en altijd te zwaar!

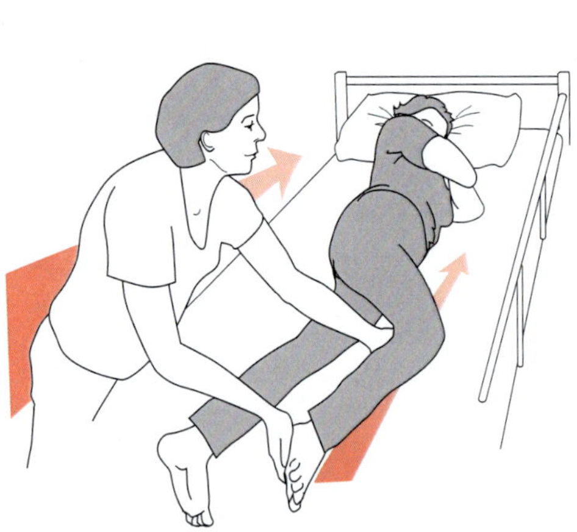

Impuls been optrekken

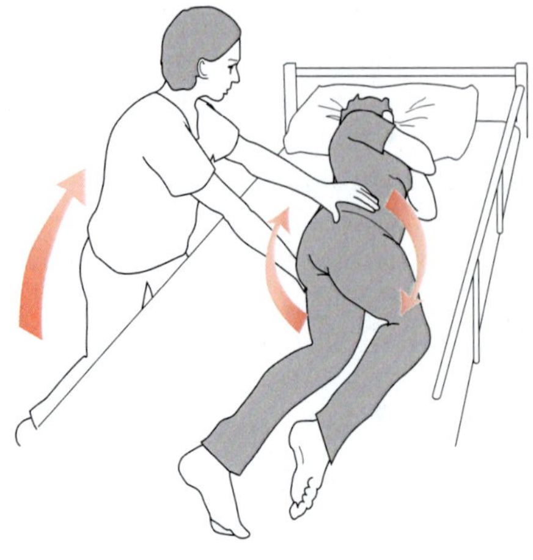

Impuls bekken kantelen

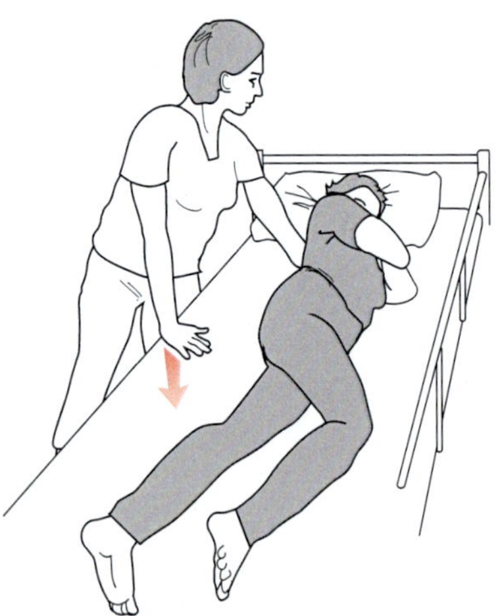

Impuls schouder verleggen

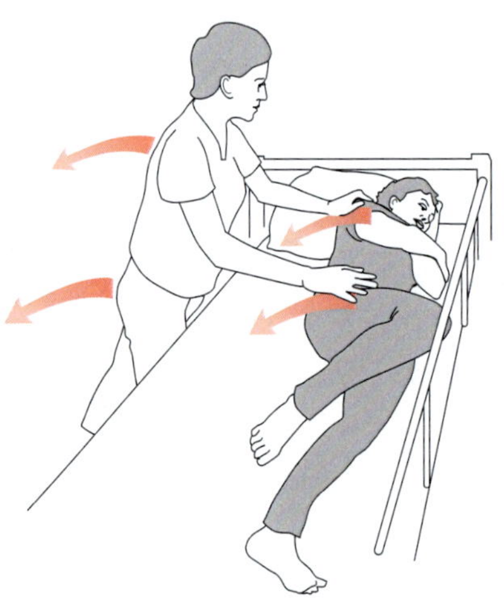

Impuls naar de rug terugdraaien

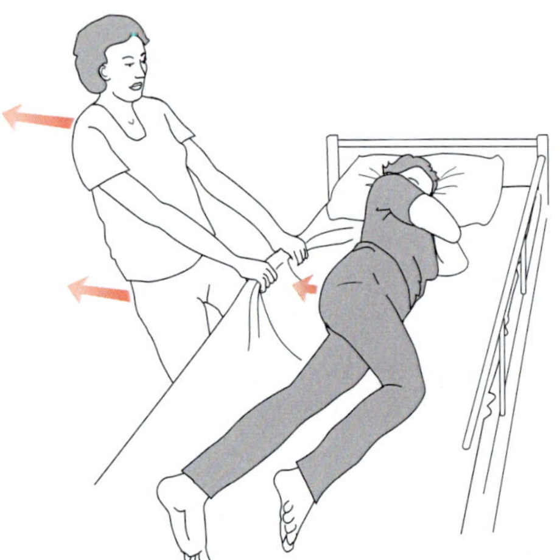

Variatie bekken kantelen

2.3 Zijwaarts verplaatsen via stabiele zijligging

Uitgangspositie

Cliënt: ligt op de zij na een draaibeweging.
Zorgverlener: staat aan de rugzijde van de cliënt.

Voorbereiding

- De cliënt is gedraaid met behulp van een van de hiervoor beschreven technieken.
- Het bed staat nog op polshoogte; het bedhek is omhoog aan de kant waar jij niet staat.

Impuls been optrekken

- Ga bij de knieën van de cliënt staan en steun tegen de bedrand.
- Leg je rechterhand onder de rechtervoet van de cliënt en je linkerhand in zijn rechter knieholte (duim naast je vingers!).
- Verplaats je gewicht naar je linkerbeen. Hierdoor trekt de cliënt zelf zijn been een stukje op.

Impuls bekken kantelen

- Ga in gebogen schredestand staan bij het bekken van de cliënt, steun tegen de bedrand.
- Omvat het bekken van de cliënt. Breng daarvoor je ene hand om de heup waar de cliënt op ligt en leg je andere hand op de andere heup. Voel het bekken tussen je handen.
- Strek jezelf in één beweging op, breng je onderste hand naar je toe en beweeg je bovenste hand van je af.
- De cliënt kantelt hierdoor zijn bekken een stukje.

Impuls schouder verleggen

- Ga bij de schouders van de cliënt staan en steun tegen de bedrand.
- Schuif je linkerhand rustig onder de schouder van de cliënt en laat de schouderkop rusten in de palm van je hand.
- Zet je af omhoog, met je rechterhand op het matras.
- Door deze lichte beweging komt er wat ruimte tussen de schouder van de cliënt en het matras.
- Verplaats je gewicht naar je achterste been. De cliënt verplaatst zijn schouder naar je toe.

Impuls naar de rug terugdraaien

- Ga in licht gebogen schredestand staan bij het bekken van de cliënt.
- Omvat met je linkerhand de schouderkop van de cliënt.
- Omvat met je rechterhand de heupkop van de cliënt.
- Verplaats je gewicht van je voorste naar je achterste been. De cliënt volgt je in deze beweging. Hij ligt nu op zijn rug en is verplaatst naar de zijkant van het bed.

Wanneer niet?

- Wanneer de cliënt zich zelfstandig zijwaarts kan verplaatsen of met behulp van een van de vorige technieken.
- Wanneer de techniek te zwaar verloopt voor jouw armen en polsen. Je kunt dan ook ter hoogte van het bekken en de schouder aan het laken trekken. Vraag daarna een trekzeil of glijrol aan.
- Wanneer er sprake is van decubitus aan heup en/of schouder. Verplaats de cliënt dan met behulp van een draailaken, trekzeil of glijrol.

Let op!
ALLEEN IN NOOD, NOOIT BLIJVEND TOEPASSEN.

Soms word je geconfronteerd met plotseling krachtsverlies bij een cliënt. In dat geval wil je wel zorg verlenen, maar de juiste hulpmiddelen zijn er nog niet. Het is goed om te weten hoe je dan je lichaam zo goed mogelijk kunt gebruiken. Maar als deze situatie blijft voortduren, is het eerste dat je moet doen: het regelen van een trekzeil, glijrol of draailaken.

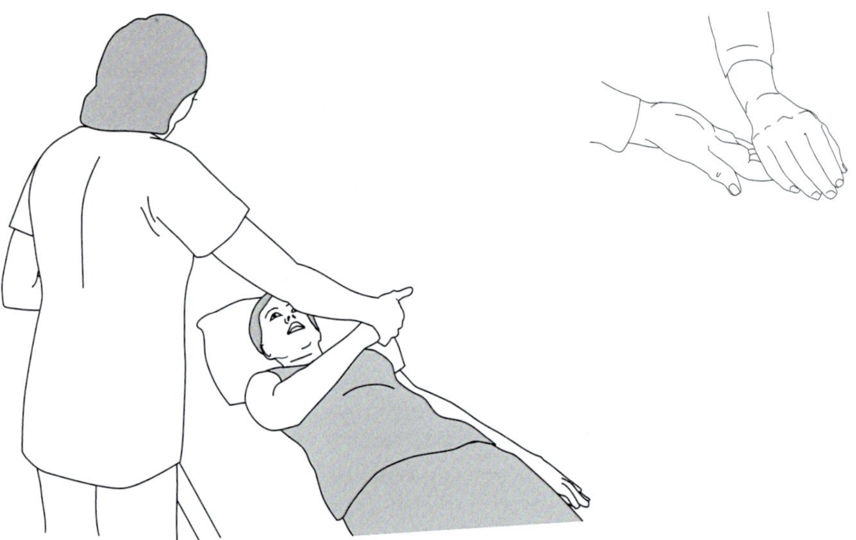

Impuls armen kruisen

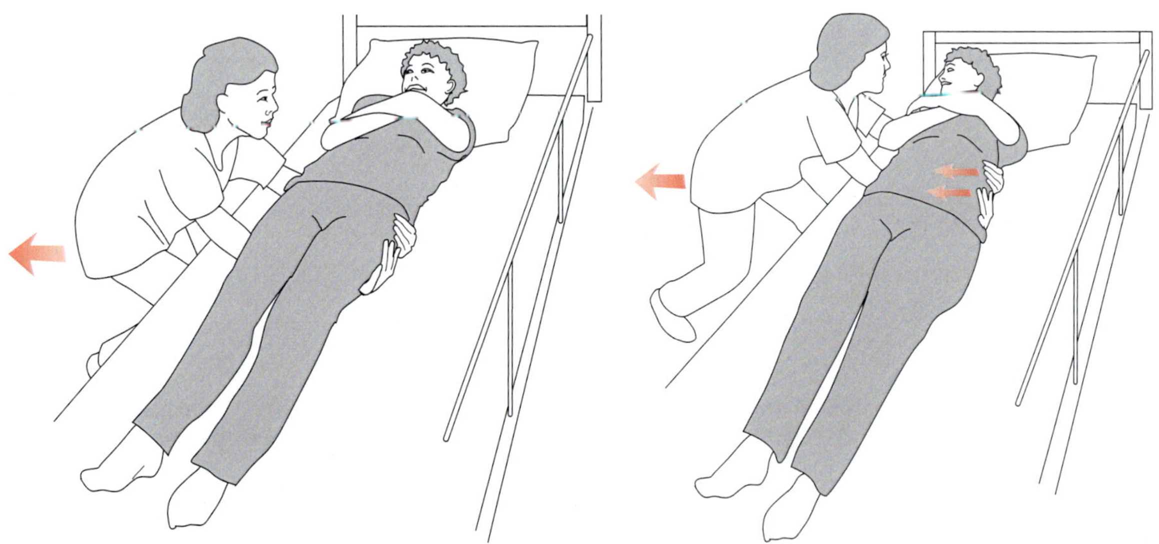

(Impuls) bekken zijwaarts verplaatsen

(Impuls) bovenlichaam zijwaarts verplaatsen

2.4 Zijwaarts verplaatsen op de onderarmen

Uitgangspositie

Cliënt: rugligging.
Zorgverlener: staat aan de zijde waar de cliënt naartoe gaat (hier naar links).

Voorbereiding

- Breng het bed op polshoogte, met het rechter bedhek omhoog.
- Breng het hoofdeinde van het bed omlaag.

Impuls armen kruisen

- Ga bij het bovenlichaam van de cliënt staan.
- Schuif je hand onder de rechterhand van de cliënt. Pak deze niet onnodig vast (houd je duim naast je vingers).
- Beweeg je eigen arm in de gewenste richting. Wacht op en ga mee in de beweging van de cliënt. Herhaal dit bij de linkerhand van de cliënt.

Impuls benen verschuiven

- Ga in gebogen schredestand staan bij de voeten van de cliënt.
- Schuif je beide handen en armen onder de onderbenen van de cliënt. Steun met je onderarmen op het bed.
- Verplaats je gewicht van je voorste naar je achterste been.
- Wacht of de cliënt zelf gaat bewegen. Zo niet, voel dan met hoeveel gewicht je naar achteren moet hangen.
- Neem de benen van de cliënt in een schuivende beweging mee. Ga de benen niet optillen. Houd jouw armen tussen de benen van de cliënt en het laken om decubitus te voorkomen.

(Impuls) bekken zijwaarts verplaatsen

- Ga in schredestand staan ter hoogte van het bekken van de cliënt.
- Steun goed tegen het bed. Zak door je knieën.
- Schuif je handen en armen met de handpalmen omhoog onder de bovenbenen en de onderrug van de cliënt door.
- Verplaats je gewicht van je voorste naar je achterste been.
- Wacht of de cliënt zelf gaat bewegen. Zo niet, voel dan met hoeveel gewicht je naar achteren moet hangen.
- Neem het bekken van de cliënt in een schuivende beweging mee. Ga het bekken niet optillen. Houd jouw armen tussen het bekken van de cliënt en het laken om decubitus te voorkomen.

(Impuls) bovenlichaam zijwaarts verplaatsen

- Ga in gebogen schredestand staan bij de schouders van de cliënt.
- Steun tegen de bedrand.
- Breng je linkerarm rustig onder de schouders van de cliënt door. Omvat met je linkerhand zijn linker schouderkop.
- Breng je rechterarm onder de rug van de cliënt door.
- Verplaats je gewicht van je voorste naar je achterste been.
- Wacht of de cliënt zelf gaat bewegen. Zo niet, voel dan met hoeveel gewicht je naar achteren moet hangen.
- Neem het bovenlichaam van de cliënt in een schuivende beweging mee. Ga het bovenlichaam niet optillen. Houd jouw armen tussen het bovenlichaam van de cliënt en het laken om decubitus te voorkomen.

Wanneer niet?

- Wanneer de cliënt zich zelfstandig zijwaarts kan verplaatsen of met behulp van een van de vorige technieken.
- Wanneer de cliënt en het bed bevuild zijn. Trek dan aan het laken.

Let op!
Houd bij verplaatsingen met een laken de cliënt goed in de gaten. Hij is hierbij namelijk niet in staat om zelf mee te doen. Begin nooit onverwacht te trekken aan het zeil. Zet er eerst wat spanning op door naar achteren te gaan hangen. De cliënt voelt de beweging dan aankomen.

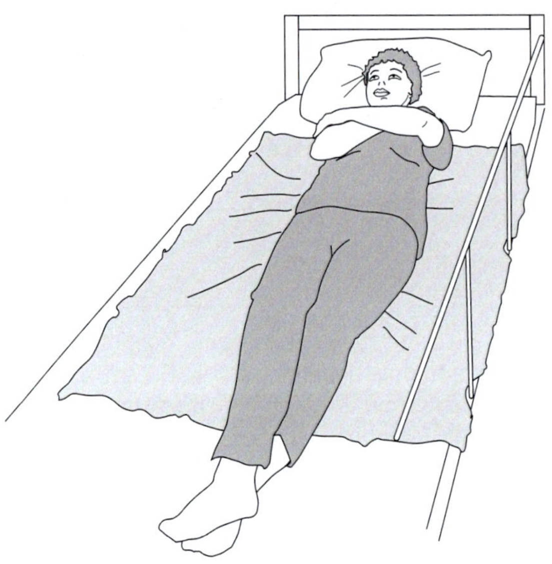

Uitgangspositie

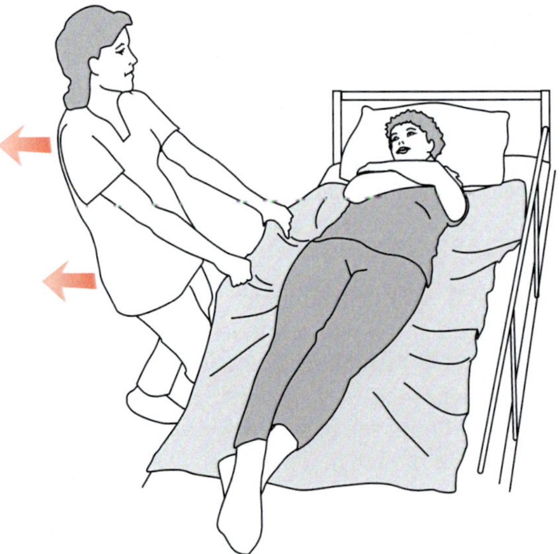

Hangen met gestrekte armen

2.5 Zijwaarts verplaatsen met trekzeil en steeklaken

Uitgangspositie

Cliënt: rugligging.
Zorgverlener: staat aan de linkerzijde van het bed.

Voorbereiding

- Het bed is opgemaakt met een trekzeil en daaroverheen een steeklaken (van nek tot bovenbeen).
- Het trekzeil ligt met de gladde kant op het laken!
- Het rechter bedhek is omhoog, het hoofdeinde omlaag.
- Breng het bed iets *lager* dan polshoogte!
- Eén kussen in het bed, iets naar je toe geschoven.
- Haal het trekzeil met het steeklaken los van onder het matras.

Impuls armen kruisen

- Ga bij het bovenlichaam van de cliënt staan.
- Schuif je hand onder de linkerhand van de cliënt. Pak deze niet onnodig vast (houd je duim naast je vingers).
- Beweeg je eigen arm in de gewenste richting. Wacht op en ga mee in de beweging van de cliënt. Herhaal dit bij de rechterhand van de cliënt.

Impuls benen kruisen

- Ga in spreidstand bij de voeten van de cliënt staan. Zak licht door je knieën. Steun tegen het bed.
- Schuif beide handen onder de linkerenkel en -kuit van de cliënt. Houd je ellebogen tegen je lichaam gedrukt.
- Strek je benen. Wacht op activiteit van de cliënt.
- Houd je ellebogen tegen je aan. Buig naar voren.
- Leid de benen van de cliënt over elkaar.

Zijwaarts verplaatsen

- Steun goed tegen het bed.
- Pak het laken ter hoogte van het bekken vast, dicht bij de cliënt.
- Houd je armen gestrekt en buig ze niet!
- Terwijl je spanning op het laken houdt, ga je in schredestand staan ter hoogte van het middel van de cliënt.
- Kijk of de cliënt hierdoor voorbereid is op de beweging.
- Verplaats nu rustig je gewicht van je voorste naar je achterste been. Blijf aan het laken hangen (surfstand) met rechte armen.
- Hierdoor schuif je de cliënt naar je toe.
- Herhaal deze beweging ter hoogte van de schouders.
- Verschuif de benen van de cliënt op je onderarmen (zie techniek 2.4).

Wanneer niet?

- Wanneer de cliënt zich zelf zijwaarts kan verplaatsen of met behulp van een van de vorige technieken.
- Wanneer je de techniek niet met jouw eigen gewichtsverplaatsing voor elkaar krijgt. Het gewicht van de verplaatsing komt dan boven de normen van de praktijkrichtlijnen uit. Vraag in dat geval om een glijrol. Ga nooit trekken met je armen!

Let op!
Houd bij verplaatsingen met een glijrol de cliënt goed in de gaten. Hij is hierbij namelijk niet in staat om zelf mee te doen. Begin nooit onverwacht te trekken aan de glijrol. Zet er eerst wat spanning op. De cliënt voelt dan de beweging aankomen.

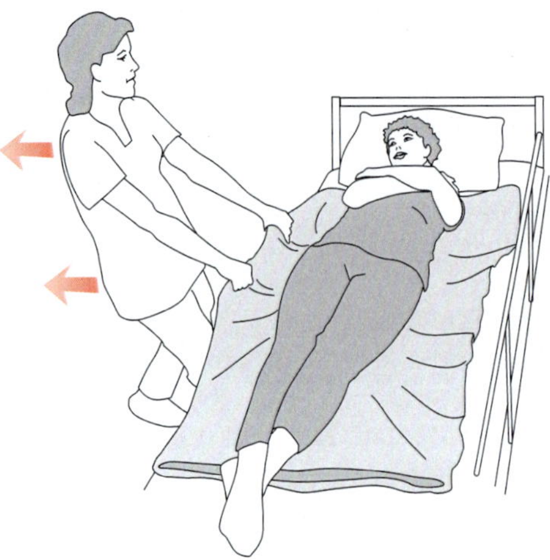

Ga met gestrekte armen aan de bovenste laag van de glijrol hangen

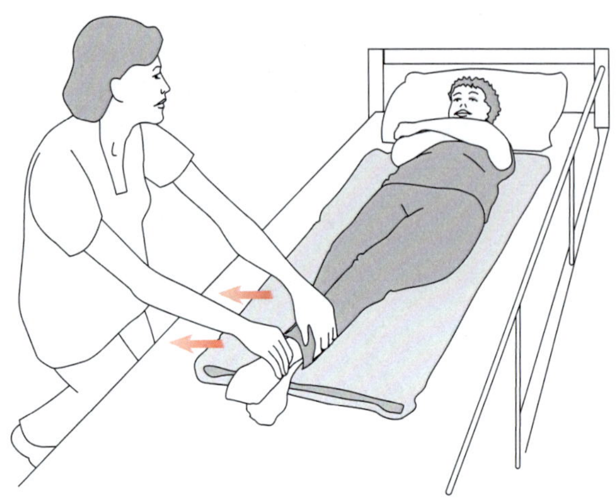

Zijwaarts verplaatsen naar je toe

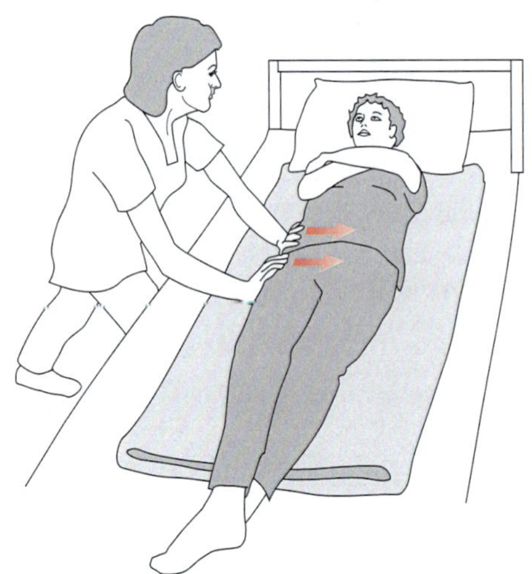

Zijwaarts verplaatsen van je af

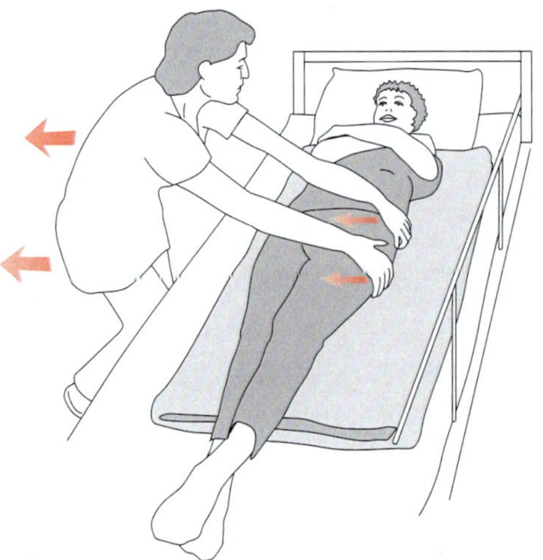

Gestrekte armen, gewichtsverplaatsing naar achteren

Verwijder de glijrol na het beëindigen van de verplaatsingen.
Laat de cliënt nooit op de glijrol liggen zonder bedhekken bij jouw afwezigheid.

2.6 Zijwaarts verplaatsen met de glijrol

Uitgangspositie

Cliënt: rugligging.
Zorgverlener: staat aan de linkerzijde van het bed.

Voorbereiding

- De cliënt is via een draaitechniek of volgens de gebruiksaanwijzing van het hulpmiddel tijdelijk op de glijrol gelegd.
- De cliënt ligt ten minste met zijn schouders én zijn bekken op de glijrol.
- Breng het bed op polshoogte, met het rechter bedhek omhoog.
- Breng het hoofdeinde van het bed omlaag.
- Eén kussen in het bed, iets naar je toe geschoven.

Impuls armen kruisen

- Ga bij het bovenlichaam van de cliënt staan.
- Schuif je hand onder de linkerhand van de cliënt. Pak deze niet onnodig vast (houd je duim naast je vingers).
- Beweeg je eigen arm in de gewenste richting. Wacht op en ga mee in de beweging van de cliënt. Herhaal dit bij de rechterhand van de cliënt.

Impuls benen kruisen

- Ga in spreidstand staan bij de voeten van de cliënt. Zak licht door je knieën. Steun tegen het bed.
- Schuif je beide handen onder de enkel en kuit van de cliënt. Houd je ellebogen tegen je lichaam gedrukt.
- Strek je benen. Wacht op activiteit van de cliënt.
- Houd je ellebogen tegen je aan. Buig naar voren.
- Leid de benen van de cliënt over elkaar.

Zijwaarts verplaatsen: mogelijkheid 1

- Steun goed tegen het bed.
- Pak de bovenlaag van de glijrol ter hoogte van de voeten vast, dicht bij de cliënt.
- Houd je armen gestrekt en buig ze niet!
- Terwijl je spanning op de rol houdt, ga je in schredestand staan.
- Kijk of de cliënt voorbereid is op de beweging.
- Verplaats nu rustig je gewicht van je voorste naar je achterste been. Blijf aan de glijrol hangen (surfstand) met rechte armen.
- Hierdoor schuift de cliënt naar je toe.
- Herhaal deze beweging ter hoogte van het bekken en de schouders.

Zijwaarts verplaatsen: mogelijkheid 2

- Trek niet aan de bovenlaag van de glijrol maar omvat de cliënt (niet bij pijnklachten).
- Ga bij de voeten van de cliënt staan, in licht gebogen schredestand.
- Leg je handen over de enkels van de cliënt, houd je armen gestrekt en verplaats je gewicht van je voorste naar je achterste been. De cliënt komt naar je toe.
- Herhaal deze handeling bij het bekken en de schouders.

Zijwaarts verplaatsen: mogelijkheid 3

- Verplaats de cliënt van je af door de cliënt te omvatten en je gewicht te verplaatsen van je voorste naar je achterste been.
- Herhaal dit bij benen, bekken, bovenlichaam.

Wanneer niet?

- Wanneer de cliënt zich zelf zijwaarts kan verplaatsen of met behulp van een van de vorige technieken.
- Wanneer je de techniek niet met jouw eigen gewichtsverplaatsing voor elkaar krijgt. Het gewicht van de verplaatsing komt dan boven de normen van de praktijkrichtlijnen uit. Voer de verplaatsing dan uit samen met een collega (en een glijrol).

3 Omhoog verplaatsen in bed

De basisbeweging – hoe kom je zelf iets hoger?

Als je op je rug ligt en je wilt jezelf omhoog verplaatsen, trek je meestal eerst je benen op. Daarna til je je bovenlichaam iets op, waarbij je steunt op je onderarmen of je handen. Vervolgens til je je bekken omhoog en verplaats je je snel naar boven, door je af te zetten met je voeten en je handen.

Deze handeling is een stuk zwaarder dan draaien of zijwaarts verplaatsen. Dat komt doordat er een moment is waarop zowel het bovenlichaam als het bekken in de lucht moet zijn. De afzet met de voeten is daarbij essentieel.

In de praktijk levert het omhoog verplaatsen van een cliënt die in bed ligt dan ook de meeste problemen op. Omdat het hele lichaam in een keer opgetild moet worden, moet deze verplaatsing altijd met twee personen en/of met een hulpmiddel gedaan worden. De omhoogverplaatsing in bed is altijd te zwaar om alleen en zonder hulpmiddelen uit te voeren. Dat leidt tot trekken aan de cliënt. Dat trekken wordt uit onmacht vaak gedaan onder de oksels. Door de cliënt daar vast te pakken roep je echter een tegenbeweging op; het lichaam van de cliënt wordt passief en zwaar. De plaats onder de oksels kan alleen verantwoord gebruikt worden bij het zogenoemde 'Australisch tillen'. Daarbij plaatsen de zorgverleners hun schouders weliswaar onder de oksel maar er wordt druk gegeven tegen de romp van de cliënt.

Omhoog verplaatsen in bed: laat de cliënt zo mogelijk zijn voeten optrekken; trek nooit onder de oksels. Gebruik een hulpmiddel en/of werk samen met een collega

Voorbereidende handelingen – faciliteren

Voorbereiding aan het *bed*:

1 hoofdsteun omlaag;
2 zo mogelijk geen kussen of ten hoogste één kussen;
3 zet indien mogelijk het bed in trendelenburgstand (hoofdgedeelte naar beneden);
4 wanneer de papegaai gebruikt wordt, plaats die dan zo ver mogelijk naar het hoofdeinde toe.

Voorbereiding van de *cliënt*:

Voordat je een cliënt helpt met omhoog verplaatsen in bed, vraag je of help je hem:

1 op zijn rug te gaan liggen;
2 zijn beide benen op te trekken en zijn voeten hogerop te plaatsen (op antislipmateriaal) om zich af te zetten;
3 zo mogelijk de papegaai te gebruiken om zich op te trekken.

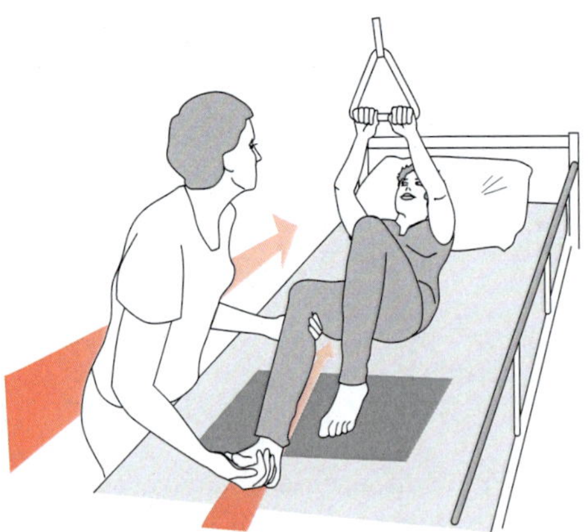

Hoe geef je de cliënt de impuls om zijn beide benen op te trekken?

Wanneer het bed op polshoogte staat en je legt je hand tegen de onderkant van de voet van de cliënt, ontstaat al een lichte druk door het been van de cliënt in opwaartse richting. Die druk wordt duidelijker wanneer je zelf in schredestand staat ter hoogte van de voeten en dan je gewicht verplaatst naar je voorste voet. Als je even wacht, kun je zien en voelen dat de cliënt zijn bovenbeenspieren aanspant. Verplaats jij je gewicht nog meer in de richting van het hoofdeinde van het bed, dan trekt de cliënt zelf zijn been op.

Begin altijd met de verst verwijderde voet. Nodig daarna uit tot bewegen bij de dichtstbijzijnde voet. Plaats de voeten op een antislipmat. Wanneer de voeten en/of de onderlaag glad zijn, glijden de voeten weg. De cliënt kan dan geen kracht meer zetten bij de afzet.

Let op! Plaats, bij spasmes in de benen van de cliënt, je hand niet onder maar óp de voet.

Hoe kan de cliënt het beste de papegaai vasthouden?

De meeste mensen pakken de papegaai beet met de vingers van zich af. De onderarmen staan dan in een naar binnen gedraaide stand. Hierdoor kan er sprake zijn van krachtsverlies.

Wanneer cliënten weinig kracht hebben, kan het helpen hen aan te moedigen de papegaai andersom vast te houden (vingers naar hen toe), of dwars (één hand voor, één hand achter). In het algemeen laat je de cliënt de papegaai vastpakken zoals hij dat zelf het liefste doet.

Hoe kun je de cliënt het beste een impuls geven om zich op te trekken aan de papegaai en zich naar boven af te zetten?

Karakteristiek voor deze verplaatsing is dat het bekken en het bovenlichaam even echt opgetild moeten worden van het matras. Dit is altijd te zwaar voor jou om te doen. Dus moet de cliënt dit in eerste instantie zelf doen, eventueel met hulpmiddelen. Je kunt hem er wel de impuls voor geven.

De impuls om zich naar boven af te zetten wordt aan de cliënt vaak gegeven door hem onder zijn oksels vast te pakken en dan aan hem te gaan trekken. Wanneer je het lichaam echter onder de oksels vastpakt, gaat het lichaam hangen. Het wordt zwaar en passief. De juiste plaats waar je het lichaam de impuls kunt geven om zich af te zetten is onder het stuitje. Het stuitje (staartbeentje) is het einde van de wervelkolom. Wanneer iemand daar druk voelt, ontstaat er een beweging door zijn hele wervelkolom in opwaartse richting. Het lichaam van de cliënt reageert hierop door zich af te zetten.

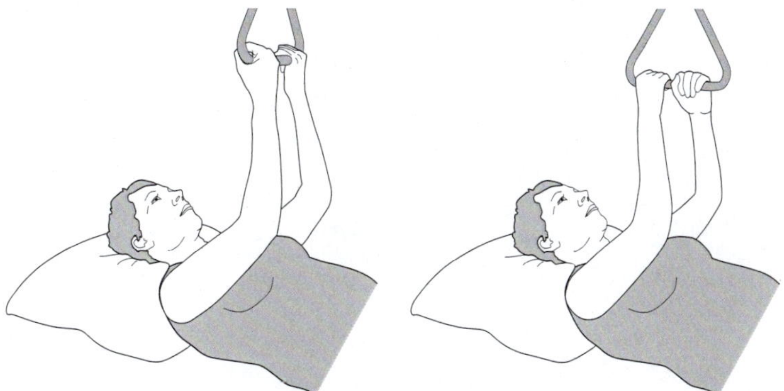

Maar wanneer je je arm te hoog of te laag plaatst, ervaart de cliënt dat niet. Dan kan hij minder goed voelen welke beweging van hem wordt gevraagd. Plaats je je arm wel goed en leun je daarna met je gewicht in de richting van het hoofdeinde van het bed, dan geef je de cliënt de prikkel om zijn bekken op te tillen en zich af te zetten naar boven.

Wat kun je doen als de cliënt niet sterk genoeg is om zich aan de papegaai op te trekken?

Een cliënt die niet sterk genoeg is om zich op te trekken aan de papegaai (of dit niet mag), mag nooit door jou opgetild worden. Die last is altijd te zwaar! Bovendien is het voor de cliënt ook schadelijk: er wordt aan hem getrokken (pijn) of hij wordt over de onderlaag geschoven (kans op decubitus).

De hulpmiddelen die je dan kunt inzetten, zijn erop gericht om de cliënt zonder schade en op een lichte wijze door het bed te kunnen schuiven. Trekzeil en glijrol zijn gemaakt om de weerstand op te heffen tussen het lichaam en de onderlaag. Voor jou wordt het dus lichter en voor de cliënt comfortabeler. Pas wel op: deze hulpmiddelen vragen geen tot weinig activiteit van de cliënt. Zet ze dus niet te vroeg in want dan maak je de cliënt onnodig passief. Of gebruik eventueel de glijrol in combinatie met de papegaai en de antislipmat. Dan houd je de cliënt toch nog gedeeltelijk zelfredzaam.

Mogelijke hulpmiddelen bij omhoog verplaatsen in bed

- Antislipmateriaal
- Papegaai
- Trekzeil + steeklaken
- Glijrol

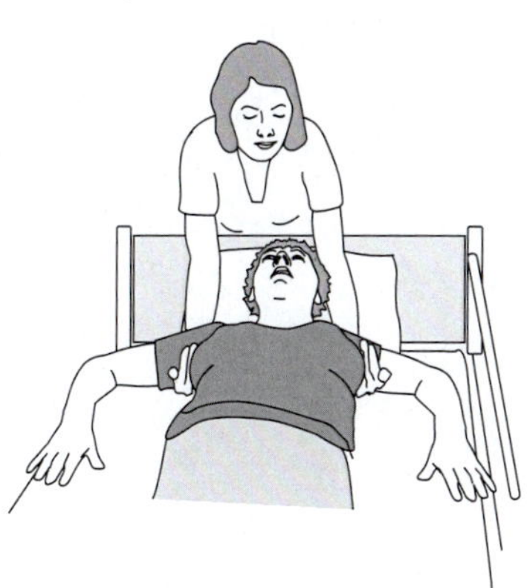

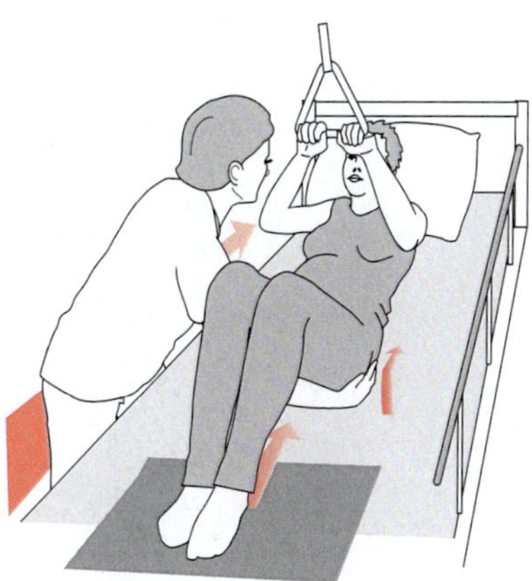

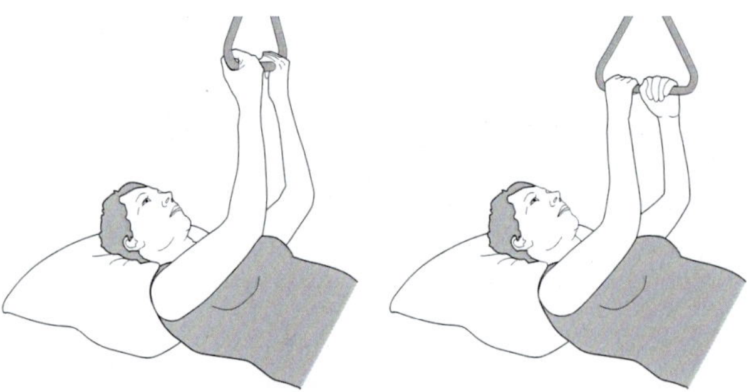

Variaties vasthouden papegaai

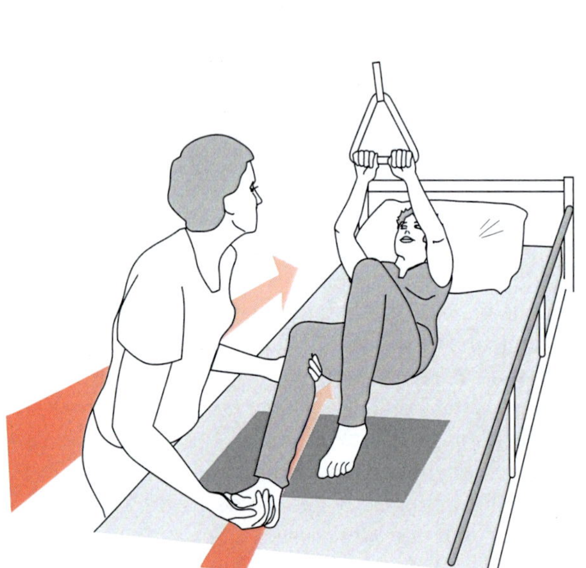

Impuls benen optrekken

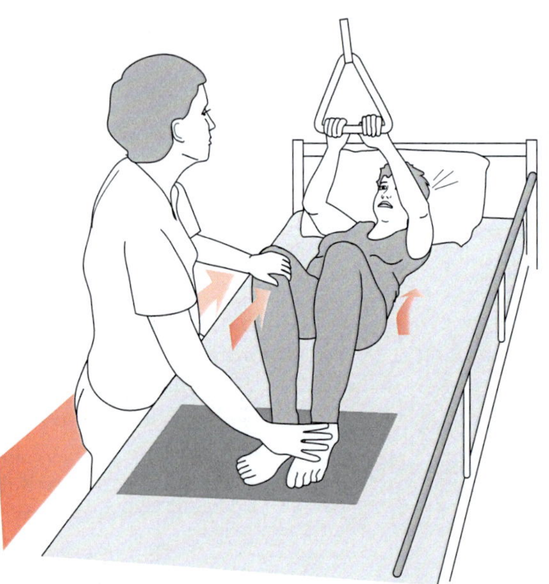

Optrekken aan de papegaai en afzetten met de voeten

3.1 Omhoog verplaatsen met de papegaai en weinig hulp

Uitgangspositie

Cliënt: rugligging.
Zorgverlener: staat aan de linkerzijde van het bed.

Voorbereiding

- Breng het bed op polshoogte, met het rechter bedhek omhoog.
- Breng het hoofdeinde van het bed omlaag.
- Niet meer dan één kussen in het bed.
- Zet het kussen zo mogelijk tegen het hoofdeinde van het bed (dit voorkomt botsen van het hoofd tijdens de verplaatsing).
- Leg antislipmateriaal klaar op de plaats waar de voeten naartoe opgetrokken worden.
- Plaats de papegaai zo ver mogelijk naar het hoofdeinde van het bed.
- Vraag de cliënt om de papegaai vast te pakken.

Impuls benen optrekken

- Ga bij de voeten van de cliënt staan in halfschredestand richting het hoofdeinde van het bed.
- Leg je rechterhand onder de verst verwijderde voet van de cliënt (je hele hand – plus duim – is *onder* de voet!). Bij spasmes *op* de voet.
- Zak iets door je knieën en verplaats je gewicht naar je voorste voet. Hierdoor ontstaat een lichte opwaartse druk in het been van de cliënt.
- Wacht tot de cliënt de spieren in zijn bovenbeen spant.
- Dan beweeg je nog verder in de richting van het hoofdeinde.
- De cliënt trekt daardoor zijn been op.
- Wanneer de cliënt niet reageert, maak je de impuls duidelijker door een hand aan de buitenzijde van zijn knieholte te plaatsen.
- Herhaal dit bij zijn andere been.

Omhoog verplaatsen

- Ga nu in schredestand staan ter hoogte van de knieën van de cliënt. Steun goed tegen het bed.
- Geef met je rechterhand steun op de voeten van de cliënt.
- Plaats de palm van je linkerhand op een van de benen van de cliënt vlak onder zijn knieschijf.
- Vraag de cliënt om zich helemaal (bovenlichaam + bekken) op te trekken aan de papegaai.
- Wacht tot de cliënt zich optrekt aan de papegaai.
- Door de plaatsing van de papegaai (zo ver mogelijk naar het hoofdeinde), landt de cliënt vanzelf hogerop in bed.
- Help eventueel door op je voorste voet te gaan steunen. Daardoor ontstaat druk tegen de knie van de cliënt.

Wanneer niet?

- Wanneer de cliënt zich zelf hogerop in bed kan plaatsen.
- De cliënten bij wie deze techniek gebruikt kan worden zijn meestal zelf in staat om de benen op te trekken. Er kan dan worden volstaan met de cliënt te vragen dit zelf te doen.
- Wanneer de cliënt de papegaai niet kan/mag gebruiken.
- Wanneer de cliënt zijn benen niet kan optrekken.
- Wanneer de cliënt niet reageert op jouw mondelinge vraag. Trek hem nooit onder zijn oksels omhoog!

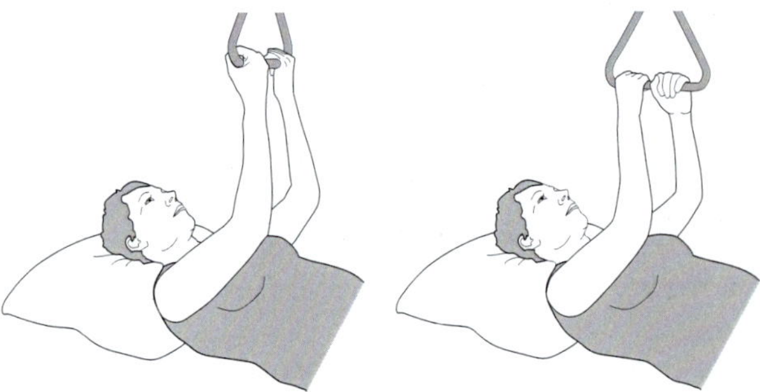

Variaties vasthouden papegaai

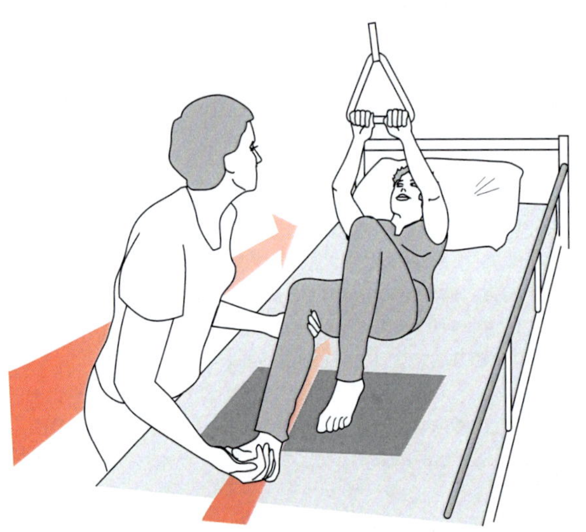

Impuls benen optrekken

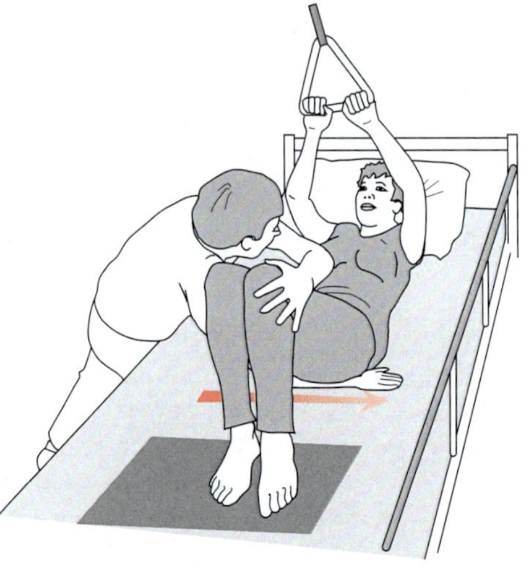

Arm voor de helft langs en voor de helft onder het stuitje van de cliënt schuiven

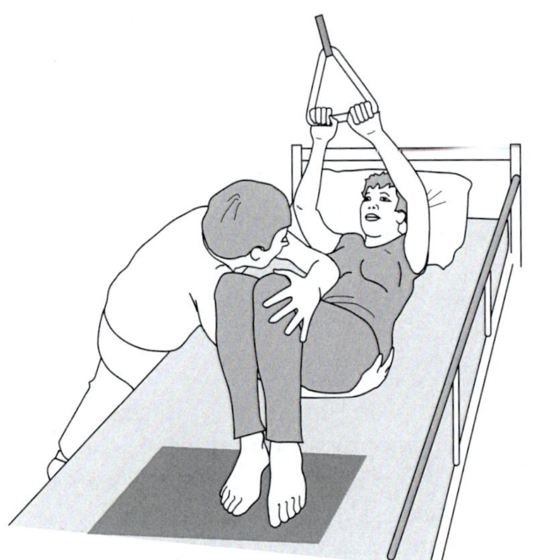

Arm binnenwaarts draaien

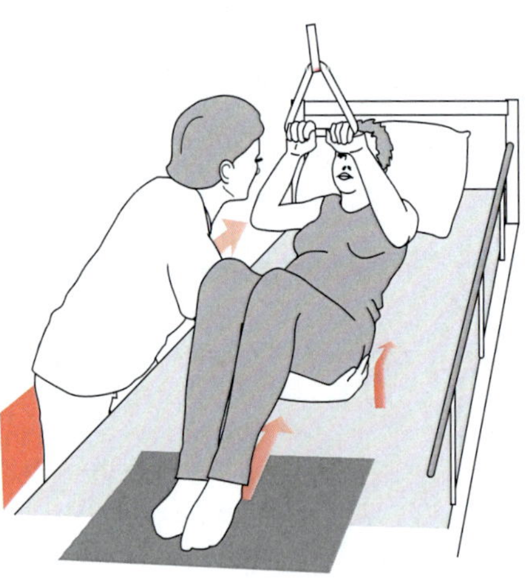

Impuls omhoog verplaatsen

3.2 Omhoog verplaatsen met de papegaai en meer hulp

Uitgangspositie

Cliënt: rugligging.
Zorgverlener: staat aan de linkerzijde van het bed.

Voorbereiding

- Breng het bed op polshoogte, met het rechter bedhek omhoog.
- Breng het hoofdeinde van het bed omlaag.
- Niet meer dan één kussen in het bed.
- Zet het kussen zo mogelijk tegen het hoofdeinde van het bed (dit voorkomt botsen van het hoofd tijdens de verplaatsing).
- Leg antislipmateriaal klaar op de plaats waar de voeten naartoe opgetrokken worden.
- Plaats de papegaai zo ver mogelijk naar het hoofdeinde.

Impuls benen optrekken

- Ga bij de voeten van de cliënt staan in halfschredestand richting het hoofdeinde van het bed.
- Leg je rechterhand onder de verst verwijderde voet van de cliënt (je hele hand – plus duim – is *onder* de voet!). Bij spasmes *op* de voet.
- Zak iets door je knieën en verplaats je gewicht naar je voorste voet. Hierdoor ontstaat een lichte opwaartse druk in het been van de cliënt.
- Wacht tot de cliënt de spieren in zijn bovenbeen spant.
- Dan beweeg je nog verder in de richting van het hoofdeinde.
- De cliënt trekt daardoor zijn been op.
- Wanneer de cliënt niet reageert, maak je de impuls duidelijker door een hand aan de buitenzijde van zijn knieholte te plaatsen.
- Herhaal dit bij zijn andere been.

Impuls omhoog verplaatsen

- Ga in schredestand staan ter hoogte van het bekken van de cliënt.
- Steun goed tegen het bed.
- Schuif je rechterhand en -arm met de handpalm naar beneden (je ziet je nagels!) half langs en half onder het stuitje van de cliënt (je ziet de rechter zijkant van je arm).
- Draai nu je arm binnenwaarts in de richting van het lichaam van de cliënt.
- Het stuitje van de cliënt steunt tegen je onderarm.
- Verander nu de stand van je voeten, draai richting hoofdeinde. Ga in een grote schredestand staan, met je achterste voet ter hoogte van het bekken van de cliënt.
- Steun met je linkerhand op het matras.
- Houd je rechterarm ingespannen, maar zet er geen kracht mee! Leun een beetje naar voren.
- Door deze beweging voelt de cliënt druk tegen zijn stuitje en de impuls om zich naar omhoog te verplaatsen.
- Zodra je voelt dat de cliënt zich optrekt aan de papegaai, verplaats jij je gewicht van je achterste naar je voorste voet. De cliënt zet zich hierdoor af naar boven.
- De plaatsing van de papegaai (zo ver mogelijk naar het hoofdeinde) helpt de cliënt ook om hogerop in bed te komen.

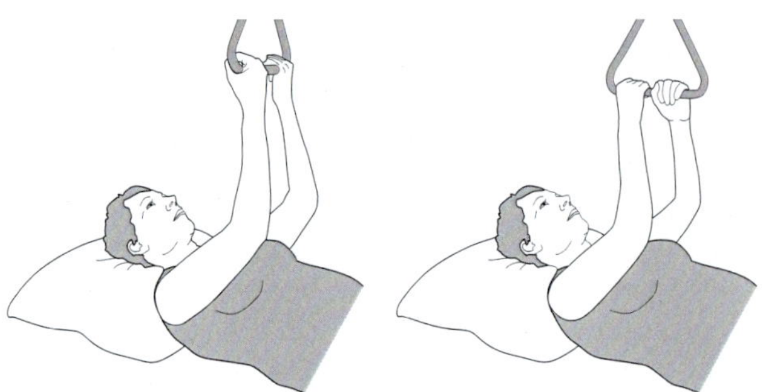

Variaties vasthouden papegaai

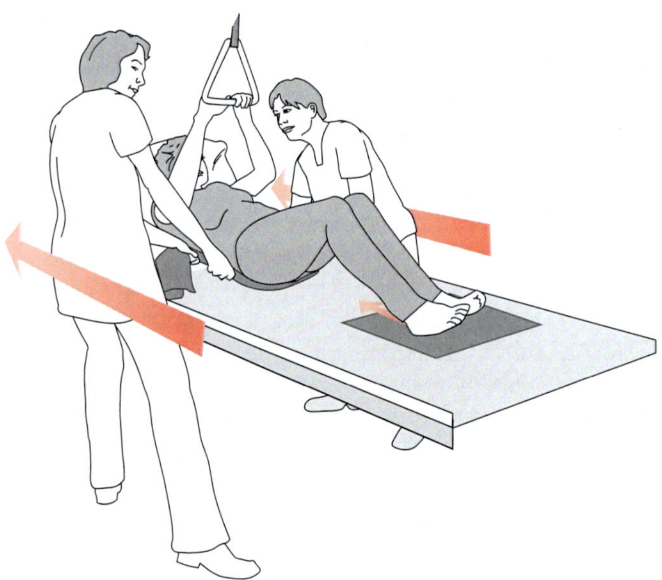

Impuls omhoog verplaatsen met twee personen

Impuls omhoog verplaatsen met twee personen (variatie)

- Plaats een opgerolde handdoek of steeklaken ter hoogte van het stuitje van de cliënt.
- Ga aan weerszijden van de cliënt tegen het bed staan in een grote halfschredestand.
- Pak allebei de handdoek of het laken vast ter hoogte van het bekken.
- Houd jullie armen ingespannen, maar beweeg ze niet.
- Verplaats allebei tegelijkertijd je gewicht naar de voet die het dichtst bij het hoofdeinde van het bed is.
- Wacht tot de cliënt reageert op deze impuls en zich optrekt aan de papegaai.
- Beweeg mee naar het hoofdeinde tot de cliënt zich laat zakken op de onderlaag.

Wanneer niet?

- Wanneer de cliënt zich zelf hogerop in bed kan plaatsen.
- Wanneer de cliënt geen papegaai kan/mag gebruiken.
- Wanneer de cliënt zijn benen niet kan optrekken.
- Wanneer de cliënt niet genoeg kracht heeft om zich een stukje aan de papegaai op te trekken. Ga dan niet duwen met je arm. Dat is te zwaar voor je schoudergewricht.

Deze techniek kun je alleen toepassen met een collega met wie je goed samen kunt werken. Ook moeten jullie ongeveer van dezelfde lengte zijn.

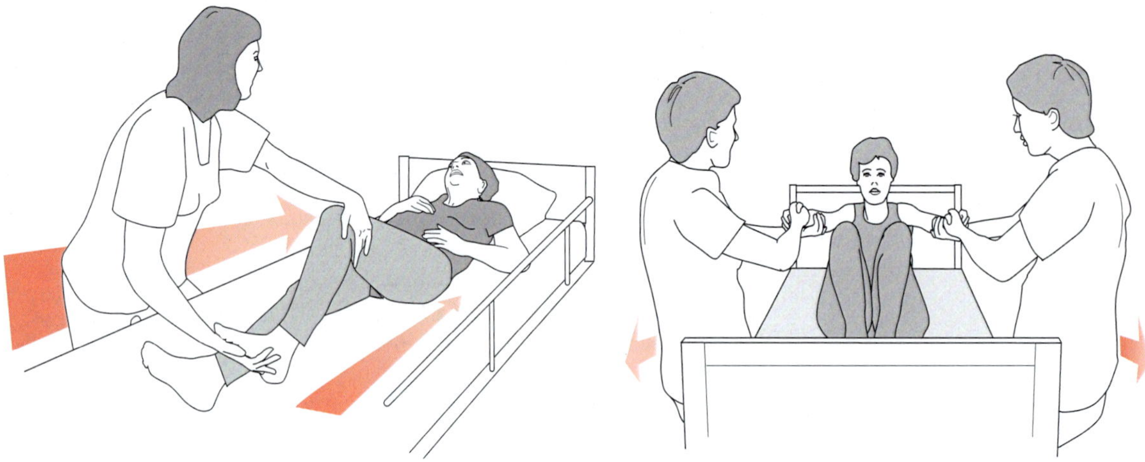

Impuls benen optrekken

Impuls tot zit komen

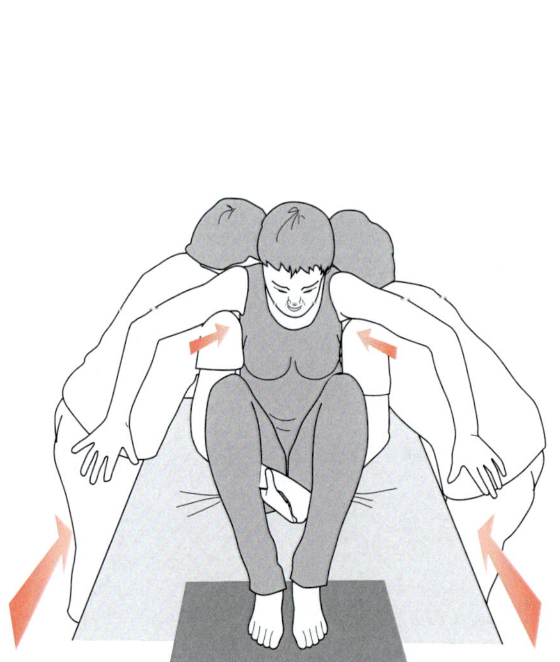

Naar elkaar toe leunen totdat de cliënt stevig zit

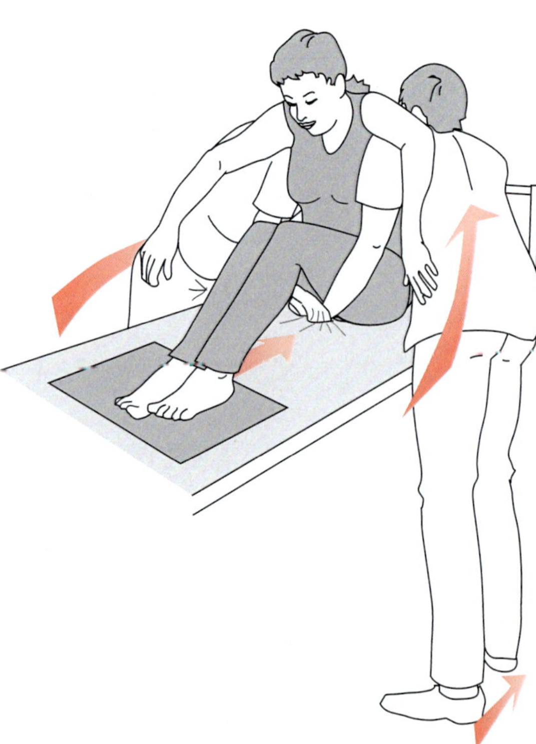

Impuls omhoog verplaatsen

3.3 Omhoog verplaatsen met de Australische methode (twee personen)

Uitgangspositie

Cliënt: rugligging.
Zorgverleners: staan ieder aan een zijde van het bed.

Voorbereiding

- Breng het bed op polshoogte.
- Breng het hoofdeinde van het bed omlaag.
- Niet meer dan één kussen in het bed.
- Zet het kussen zo mogelijk tegen het hoofdeinde van het bed (dit voorkomt botsen van het hoofd tijdens de verplaatsing).
- Leg antislipmateriaal klaar op de plaats waar de voeten naartoe opgetrokken worden.

Impuls benen optrekken (door één persoon)

- Ga in halfschredestand staan bij de voeten van de cliënt richting het hoofdeinde van het bed.
- Leg je rechterhand onder de verst verwijderde voet van de cliënt (je hele hand – plus duim – is *onder* de voet!). Bij spasmes *op* de voet.
- Zak iets door je knieën en verplaats je gewicht naar je voorste voet. Hierdoor ontstaat een lichte opwaartse druk in het been van de cliënt.
- Wacht tot de cliënt de spieren in zijn bovenbeen spant.
- Dan beweeg je nog verder in de richting van het hoofdeinde.
- De cliënt trekt daardoor zijn been op.
- Wanneer de cliënt niet reageert, maak je de impuls duidelijker door een hand aan de buitenzijde van zijn knieholte te plaatsen.
- Herhaal dit bij zijn andere been.
- Zorg dat de impulsen voor beide benen gegeven worden door één collega (nooit twee tegelijk!).

Impuls tot zit komen

- Ga aan weerszijden van het bed staan, in schredestand, ter hoogte van de onderbenen van de cliënt.
- Geef de cliënt allebei een hand. Houd de armen ingespannen maar beweeg ze niet.
- Verplaats jullie gewicht van je voorste naar je achterste been.
- De cliënt trekt zich zelf aan jullie op en komt tot zit.

Impuls omhoog verplaatsen

- Ga beiden in schredestand staan tegen het bed, met jullie achterste been ter hoogte van de schouders van de cliënt.
- Jullie voorste been staat ter hoogte van het kussen.
- Steun goed tegen het bed. Zak allebei door je knieën.
- Plaats jullie schouder onder de oksel van de cliënt.
- Plaats jullie bovenarm tegen de romp van de cliënt.
- Breng diezelfde arm onder het bovenbeen van de cliënt door, tegen de bilplooi. Pak je collega met de polsgreep vast. Neem samen steun op de onderlaag.
- Zet je vrije hand ver voor je op de bedrand.
- Leun tegen de cliënt aan naar elkaar toe en voel of hij stevig tussen jullie in zit.

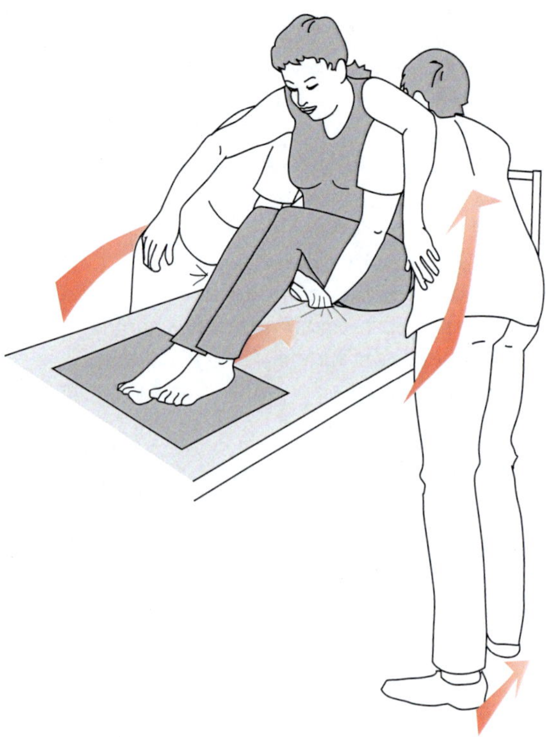

Impuls omhoog verplaatsen

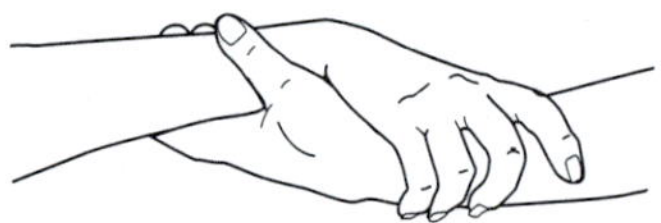

Polsgreep

Let op!
De beweging ontstaat alleen door het tegelijkertijd strekken van de benen en de gewichtsverplaatsing van jullie achterste naar jullie voorste been.

- *Pas als je dit voelt,* voeren jullie tegelijk de volgende bewegingen uit:
  - strek je op door je gewicht te verplaatsen van je achterste naar je voorste been;
  - beweeg niet recht naar voren maar schuin omhoog naar die kant van het hoofdeinde waar je collega staat;
  - blijf met je handen steunen op het bed en de bedrand.
- Door deze opwaartse beweging komt de cliënt omhoog.
- De cliënt zet zich af met zijn voeten.

Wanneer niet?

- Wanneer de cliënt zich zelf hogerop in bed kan plaatsen.
- Wanneer de cliënt niet kan zitten.
- Wanneer de cliënt zijn benen niet kan optrekken.
- Wanneer de cliënt pijn ervaart tijdens de verplaatsing.
- Wanneer er hulpmiddelen zijn.

Let op!
Houd bij verplaatsingen met een laken de cliënt goed in de gaten. Hij is hierbij namelijk niet in staat om zelf mee te doen. Begin nooit onverwacht te trekken aan het zeil. Zet er eerst wat spanning op door naar achteren te gaan hangen. De cliënt voelt de beweging dan aankomen.

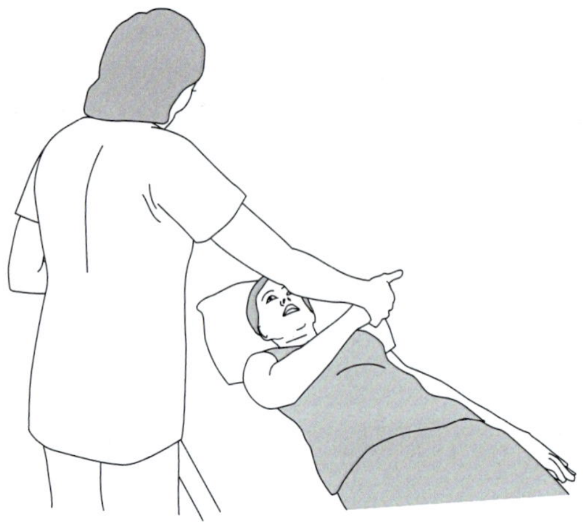

Impuls armen kruisen

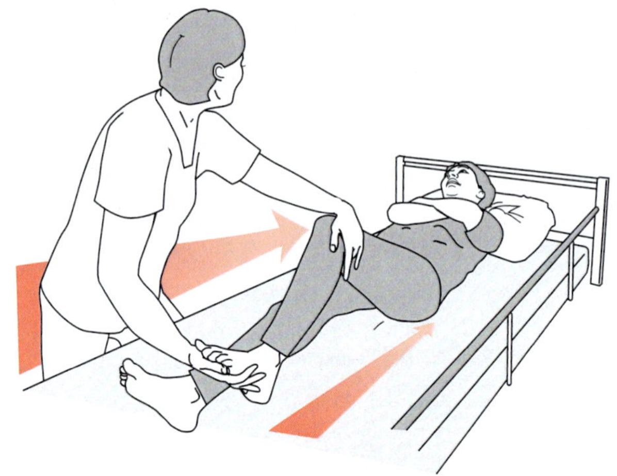

Impuls benen optrekken

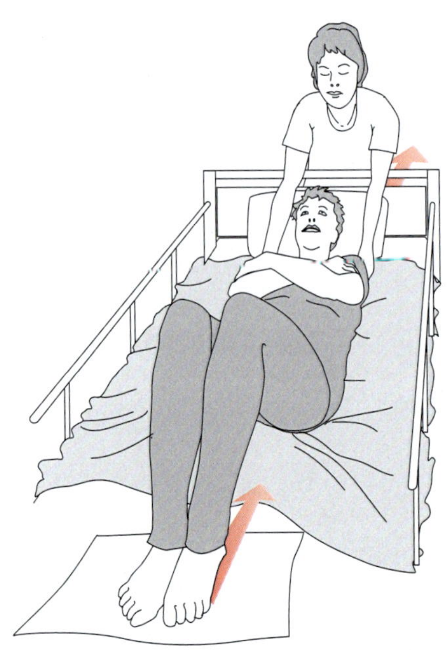

Omhoog verplaatsen (1)

3.4 Omhoog verplaatsen met trekzeil en steeklaken (één persoon)

Uitgangspositie

Cliënt: rugligging.
Zorgverlener: staat aan de linkerzijde van het bed.

Voorbereiding

- Het bed is opgemaakt met een trekzeil met daaroverheen een steeklaken (van nek tot bovenbeen).
- Het trekzeil ligt met de gladde kant op het laken!
- Breng het bed iets *lager* dan polshoogte!
- Doe het rechter bedhek omhoog.
- Breng het hoofdeinde van het bed omlaag.
- Haal het trekzeil met het steeklaken los van onder het matras.
- Niet meer dan één kussen in het bed.
- Zet het kussen zo mogelijk tegen het hoofdeinde van het bed (dit voorkomt botsen van het hoofd tijdens de verplaatsing).
- Leg antislipmateriaal klaar op de plaats waar de voeten naartoe opgetrokken worden.

Impuls armen kruisen

- Ga bij het bovenlichaam van de cliënt staan.
- Schuif je hand onder de hand van de cliënt. Pak deze niet onnodig vast (houd je duim naast je vingers).
- Beweeg je eigen arm in de gewenste richting. Wacht op en ga mee in de beweging van de cliënt.
- Herhaal dit aan de andere zijde van de cliënt.

Impuls benen optrekken

- Ga bij de voeten van de cliënt staan in een halfschredestand richting het hoofdeinde van het bed.
- Leg je rechterhand onder de verst verwijderde voet van de cliënt (je hele hand – plus duim – is *onder* de voet!). Bij spasmes *op* de voet.
- Zak iets door je knieën en verplaats je gewicht naar je voorste voet. Hierdoor voelt de cliënt een lichte opwaartse druk in zijn been.
- Wacht tot de cliënt de spieren in zijn bovenbeen spant.
- Dan beweeg je nog verder in de richting van het hoofdeinde.
- De cliënt trekt daardoor zijn been op.
- Wanneer de cliënt niet reageert, maak je de impuls duidelijker door een hand aan de buitenzijde van zijn knieholte te plaatsen.
- Laat de cliënt op dezelfde wijze zijn andere been optrekken en op het antislipmateriaal plaatsen.

Omhoog verplaatsen (1)

- Zet het bed lager en ga achter het hoofdeinde van het bed staan. Pak het trekzeil vast, dicht bij de schouders van de cliënt.
- Ga in schredestand staan.
- Trek het zeil strak, houd je armen gestrekt en buig ze niet!
- Kijk of de cliënt hierdoor voorbereid is op de beweging.
- Vraag de cliënt zo mogelijk om zijn hoofd op te tillen.
- Ga aan het zeil hangen door rustig je gewicht van je voorste naar je achterste been te verplaatsen (surfstand). Hierdoor schuift de cliënt met het zeil omhoog.
- De cliënt kan meehelpen door zich af te zetten met zijn voeten.

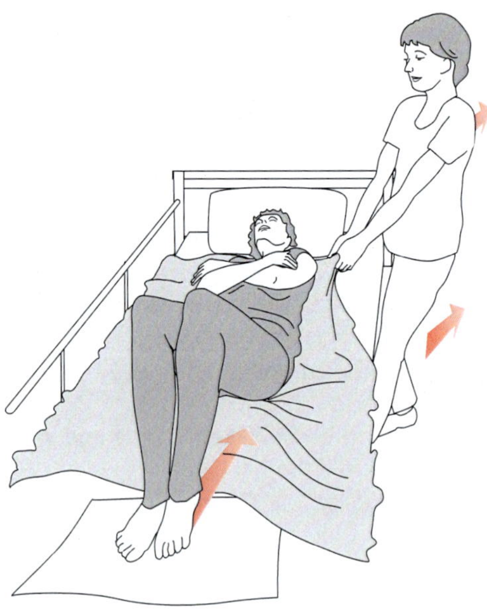

Omhoog verplaatsen (2)

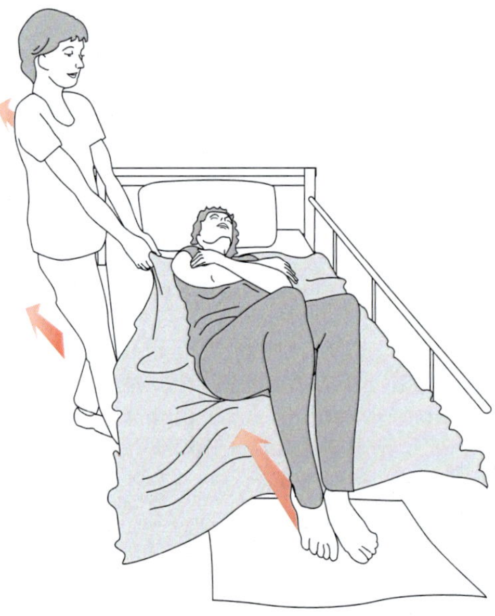

Omhoog verplaatsen (2)

Wanneer de cliënt zijn benen niet kan optrekken, haal dan de antislip weg. Deze werkt anders als een rem.

Werk met gestrekte armen. Met gebogen armen gebruik je onnodig spierkracht.

Omhoog verplaatsen (1)

- Ga links aan het hoofdeinde van het bed staan.
- Ga aan het zeil hangen zoals hierboven is beschreven, maar nu eerst schuin naar links.
- De cliënt schuift nu aan één kant omhoog.
- Ga dan rechts aan het hoofdeinde staan en herhaal bovenstaande.
- De cliënt ligt nu weer recht.

Wanneer niet?

- Wanneer de cliënt zich zelf omhoog kan verplaatsen of met behulp van een van de vorige technieken.
- Wanneer je de techniek niet met jouw eigen gewichtsverplaatsing voor elkaar krijgt. Het gewicht van de verplaatsing komt dan boven de normen van de praktijkrichtlijnen uit. Werk dan met twee personen of vraag om een glijrol. Ga nooit trekken met je armen!

Let op!
Houd bij verplaatsingen met een laken de cliënt goed in de gaten. Hij is hierbij namelijk niet in staat om zelf mee te doen. Begin nooit onverwacht te trekken aan het zeil. Zet er eerst wat spanning op door naar achteren te gaan hangen. De cliënt voelt de beweging dan aankomen.

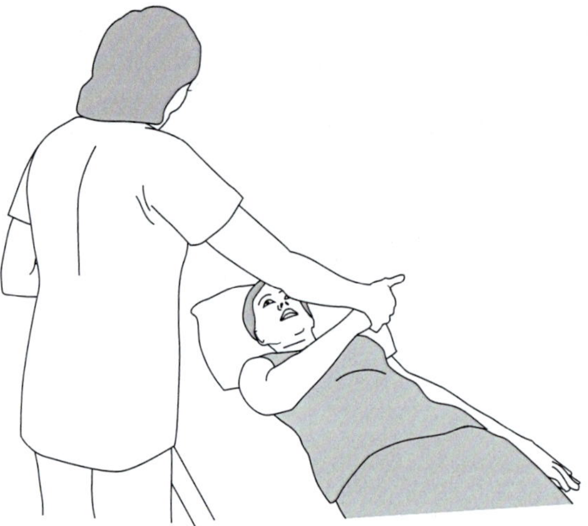

Impuls armen kruisen

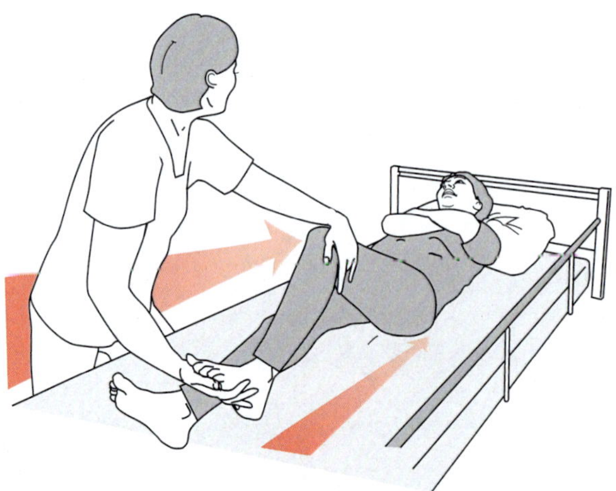

Impuls benen optrekken

3.5 Omhoog verplaatsen met trekzeil en steeklaken (twee personen)

Uitgangspositie

Cliënt: rugligging.
Zorgverleners: staan ieder aan één zijde van het bed.

Voorbereiding

- Het bed is opgemaakt met een trekzeil met daaroverheen een steeklaken (van nek tot bovenbeen).
- Het trekzeil ligt met de gladde kant op het laken!
- Breng het bed iets *lager* dan polshoogte!
- Breng het hoofdeinde van het bed omlaag.
- Haal het trekzeil met het steeklaken los van onder het matras.
- Niet meer dan één kussen in het bed.
- Zet het kussen zo mogelijk tegen het hoofdeinde van het bed (dit voorkomt botsen van het hoofd tijdens de verplaatsing).
- Leg antislipmateriaal klaar op de plaats waar de voeten naartoe opgetrokken worden.

Impuls armen kruisen

- Ga bij het bovenlichaam van de cliënt staan.
- Schuif je hand onder de hand van de cliënt. Pak deze niet onnodig vast (houd je duim naast je vingers).
- Beweeg je eigen arm in de gewenste richting. Wacht op en ga mee in de beweging van de cliënt. Herhaal dit aan de andere kant van de cliënt.
- Zorg dat de impulsen voor beide armen gegeven worden door één collega (nooit door twee tegelijk!).

Impuls benen optrekken

- Ga bij de voeten van de cliënt staan in een halfschredestand richting het hoofdeinde van het bed.
- Leg je rechterhand onder de verst verwijderde voet van de cliënt (je hele hand – plus duim – is *onder* de voet!). Bij spasmes *op* de voet.
- Zak iets door je knieën en verplaats je gewicht naar je voorste voet. Hierdoor voelt de cliënt een lichte opwaartse druk in zijn been.
- Wacht tot de cliënt de spieren in zijn bovenbeen spant.
- Dan beweeg je nog verder in de richting van het hoofdeinde.
- De cliënt trekt daardoor zijn been op.
- Wanneer de cliënt niet reageert, maak je de impuls duidelijker door een hand aan de buitenzijde van zijn knieholte te plaatsen.
- Laat de cliënt op dezelfde wijze zijn andere been optrekken en op het antislipmateriaal plaatsen.
- Zorg dat de impulsen voor beide benen gegeven worden door één collega (nooit door twee tegelijk!)

Omhoog verplaatsen

- Ga allebei in een grote spreidstand staan, met één voet ter hoogte van het bekken, de andere bij de schouders van de cliënt.
- Pak allebei het trekzeil vast, dicht bij het bekken en dicht bij de schouders van de cliënt.
- Plooi het zeil zodanig dat de spanning over het hele zeil gelijkmatig verdeeld is.
- Ga allebei naar achteren hangen. Daardoor trekt het zeil strak, houd je armen gestrekt en buig ze niet! (surfstand)

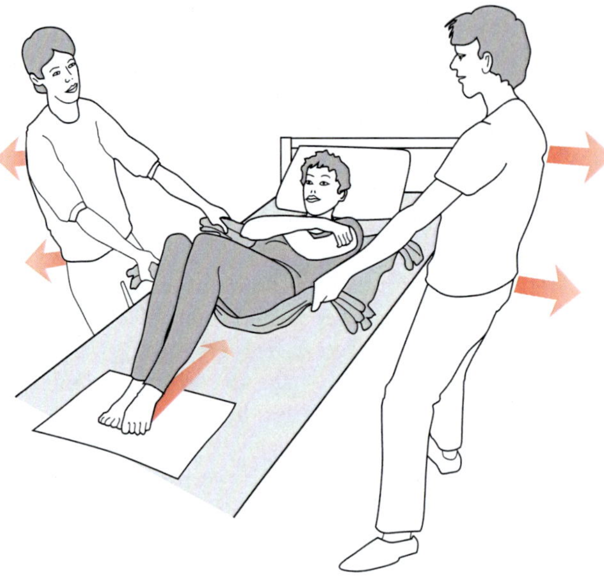

Naar achteren hangen

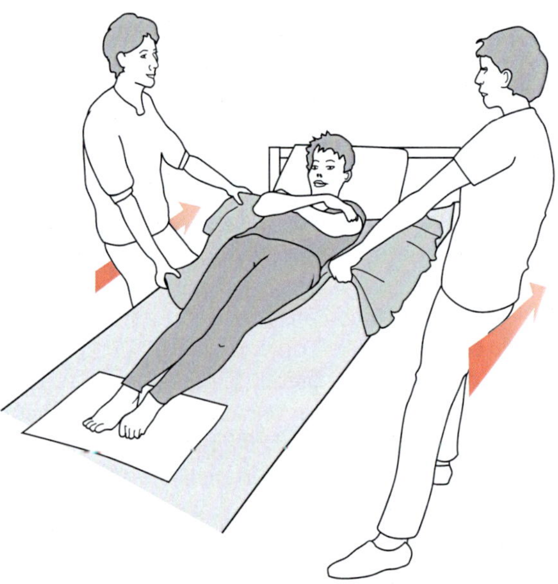

Zijwaarts bewegen

Wanneer de cliënt de benen niet op kan trekken haal dan het antislipmateriaal weg. Deze werkt anders als een rem.

Werk met gestrekte armen. Met gebogen armen gebruik je onnodig spierkracht.

- Kijk of de cliënt hierdoor voorbereid is op de beweging.
- Vraag de cliënt zo mogelijk om zijn hoofd op te tillen.
- Verplaats nu allebei rustig je gewicht in de richting van het hoofdeinde van het bed.
- Hierdoor schuift de cliënt met het zeil omhoog.
- De cliënt kan meehelpen door zich af te zetten met zijn voeten.

Wanneer niet?

- Wanneer de cliënt zich zelf omhoog kan verplaatsen of met behulp van een van de vorige technieken.
- Wanneer jullie de techniek niet met de gewichtsverplaatsing voor elkaar krijgen. Het gewicht van de verplaatsing komt dan boven de normen van de praktijkrichtlijnen uit. Vraag dan een glijrol. Ga nooit trekken met je armen!

Let op!
Houd bij verplaatsingen met een glijrol de cliënt goed in de gaten. Hij is hierbij namelijk niet in staat om zelf mee te doen. Begin nooit onverwacht te trekken aan de glijrol. Zet er eerst wat spanning op. De cliënt voelt dan de beweging aankomen.

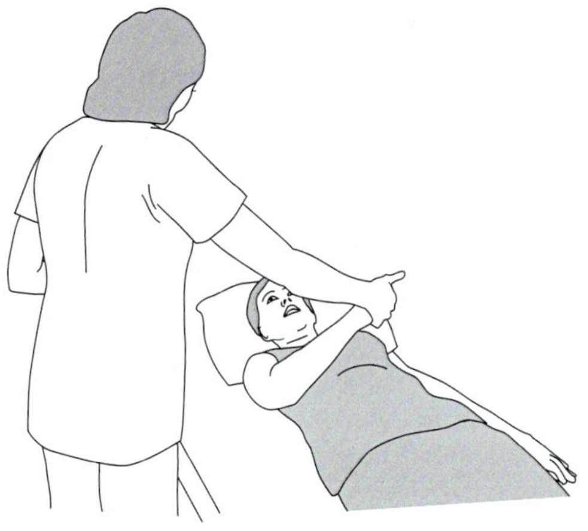

Impuls armen kruisen

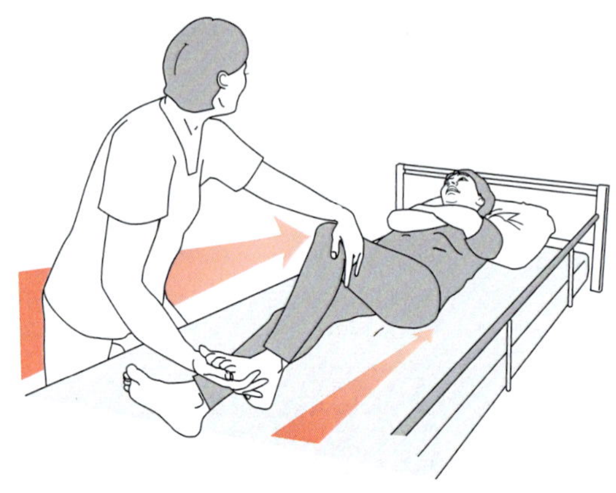

Impuls benen optrekken

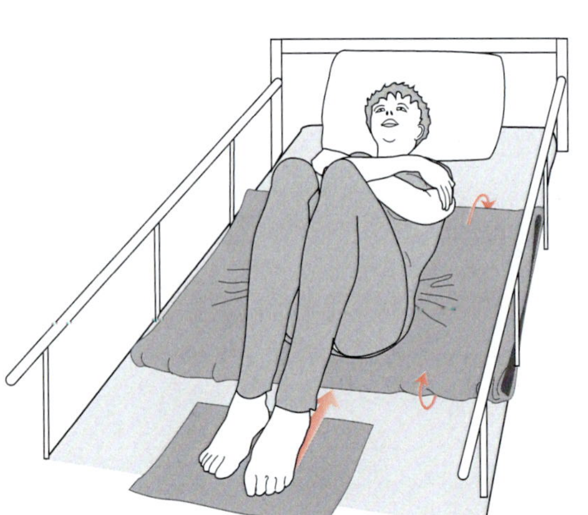

De cliënt zet zichzelf af naar boven

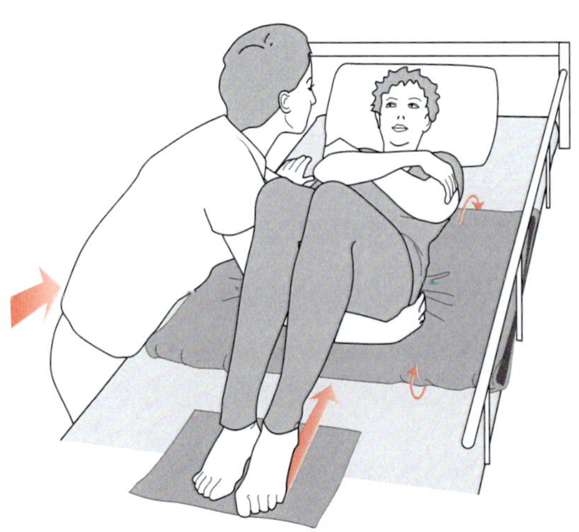

Omhoog verplaatsen door druk tegen het stuitje

Verwijder de glijrol na het beëindigen van de verplaatsingen. Laat de cliënt nooit op de glijrol liggen zonder bedhekken bij jouw afwezigheid.

3.6 Omhoog verplaatsen met de glijrol

Uitgangspositie

Cliënt: rugligging.
Zorgverlener: staat aan de linkerzijde van het bed.

Voorbereiding

- Doe het rechter bedhek omhoog.
- De cliënt is via een draaitechniek of volgens de gebruiksaanwijzing van het hulpmiddel tijdelijk op de glijrol gelegd.
- De cliënt ligt ten minste met zijn schouders en zijn bekken op de glijrol.
- Breng het bed op polshoogte.
- Breng het hoofdeinde van het bed omlaag.
- Niet meer dan één kussen in het bed.
- Zet het kussen zo mogelijk tegen het hoofdeinde van het bed (dit voorkomt botsen van het hoofd tijdens de verplaatsing).
- Leg antislipmateriaal klaar op de plaats waar de voeten naartoe opgetrokken worden.

Impuls armen kruisen

- Ga bij het bovenlichaam van de cliënt staan.
- Schuif je hand onder de hand van de cliënt. Pak deze niet onnodig vast (houd je duim naast je vingers).
- Beweeg je eigen arm in de gewenste richting. Wacht op en ga mee in de beweging van de cliënt. Herhaal dit aan de andere kant van de cliënt.

Impuls benen optrekken

- Ga bij de voeten van de cliënt staan in een halfschredestand richting het hoofdeinde van het bed.
- Leg je rechterhand onder de verst verwijderde voet van de cliënt (je hele hand – plus duim – is *onder* de voet!). Bij spasmes *op* de voet.
- Zak iets door je knieën en verplaats je gewicht naar je voorste voet. Hierdoor voelt de cliënt een lichte opwaartse druk in zijn been.
- Wacht tot de cliënt de spieren in zijn bovenbeen spant.
- Dan beweeg je nog verder in de richting van het hoofdeinde.
- De cliënt trekt daardoor zijn been op.
- Wanneer de cliënt niet reageert, maak je de impuls duidelijker door een hand aan de buitenzijde van zijn knieholte te plaatsen.
- Laat de cliënt op dezelfde wijze zijn andere been optrekken en op het antislipmateriaal plaatsen.

Omhoog verplaatsen (1)

- De cliënt zet zichzelf tegen het antislipmateriaal af naar boven.

Omhoog verplaatsen (2)

- Ga in schredestand staan ter hoogte van het bekken van de cliënt.
- Steun goed tegen het bed.
- Leg je rechterarm tegen het stuitje van de cliënt.
- Verander nu de stand van je voeten, draai ze richting hoofdeinde.
- Zet je af met je linkerhand op het matras.
- Houd je rechterarm ingespannen maar beweeg er niet mee!
- Leun met je gewicht op je voorste voet.
- Wacht tot de cliënt zich begint af te zetten met zijn voeten.
- Beweeg verder naar het hoofdeinde van het bed.
- Door deze beweging schuift de cliënt via de glijrol hoger in bed.

Wanneer niet?

- Wanneer de cliënt zich zelf omhoog kan verplaatsen of met behulp van een van de vorige technieken.
- Wanneer je de techniek niet met jouw eigen gewichtsverplaatsing voor elkaar krijgt. Het gewicht van de verplaatsing komt dan boven de normen van de praktijkrichtlijnen uit. Ga niet duwen met je arm! Dat is te zwaar voor je schoudergewricht. Doe het dan samen met een collega.

4 Tot zit helpen

De basisbeweging – hoe kom je zelf van lig tot zit?

Als je zelf vanuit rugligging tot zit wilt komen, zul je merken dat dat het moeilijkste gaat als je met een rechte rug omhoog komt met gestrekte benen. Daarvoor moet je gebruikmaken van je buik- en rugspieren. Niet voor niets is dit een bekende oefening bij sporten.

Omdat deze beweging zwaar is, laten we cliënten vaak tot zit komen door de hoofdsteun van het bed elektrisch omhoog te brengen. Eigenlijk een gemiste kans om hun buik- en rugspieren actief te houden.

Vanuit die gedachte is het zinvol bij cliënten bij wie (re)activering van belang is, het tot zit helpen manueel te doen. Het is dan wel goed om te weten hoe je dit voor jezelf zo licht mogelijk kunt doen. Daarvoor moet je voorkomen dat de cliënt aan jou gaat hangen en dat jij al het werk doet. De bedoeling is dat je hem zo uitnodigt dat hij zelf zijn spieren aanspant.

Wanneer jij je aan iets wilt optrekken, bijvoorbeeld een schutting of een boom, kun je dat alleen maar als die schutting of boom stevig staat. Bij deze techniek is het dus belangrijk dat jij zelf goed staat. Vervolgens laat je de cliënt jou vasthouden. Meestal pakt hij jouw hand. Wanneer jij gaat trekken met je arm (alleen je arm buigen), kan hij niets meer doen. Daardoor krijg jij de indruk dat hij niet voldoende kracht heeft om tot zit te komen.
Pas als je zo ver weg gaat staan dat jullie beider armen gestrekt zijn, voelt het voor de cliënt stevig genoeg om zich te kunnen optrekken. Om die stevigheid te kunnen blijven bieden, verplaats je je gewicht steeds verder naar achteren. Jullie beider armen vormen een soort kabel waaraan de cliënt zich optrekt tot zit.

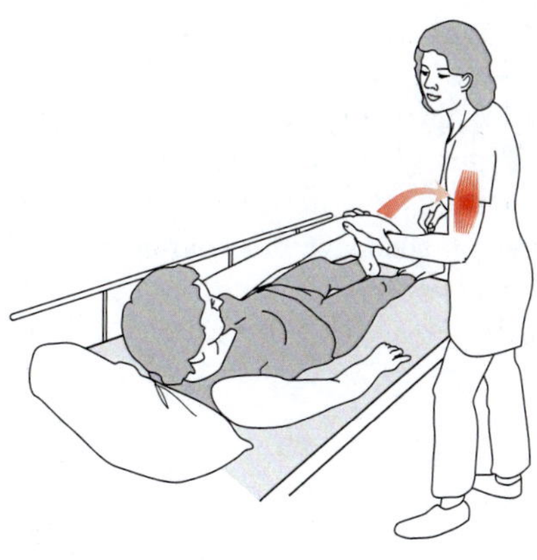

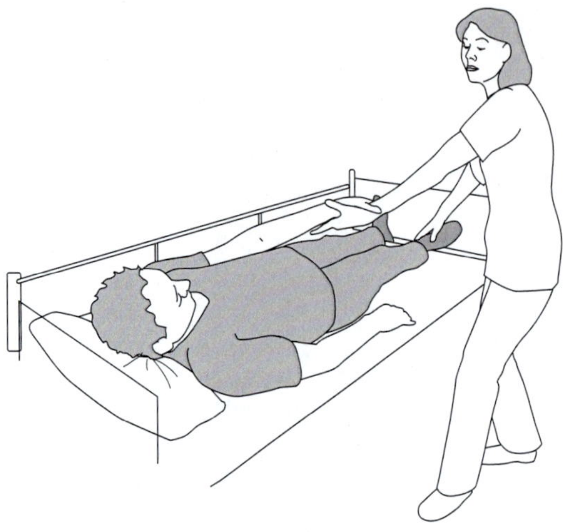

Is de beweging voor de cliënt nog te zwaar, dan kun je hem uitnodigen niet rechtdoor te bewegen maar via de zijkant van zijn lichaam, dat is altijd lichter voor de cliënt.

Tot zit helpen: houd de kabel strak, hang naar achteren, laat de cliënt zich aan jou optrekken

Als de cliënt zich aan jou kan optrekken, kan hij zich ook optrekken aan een touw of touwladder die aan het voeteneinde van het bed wordt vastgemaakt. Deze touw(ladder) moet dan wel in de buurt van het hoofdeinde van de cliënt liggen, zodat hij er altijd bij kan. Ook moet de aard van de aandoening van de cliënt niet zodanig zijn dat de aanwezigheid van een dergelijk hulpmiddel gevaar zou kunnen opleveren.

Een papegaai reikt meestal niet voldoende ver over het bed om de cliënt bij het tot zit komen te kunnen helpen.

Hoe geef je de cliënt de impuls om zich aan jou op te trekken?

Zorg er in de eerste plaats voor dat jij niet alleen de cliënt vastpakt maar hij jou ook. Daarmee begint het goed aanspannen van de spieren. Daarna ga je zo ver weg staan van de cliënt, in de lengterichting van het bed, dat jullie beider armen gestrekt zijn. Iedere beweging die je daarna maakt nog verder van hem weg, wordt door zijn lichaam ervaren als een prikkel om mee te gaan in die beweging. Leun eerst een klein stukje achterwaarts. Wanneer de cliënt zijn hoofd optilt, weet je dat je nog iets verder naar achteren kunt. Houd je arm gestrekt (spanning op de kabel) en beweeg alleen je lichaam steeds verder naar achteren.

Wanneer de cliënt zijn hoofd niet optilt bij jouw eerste lichte beweging naar achteren, is hij niet sterk genoeg om zich aan jou op te trekken.

Wanneer je bij het tot zit komen ziet dat het hoofd van de cliënt achterover beweegt en daarna naar voren knikt (whiplashbeweging), ga jij te snel! Als je te snel gaat doe jij te veel. De cliënt kan door jouw snelheid niet meer meedoen.

Wat kun je doen als de cliënt niet sterk genoeg is om zich aan jou op te trekken?

Wanneer de cliënt desondanks aan jou blijft hangen (zijn hoofd hangt naar achteren, zijn spieren blijven slap), trek dan niet door. Help hem dan alsnog tot zit door zijn hoofdsteun elektrisch omhoog te brengen. Wanneer hij die niet heeft, kun je hem met behulp van een boog tot zit helpen (zie techniek 4.2). Vraag daarna wel een bed aan met deze mogelijkheid.

Mogelijke hulpmiddelen bij tot zit helpen

- Touw (met knopen)
- Touwladder

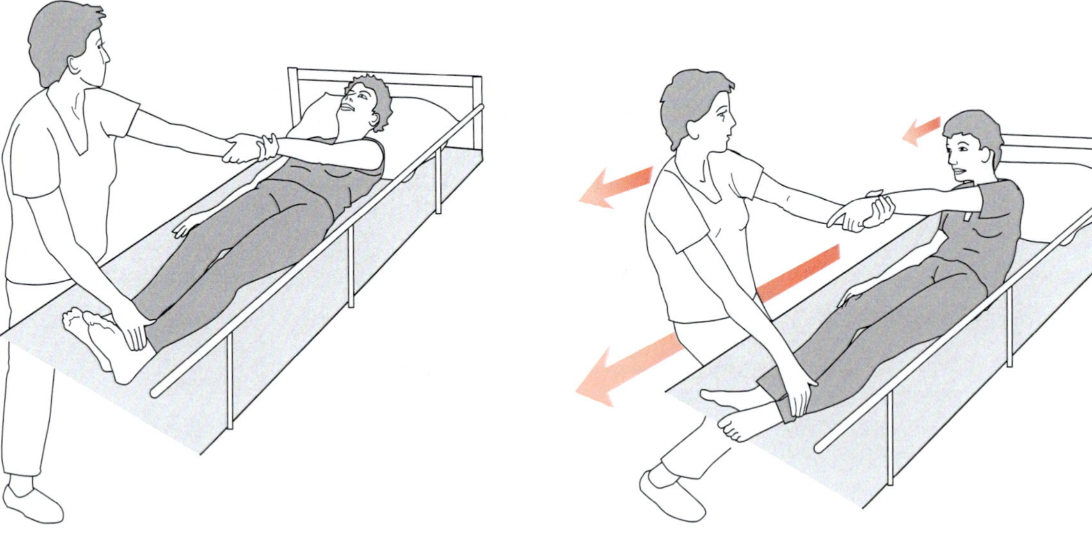

'Spanning op de kabel'

Impuls hoofd optillen

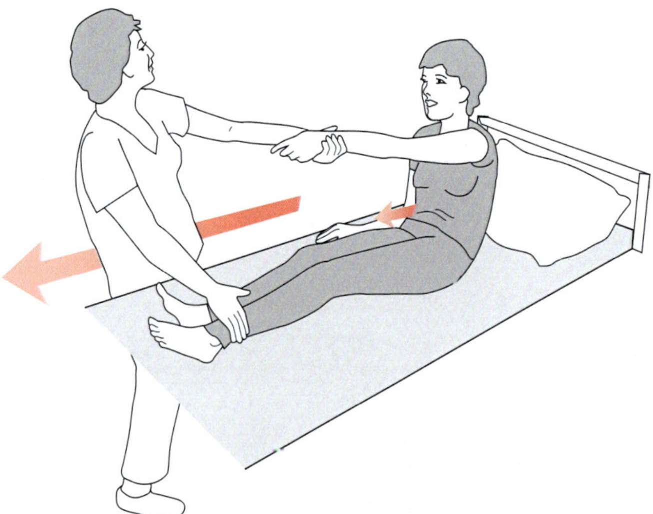

Impuls tot zit komen

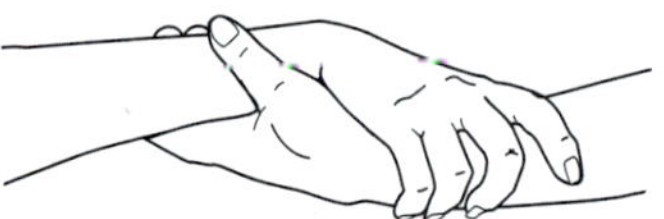

Polsgreep

Wanneer je bij het tot zit komen ziet dat het hoofd van de cliënt achterover beweegt en daarna naar voren knikt (whiplashbeweging) dan ga jij te snel! Jij doet dan te veel. De cliënt kan door jouw snelheid niet meer meedoen. Beweeg langzamer en blijf voelen dat de cliënt zich zelf inspant. Zijn hoofd blijft dan gewoon rechtop.

4.1 Tot zit helpen met de polsgreep

Uitgangspositie

Cliënt: rugligging.
Zorgverlener: staat aan de linkerzijde van het bed.

Voorbereiding

- Breng het bed op polshoogte.
- Het hoofdeinde van het bed is laag.
- Laat de cliënt zijn rechterarm naast zich neerleggen, met zijn hand plat op bed.

Impuls hoofd optillen

- Ga in schredestand staan ter hoogte van het middel van de cliënt.
- Steun goed tegen het bed.
- De cliënt en jij houden elkaars linkerpols vast (polsgreep).
- Ga nu zo ver naar achteren staan (ook in schredestand) dat jullie beider armen gestrekt zijn. Blijf met de buitenzijde van je rechterbeen tegen het bed steunen.
- Houd je armen ingespannen, maar maak geen trekbeweging!
- Zak iets door je achterste knie. Er ontstaat spanning op jullie beider armen.
- Wacht totdat de cliënt zijn hoofd optilt.

Impuls tot zit komen

- Je staat in schredestand ter hoogte van de onderbenen van de cliënt.
- Houd je armen ingespannen, maar maak geen trekbeweging.
- Verplaats je gewicht van je voorste naar je achterste been.
- De cliënt trekt zich aan jou op en komt tot zit.
- Laat de cliënt meehelpen door hem te laten leunen op zijn rechter onderarm.

Wanneer niet?

- Wanneer de cliënt zelf tot zit kan komen.
- Wanneer de cliënt met behulp van een touw(ladder) tot zit kan komen.
- Wanneer de cliënt bij de eerste impuls zijn hoofd laat liggen op het kussen.
- Bij pijnklachten.
- Wanneer de cliënt aan jou gaat hangen ondanks jouw gewichtsverplaatsing. Ga nooit trekken met je armen! Probeer het eventueel aan de andere kant van het bed.

Gebruik deze techniek alleen als de cliënt te zwak is voor de techniek die is beschreven in paragraaf 4.1 en er (nog) geen elektrisch verstelbaar hoofdeinde is van het bed. Zorg dat er zo snel mogelijk een goed bed komt.

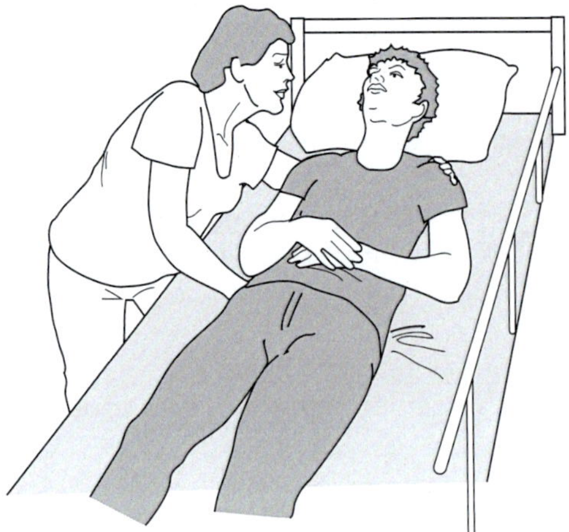

Je arm onder de schouderbladen van de cliënt

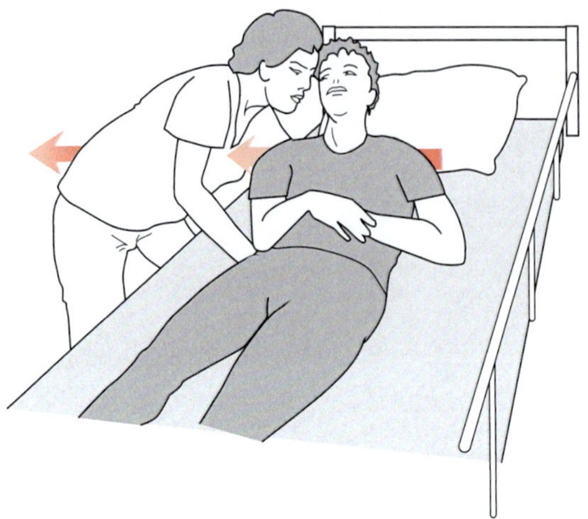

Gewichtsverplaatsing naar achteren

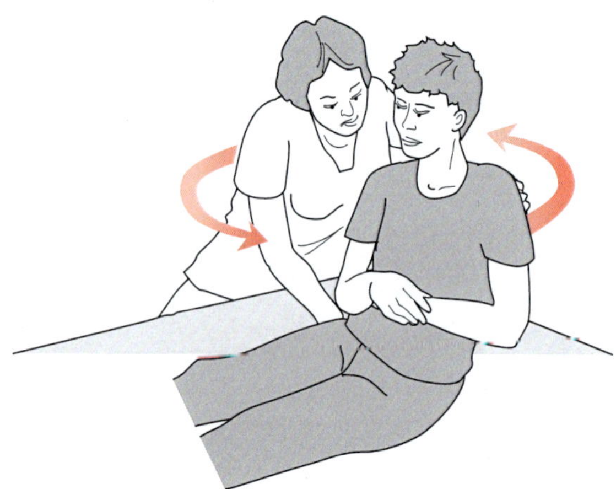

Impuls tot zit komen

4.2 Tot zit helpen met een boog

Uitgangspositie

Cliënt: rugligging.
Zorgverlener: staat aan de linkerzijde van het bed.

Voorbereiding

- Breng het bed op de polshoogte.
- Laat de cliënt zijn beide armen op zijn buik leggen.

Impuls tot zit komen

- Ga licht gebogen in spreidstand staan ter hoogte van de schouders van de cliënt.
- Breng je linkerarm rustig onder de schouders van de cliënt door. Omvat met je linkerhand de linker schouderkop.
- Steun met je rechterhand op het bed ter hoogte van het middel van de cliënt.
- Steun met je linkerbeen tegen de bedrand.
- Ga licht naar achteren hangen. De cliënt stelt zich in op het gaan bewegen.
- Zodra je dit voelt, beweeg je in een vloeiende beweging je gewicht eerst naar achteren en dan in de richting van het voeteneinde van het bed.
- Hierdoor beweegt de cliënt eerst een stukje naar je toe en gaat daarna rechtop zitten.
- Laat de cliënt zo veel mogelijk meehelpen door hem te laten leunen op zijn rechter onderarm.

Wanneer niet?

- Wanneer de cliënt zelf tot zit kan komen.
- Wanneer de cliënt met behulp van een touw(ladder) tot zit kan komen.
- Wanneer de cliënt via de polsgreep tot zit kan komen (zie techniek 4.1).
- Wanneer er een elektrisch verstelbare hoofdsteun is.

5 Uit en in bed helpen

De basisbeweging – hoe kom je zelf van lig tot zit op de rand van het bed?

Als je 's ochtends je bed uitkomt, zul je in ieder geval twee dingen doen: je bovenlichaam omhoog brengen tot zit en je benen buitenboord brengen. Als je goede buikspieren hebt, zul je er in het algemeen weinig moeite mee hebben om eerst recht overeind te komen zitten en om, draaiend op je zitvlak, daarna pas je benen over de rand van het bed te brengen. Om het iets lichter voor jezelf te maken steun je misschien op je rechter of linker onderarm bij het tot zit komen.

Heb je die sterke buikspieren niet, heb je rugklachten, ben je zwanger of ben je wat luier in je bewegingen, dan zul je er waarschijnlijk voor kiezen om je eerst op je zij te draaien, om dan je benen buiten het bed te brengen en om daarna je bovenlichaam omhoog te duwen met je hand of onderarm.

Het resultaat is hetzelfde, de eerste manier kost alleen wat meer kracht en energie dan de tweede. Daarom wordt de eerste basisbeweging (rechtop komen zitten) gebruikt in technieken voor cliënten die nog aardig wat zelf kunnen en de tweede (via zijlig) voor cliënten die meer hulp nodig hebben.

Belangrijk voor jou bij de uitvoering van deze technieken is dat je per techniek duidelijk de keuze moet maken wat de cliënt eerst moet doen: eerst zijn bovenlichaam of eerst zijn benen. Want beide tegelijk is altijd te zwaar!

Uit bed helpen: eerst de benen of eerst het bovenlichaam maar nooit tegelijk

Voor het in bed helpen geldt precies hetzelfde maar dan andersom. De meeste actieve mensen gaan op hun bed zitten, draaien op hun zitvlak, tillen hun benen in bed en gaan dan liggen. Ben je zwaar vermoeid, dan laat je ook wel eens eerst je bovenlichaam op het bed vallen, waarna je benen volgen. Ook hier geldt weer de regel dat je je lichaam in boven en onder verdeelt. Voor de technieken 'in bed' bekijk je de tekeningen en lees je de beschrijvingen in dit hoofdstuk in omgekeerde volgorde.

In bed helpen: volg de technieken 'uit bed' in omgekeerde volgorde

Bij het uit en in bed gaan speelt nog iets anders een rol. Bij het uit bed gaan via zijlig (eerst je benen over de bedrand en dan komt je bovenlichaam), benut je het gewicht van je benen om omhoog te komen. Bij het in bed gaan is dat nog duidelijker. Meestal ga je niet keurig liggen maar 'gooi' je jezelf als het ware op het bed. Er is een moment dat je je spierspanning loslaat. En door die gooi met je lichaam gaat het eigenlijk vanzelf. Wanneer je bovenlichaam op het bed valt, komen je benen er vanzelf achteraan of andersom. Dit principe heet koppelfunctie.

Wanneer één deel van het lichaam omlaag wordt gebracht, komt het andere deel omhoog (zie deel 1, hoofdstuk 3, Techniek, 3.2.11). Bij deze groep technieken is het daarom belangrijk dat je weet hoe je het lichaamsgewicht van de cliënt kunt benutten. Soms worden technieken daarom met enige snelheid gedaan.

Bij uit en in bed helpen benut je het lichaamsgewicht van de cliënt

Voorbereidende handelingen – faciliteren

Voorbereiding aan het *bed*

1. Let op: de hoogte van het bed is afhankelijk van de techniek die je gaat kiezen! Normale hoogte bij de techniek via zijlig, lager bij de techniek waarbij de cliënt eerst rechtop komt zitten.
2. De papegaai kan eventueel gebruikt worden, maar dan moet hij buiten het bed gedraaid kunnen worden naar jou toe.

Voorbereiding van de *cliënt*

Voordat je een cliënt helpt met het omhoog verplaatsen, vraag of help je hem:

1. op zijn rug te gaan liggen en zijn benen te kruisen; of
2. op zijn zij te gaan liggen en zijn knieën over de bedrand te plaatsen.

Hoe geef je de cliënt de impuls om eerst tot zit te komen?

Zorg er in de eerste plaats voor dat jij niet alleen de cliënt vastpakt maar hij jou ook. Daarmee begint het goed aanspannen van de spieren. Daarna ga je zo ver weg staan van de cliënt, in de lengterichting van het bed, dat jullie beider armen gestrekt zijn. Iedere beweging die je daarna maakt nog verder van hem weg, wordt door zijn lichaam ervaren als een prikkel om mee te gaan in die beweging.

Let wel op het gestrekt houden van je arm. Wanneer jij gaat trekken met je arm (je buigt je arm met kracht maar blijft verder stilstaan) kan de cliënt niets meer doen. Daardoor krijg jij de indruk dat hij niet voldoende kracht heeft om te komen zitten. Zie illustratie hieronder.

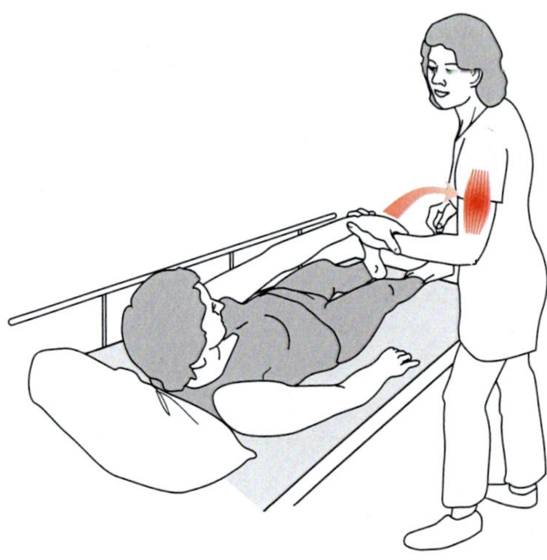

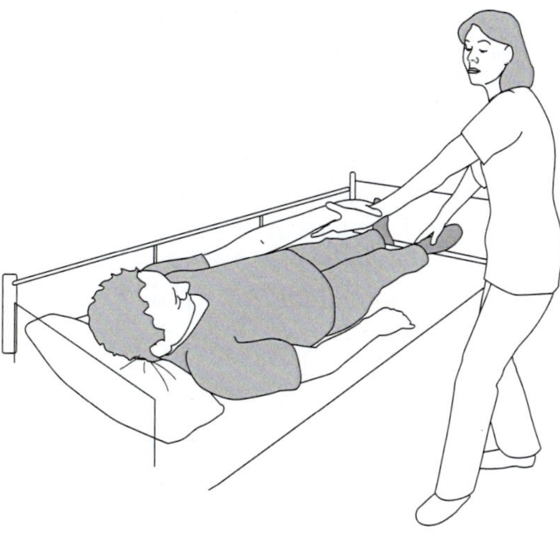

Leun met gestrekte arm eerst een klein stukje achterwaarts. Als de cliënt zijn hoofd optilt, weet je dat je nog iets verder naar achteren kunt. Houd je arm gestrekt (spanning op de kabel) en beweeg alleen je lichaam steeds verder naar achteren.

Wanneer de beweging voor de cliënt toch te zwaar is, kun je hem uitnodigen om niet rechtdoor te bewegen maar via de zijkant van zijn lichaam. Dit is altijd lichter voor de cliënt.

Als de cliënt zijn hoofd niet optilt bij jouw eerste lichte beweging naar achteren, is hij niet sterk genoeg om zich aan jou op te trekken. Gebruik dan een andere techniek of een hulpmiddel.

Wanneer je bij het tot zit komen ziet dat het hoofd van de cliënt achterover beweegt en daarna naar voren knikt (whiplashbeweging), ga jij te snel! Als je te snel gaat doe jij te veel. De cliënt kan door jouw snelheid niet meer meedoen.

Tot zit helpen: houd de kabel strak, hang naar achteren, laat de cliënt zich aan jou optrekken

Als de cliënt zich aan jou kan optrekken, kan hij zich ook optrekken aan een touw of touwladder die aan het voeteneinde van het bed wordt vastgemaakt. Deze touw(ladder) moet dan wel in de buurt van het hoofdeinde van de cliënt liggen, zodat hij er altijd bij kan. Ook moet de aard van de aandoening van de cliënt niet zodanig zijn dat de aanwezigheid van een dergelijk hulpmiddel gevaar voor hem zou kunnen opleveren.

Een papegaai reikt meestal niet voldoende ver over het bed om bij het tot zit komen te kunnen helpen.

Als de cliënt tot zit is gekomen, hoe geef je hem dan de impuls om zijn benen buiten het bed te draaien?

Pas wanneer de cliënt goed zit (op zijn zitbotten), til je zijn benen iets op. Daarvoor is het belangrijk dat het bed laag staat! Staat het bed op normale hoogte, dan til jij de benen namelijk boven je macht. Het bed moet zo hoog staan dat jij je arm gestrekt langs je lichaam kunt laten hangen als je de benen van de cliënt optilt (zoals bij een boodschappentas).

Je geeft hem de impuls om te draaien door heel rustig langs het bed richting het hoofdeinde te lopen. Wanneer je een stap zet, wacht dan op de reactie van de cliënt. Geef hem de tijd om zelf te draaien. Loop jij meteen flink door, dan kan de cliënt niet zelf bewegen. Je kunt hem daarmee ook veel pijn doen.

Kan de cliënt niet zelf draaien of is er sprake van (dreigende) decubitus, kies er dan zo mogelijk voor om een stoffen draaischijf in te zetten.

Als de cliënt op dit hulpmiddel zit, zal de beweging veel lichter verlopen en zonder gevaar voor decubitus.

Wat kun je doen als de cliënt niet sterk genoeg is om zich aan jou op te trekken?

Wanneer een cliënt nog wel een redelijke zitfunctie heeft (rompbalans), dan kun je hem via zijlig op de rand van het bed helpen. Draai hem naar je toe met beide knieën opgetrokken. De knieën steken iets over de bedrand. De cliënt steunt met zijn hand op het bed om zich af te zetten. Schuif één hand onder de schouder waar de cliënt op ligt. Met je andere hand schuif je de benen van de cliënt uit bed. Door druk te zetten op de benen van de cliënt naar beneden, voelt de cliënt de prikkel om zich af te zetten met zijn hand vanaf het bed. Hij duwt nu zelf zijn bovenlichaam omhoog. Jouw hand tegen de schouder duwt niet, hij geeft alleen de richting van de beweging aan.

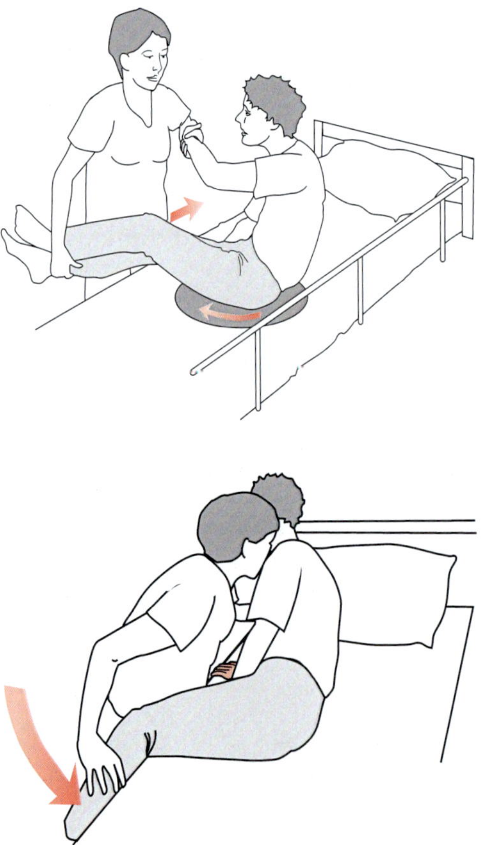

Wat doe je als de cliënt geen goede zitfunctie meer heeft?
Als de cliënt op de rand van het bed gezeten steeds achterover valt dan is hij niet sterk genoeg om te zitten. Hij heeft dan geen rompbalans. Je kunt je voorstellen dat hij dan ook moeite zal hebben met gaan staan. Deze cliënt moet meestal geholpen worden met een passieve tillift (zie techniek 6.9), want zelfs voor een actieve tillift heeft een cliënt nog zitfunctie nodig.

Mogelijke hulpmiddelen bij uit en in bed helpen

- Krukje
- Stoffen draaischijf
- Papegaai
- Hoofdsteun van het bed
- Opstabeugel
- Opstasteun aan het bed

Voor een aantal cliënten is het optillen van de benen in en uit bed net te zwaar. Daarom vragen zij hulp. Met een krukje als 'tussenstation' wordt de verplaatsing voor hen lichter en kunnen zij die nog wel zelf uitvoeren.

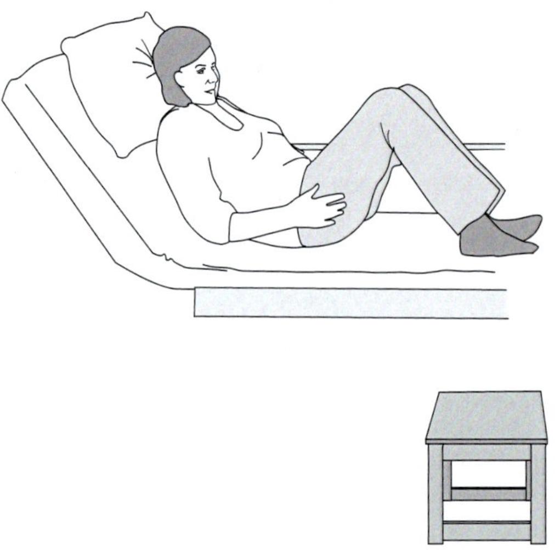

Benen optrekken

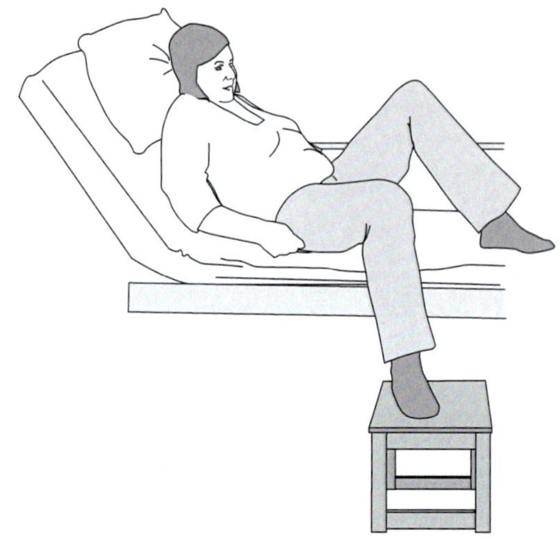

Voet voor voet

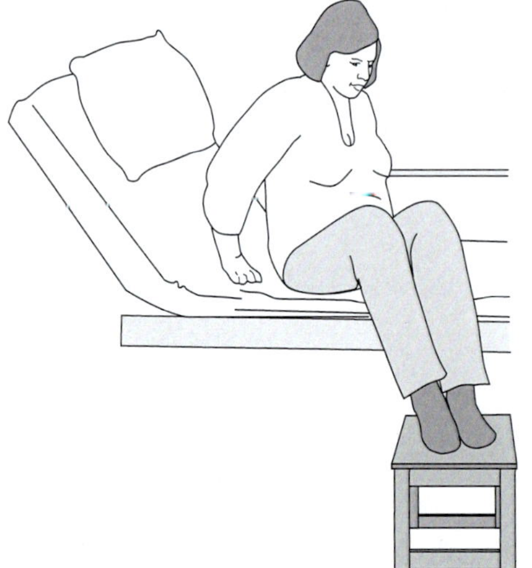

Op het krukje

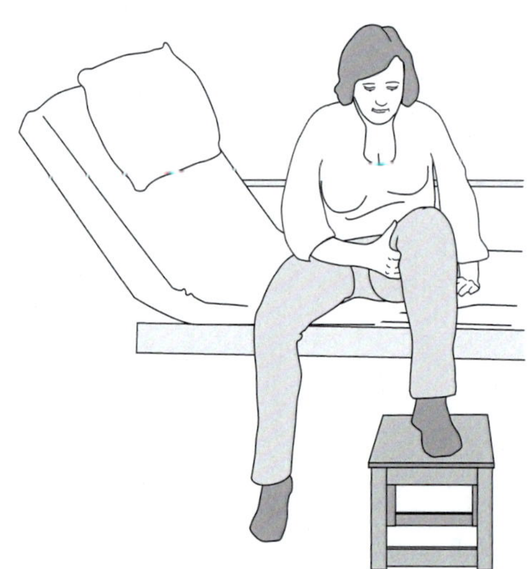

Voet voor voet op de vloer

5.1 Zelfstandig uit en in bed met een krukje

Uitgangspositie

Cliënt: zit (eventueel gesteund) in bed.
Zorgverlener: niet aanwezig.

Voorbereiding

- De cliënt zet het bed zo laag mogelijk.
- Het hoofdeinde van het bed is omhoog.
- De cliënt heeft standaard een krukje naast zijn bed staan.

Actie

- De cliënt zit met opgetrokken benen.
- De cliënt schuift naar de rand van het bed richting het krukje.
- De cliënt plaatst zijn dichtstbijzijnde voet op het krukje.
- De cliënt plaatst zijn andere voet ernaast.
- De cliënt zet zich af op zijn handen en verplaatst zijn bekken om recht voor het krukje te komen zitten.
- De cliënt verplaatst voet voor voet van het krukje naar de vloer.

Wanneer niet?

- Wanneer de cliënt zonder hulpmiddel uit en in bed kan komen.
- Wanneer de cliënt hiervoor onvoldoende bewegingsmogelijkheden heeft.
- Wanneer de cliënt gevaar loopt te vallen bij het uit en in bed gaan.

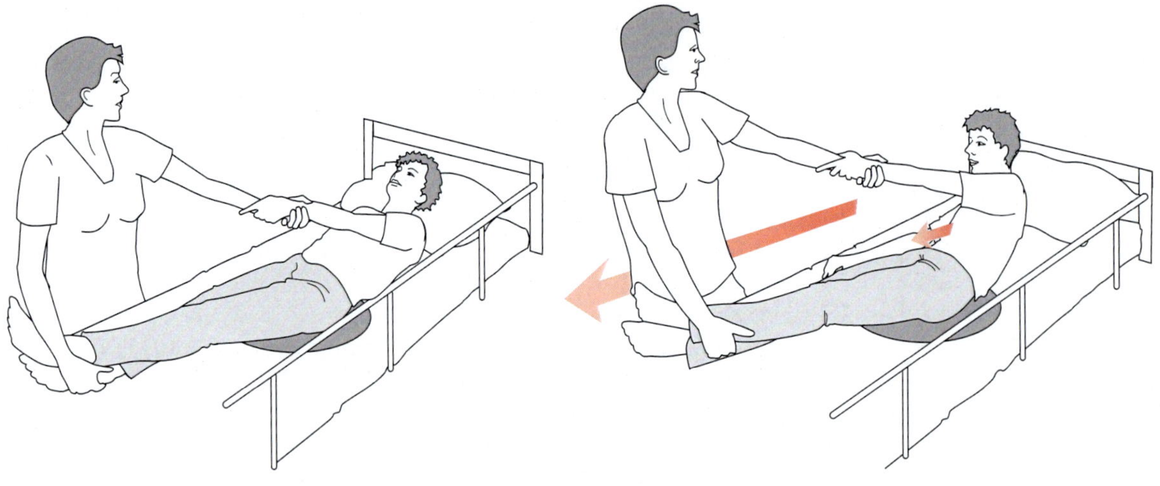

Impuls hoofd optillen

Impuls tot zit komen

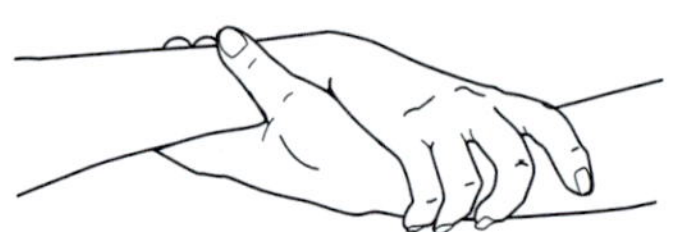

Polsgreep

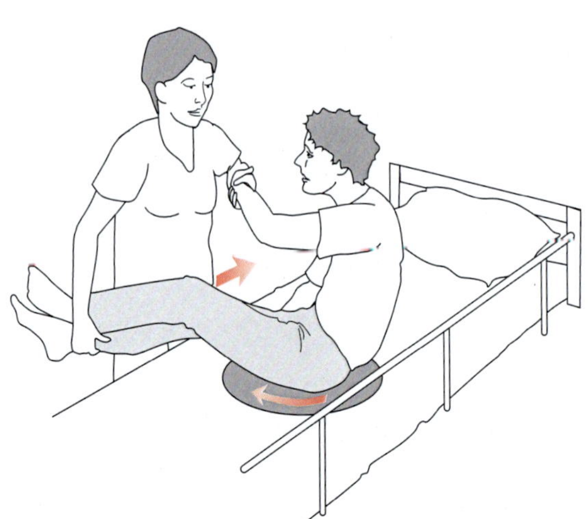

Impuls draaien

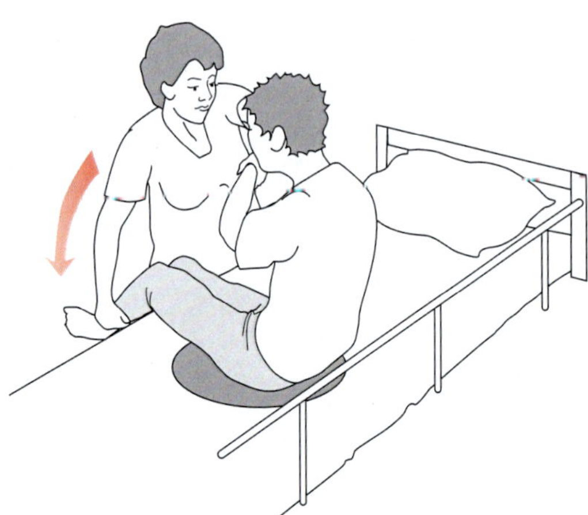

Tegen het bed blijven steunen

5.2 Uit en in bed helpen met de polsgreep

Uitgangspositie

Cliënt: rugligging.
Zorgverlener: staat aan de linkerzijde van het bed.

Voorbereiding

- Leg, indien aanwezig, de stoffen draaischijf onder de cliënt middels een draaitechniek of een 'bruggetje'. Het midden van de schijf bevindt zich onder de zitbotten van de cliënt.
- Het hoofdeinde van het bed is laag.
- Laat de cliënt zijn rechterarm naast zich neerleggen, met zijn hand plat op bed.
- De cliënt heeft zijn benen gekruist.
- Zet dan het bed op een lage stand.

Impuls hoofd optillen

- Ga in schredestand staan ter hoogte van het middel van de cliënt.
- Steun goed tegen het bed.
- De cliënt en jij houden elkaars linkerpols vast (polsgreep).
- Schuif je rechterhand onder de gekruiste enkels van de cliënt, met je vingers naar je toe.
- Ga nu zo ver naar achteren staan (ook in schredestand) dat jullie beider armen gestrekt zijn. Blijf met de buitenzijde van je rechterbeen tegen het bed steunen.
- Houd je armen ingespannen, maar maak geen trekbeweging.
- Zak iets door je achterste knie. Er ontstaat spanning op jullie beider armen.
- Wacht totdat de cliënt zijn hoofd optilt.

Impuls tot zit komen

- Je staat in schredestand bij de onderbenen van de cliënt.
- Houd je armen ingespannen, maar maak geen trekbeweging.
- Verplaats je gewicht van je voorste naar je achterste been.
- De cliënt trekt zich zelf aan jou op en komt tot zit.
- Laat de cliënt meehelpen door hem te laten leunen op zijn rechter onderarm.

Impuls draaien

- Strek je benen. Hierdoor komen de benen van de cliënt los van het bed.
- Houd de voeten van de cliënt dicht tegen je bovenbenen aan.
- Zet een stapje naar het hoofdeinde van het bed, hiervoor moet je je linkerarm buigen.
- De cliënt krijgt hierdoor de prikkel om zich op zijn zitvlak te draaien, dan wel om te gaan verzitten.
- Wacht tot je voelt dat de cliënt dit doet voordat je verder loopt richting het hoofdeinde van het bed.
- Blijf bewegen tegen de bedrand aan en houd de benen van de cliënt tegen je aan. Beweeg niet sneller dan de cliënt aangeeft.
- Wanneer de cliënt recht voor je zit, beweeg je de benen van de cliënt naar beneden.

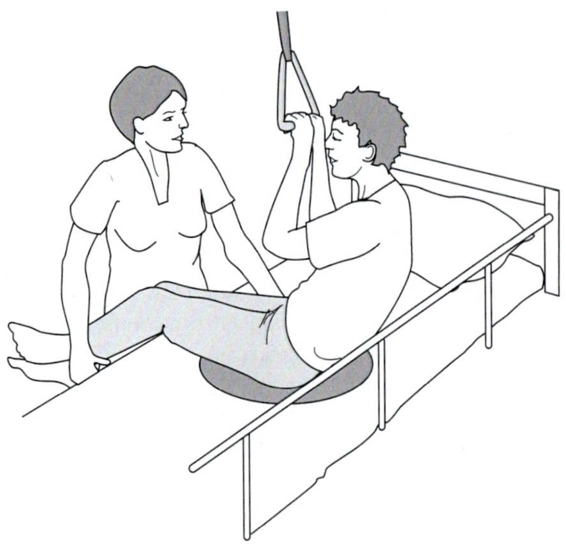

Variant met papegaai; deze is buiten het bed gedraaid

Wanneer je bij het tot zit komen ziet dat het hoofd van de cliënt achterover beweegt en daarna naar voren knikt (whiplashbeweging) dan ga jij te snel! Jij doet dan te veel. De cliënt kan door jouw snelheid niet meer meedoen.

Beweeg langzamer en blijf voelen dat de cliënt zich zelf inspant. Zijn hoofd blijft dan gewoon rechtop.

Wanneer niet?

- Wanneer de cliënt zelf uit en in bed komen.
- Wanneer de cliënt bij de eerste impuls zijn hoofd laat liggen op het kussen.
- Bij pijnklachten.
- Wanneer de cliënt aan jou gaat hangen ondanks jouw gewichtsverplaatsing. Ga nooit trekken met je armen!
- Probeer het eventueel aan de andere kant van het bed.

> Deze verplaatsing is makkelijker voor een verzwakte cliënt wanneer de hoofdsteun van het bed op halve hoogte wordt gezet.

> Deze verplaatsing verloopt altijd lichter met behulp van een stoffen draaischijf. Wanneer er dreigend gevaar is voor decubitus, mag deze verplaatsing alleen met een stoffen draaischijf worden uitgevoerd.

> Deze verplaatsing kan ook worden gedaan in combinatie met een papegaai. Een voorwaarde is wel dat de papegaai dan buiten het bed gedraaid moet kunnen worden.

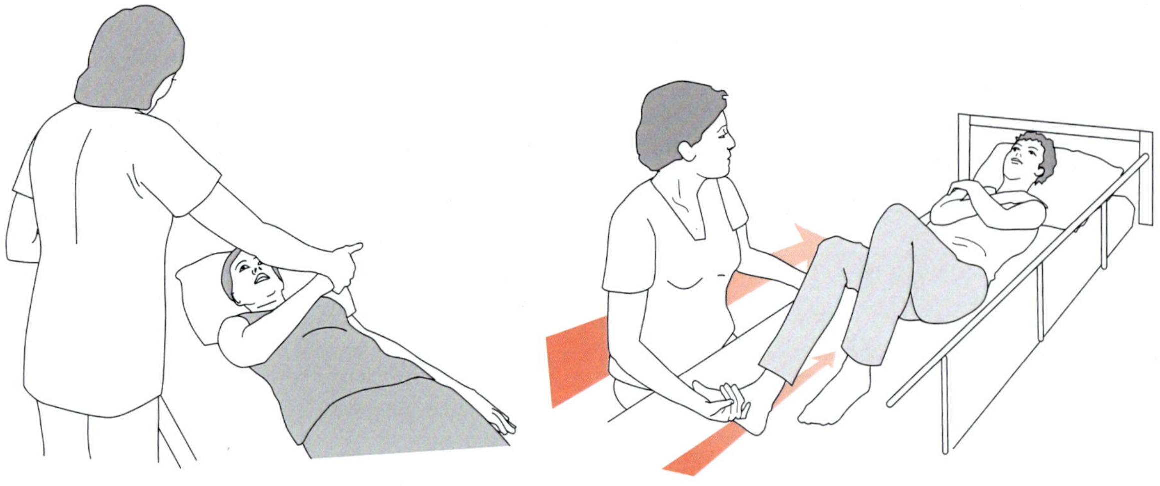

Impuls armen kruisen

Impuls benen optrekken

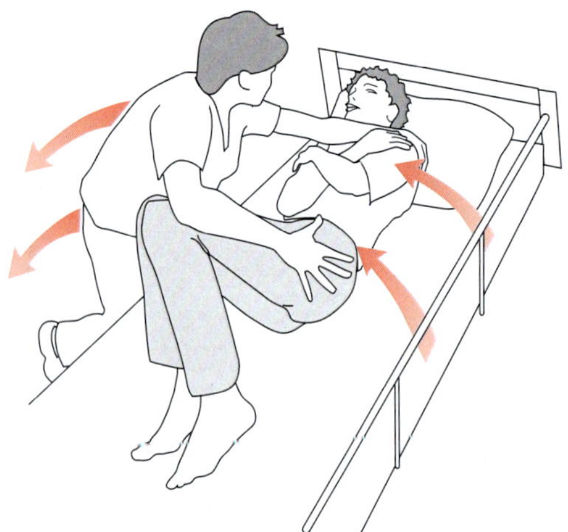

Impuls draaien

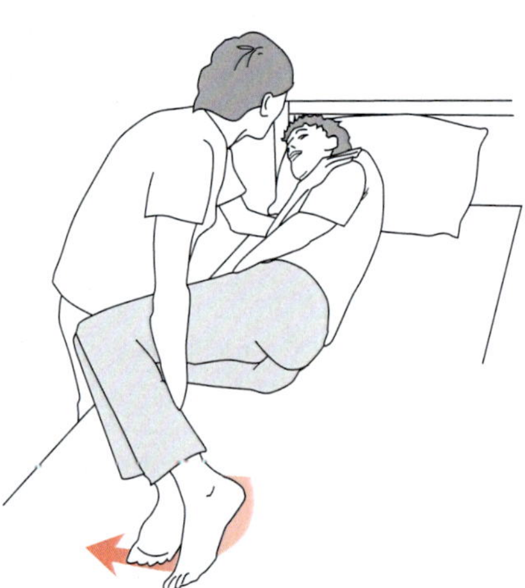

Impuls benen buiten bed plaatsen

Een cliënt met een halfzijdige verlamming draai je altijd op zijn aangedane zijde. Zijn niet-aangedane arm en hand kunnen dan de afzet maken.

5.3 Uit en in bed helpen via zijlig

Uitgangspositie

Cliënt: rugligging.
Zorgverlener: staat aan de linkerzijde van het bed.

Voorbereiding

- Breng het bed op polshoogte, met het rechter bedhek omhoog.
- Breng het hoofdeinde van het bed omlaag.
- Niet meer dan één kussen in het bed.
- Schuif het kussen iets naar je toe.

Impuls armen kruisen

- Ga bij het bovenlichaam van de cliënt staan.
- Schuif je hand onder de rechterhand van de cliënt. Pak deze niet onnodig vast (houd je duim naast je vingers).
- Beweeg je eigen arm in de gewenste richting. Wacht op en ga mee in de beweging van de cliënt. Herhaal dit bij zijn linkerhand.

Impuls benen optrekken

- Ga ter hoogte van de voeten van de cliënt staan in een halfschredestand richting het hoofdeinde van het bed.
- Leg je rechterhand onder de verst verwijderde voet van de cliënt (je hele hand – plus duim – is *onder* de voet!). Bij spasmes *op* de voet.
- Zak iets door je knieën en verplaats je gewicht naar je voorste voet. Hierdoor ontstaat een lichte opwaartse druk in het been van de cliënt.
- Wacht totdat de cliënt de spieren in zijn bovenbeen spant.
- Dan beweeg je nog verder in de richting van het hoofdeinde.
- De cliënt trekt daardoor zijn been op.
- Wanneer de cliënt niet reageert, maak je de impuls duidelijker door een hand aan de buitenzijde van zijn knieholte te plaatsen.
- Herhaal dit bij zijn andere been.

Impuls draaien

- Ga nu in schredestand staan ter hoogte van het middel van de cliënt.
- Steun goed tegen het bed.
- Buig naar voren. Leg je rechterarm langs het opgetrokken been van de cliënt.
- Met de handpalm van je rechterhand omvat je de kop van de heup van de cliënt.
- Met de handpalm van je linkerhand omvat je de verst verwijderde schouderkop van de cliënt.
- Houd je armen ingespannen, maar beweeg ze niet! Hierdoor ontstaat een lichte spanning. Wacht op activiteit van de cliënt.
- Breng je lichaamsgewicht van je voorste naar je achterste been. Ga met een deel van je gewicht aan de cliënt hangen.
- Voel hoeveel gewicht de cliënt nodig heeft om zelf in beweging te komen.
- Zodra de cliënt door het zwaarste punt heen is, strek jij weer op.

Impuls benen buiten bed plaatsen

- Ga in een grote spreidstand staan ter hoogte van het middel van de cliënt. Steun tegen het bed.
- Laat de cliënt zijn linkerhand voor zijn buik (niet voor zijn borst!) op het matras plaatsen. Hiermee kan hij zich straks afzetten.
- Schuif je linkerhand rond de kop van de schouder waar de cliënt op ligt.

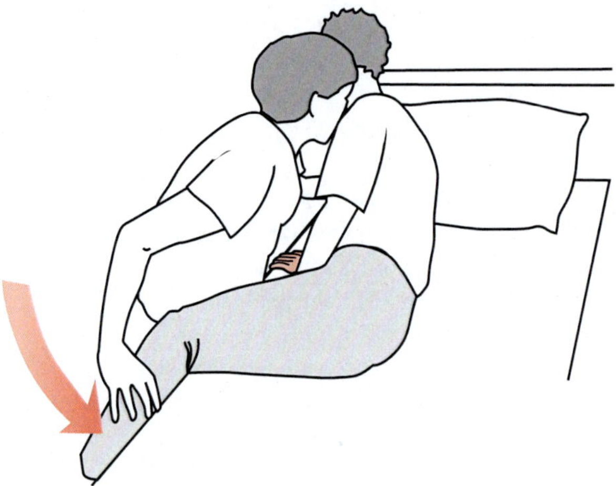

Impuls tot zit komen

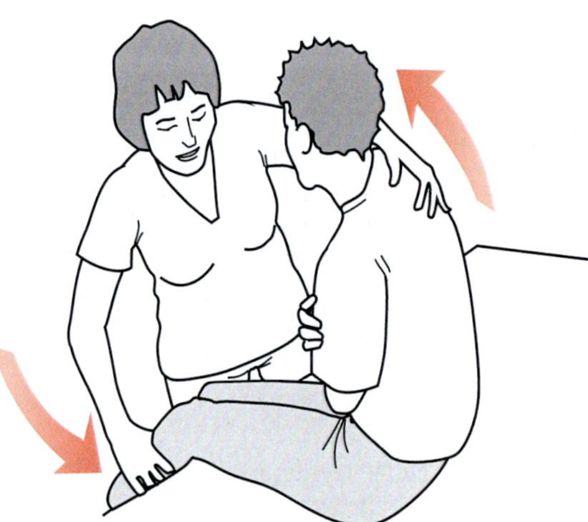

Tegen het bed blijven steunen

- Schuif je rechterhand onder de enkels van de cliënt, met je vingers naar je toe.
- Ga licht naar achteren hangen. Daardoor krijgt de cliënt een prikkel om zijn benen naar jou toe te verplaatsen.
- Begeleid zijn benen tot buiten het bed.

Impuls tot zit komen

- Verplaats je hand naar de buitenzijde van de bovenste knie van de cliënt.
- Ga op je rechterbeen staan, beweeg je bovenlichaam in de richting van het voeteneinde; je geeft daardoor druk op de knie en benen van de cliënt.
- Door deze beweging naar beneden van de benen voelt de cliënt de prikkel om zich af te zetten met zijn hand vanaf het matras.
- Wacht op deze afzet van hem. Ga dan mee in de omhooggaande beweging van het bovenlichaam.
- Jouw hand onder de schouder geeft alleen de richting aan. Ga daar nooit mee tillen!

Wanneer niet?

- Wanneer de cliënt zelf op de rand van het bed kan komen zitten of met behulp van een van de vorige technieken.
- Bij pijnklachten.
- Wanneer de cliënt niet reageert op jouw impuls. Meestal is zijn lichaam dan te slap (of te soepel). Ga nooit trekken met je armen! Probeer het eventueel aan de andere kant van het bed.

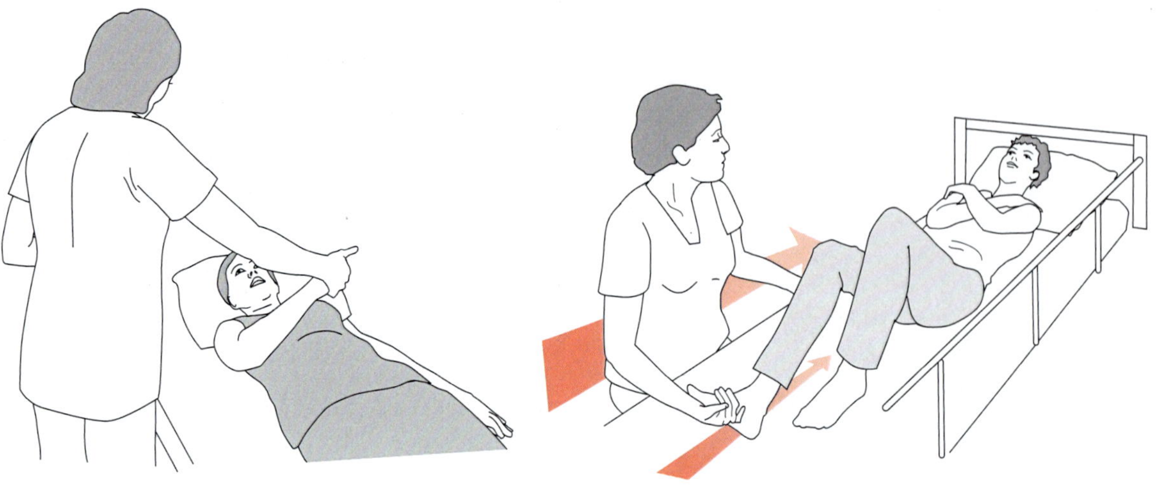

Impuls armen kruisen

Impuls benen optrekken

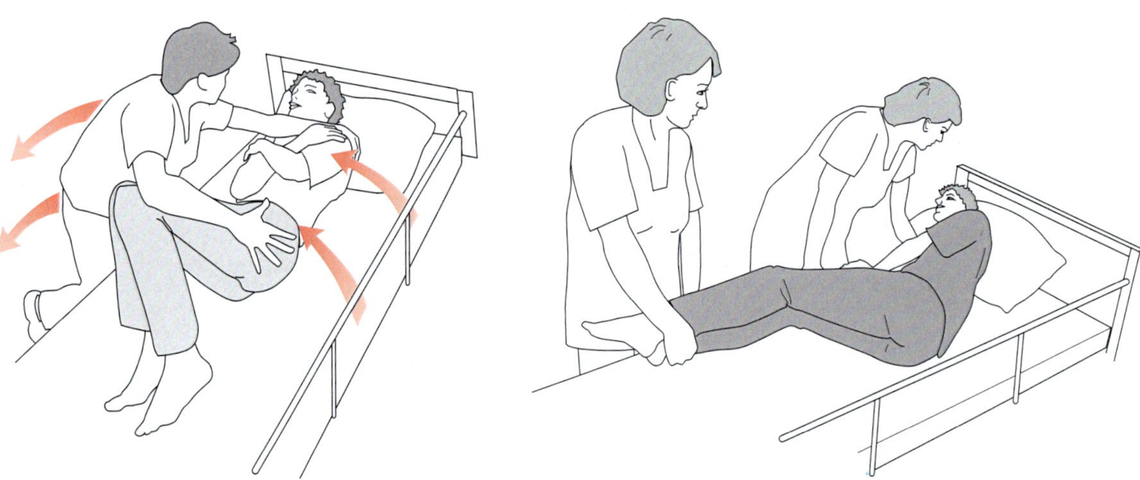

Impuls draaien

Impuls benen buiten bed plaatsen

> Een cliënt met een halfzijdige verlamming draai je altijd op zijn aangedane zijde. Zijn niet-aangedane arm en hand kunnen dan de afzet maken.

5.4 Uit en in bed helpen via zijlig (twee personen)

Uitgangspositie

Cliënt: rugligging.
Zorgverleners: staan aan de linkerzijde van het bed.

Voorbereiding

- Breng het bed op polshoogte, met het rechter bedhek omhoog.
- Breng het hoofdeinde van het bed omlaag.
- Niet meer dan één kussen in het bed.
- Schuif het kussen iets naar je toe.

Impuls armen kruisen (door één persoon)

- Ga bij het bovenlichaam van de cliënt staan.
- Schuif je hand onder de rechterhand van de cliënt. Pak deze niet onnodig vast (houd je duim naast je vingers).
- Beweeg je eigen arm in de gewenste richting. Wacht op en ga mee in de beweging van de cliënt. Herhaal dit bij zijn linkerhand.

Impuls benen optrekken (door één persoon)

- Ga bij de voeten van de cliënt staan in een halfschredestand richting het hoofdeinde van het bed.
- Leg je rechterhand onder de verst verwijderde voet van de cliënt (je hele hand – plus duim – is *onder* de voet!). Bij spasmes *op* de voet.
- Zak iets door je knieën en verplaats je gewicht naar je voorste voet. Hierdoor ontstaat een lichte opwaartse druk in het been van de cliënt.
- Wacht totdat de cliënt de spieren in zijn bovenbeen spant.
- Dan beweeg je nog verder in de richting van het hoofdeinde.
- De cliënt trekt daardoor zijn been op.
- Wanneer de cliënt niet reageert, maak je de impuls duidelijker door een hand aan de buitenzijde van zijn knieholte te plaatsen.
- Herhaal dit bij zijn andere been.

Impuls draaien

- Ga in schredestand staan ter hoogte van het middel van de cliënt.
- Steun goed tegen het bed.
- Buig naar voren. Leg je rechterarm langs het opgetrokken been van de cliënt.
- Met de handpalm van je rechterhand omvat je de kop van de heup van de cliënt.
- Met de handpalm van je linkerhand omvat je de verst verwijderde schouderkop van de cliënt.
- Houd je armen ingespannen, maar beweeg ze niet! Hierdoor ontstaat een lichte spanning. Wacht op activiteit van de cliënt.
- Breng je lichaamsgewicht van je voorste naar je achterste been. Ga met een deel van je gewicht aan de cliënt hangen.
- Voel hoeveel gewicht de cliënt nodig heeft om zelf in beweging te komen.
- Zodra de cliënt door het zwaarste punt heen is, strek jij weer op.

Impuls benen buiten bed plaatsen

- Zorgverlener 1 staat in een grote spreidstand, ter hoogte van de borst van de cliënt, gesteund tegen de bedrand.
- Zij vraagt de cliënt zijn linkerhand voor zijn buik (niet voor zijn borst!) op het matras te plaatsen om zich straks af te kunnen zetten.
- Zorgverlener 1 schuift haar linkerhand om de kop van de schouder waar de cliënt op ligt.
- Zij steunt met haar andere hand op het bed.

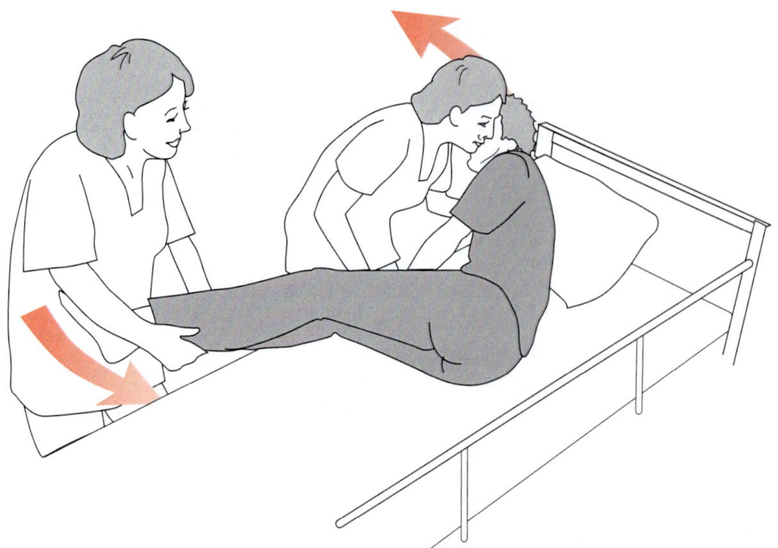

Impuls tot zit komen

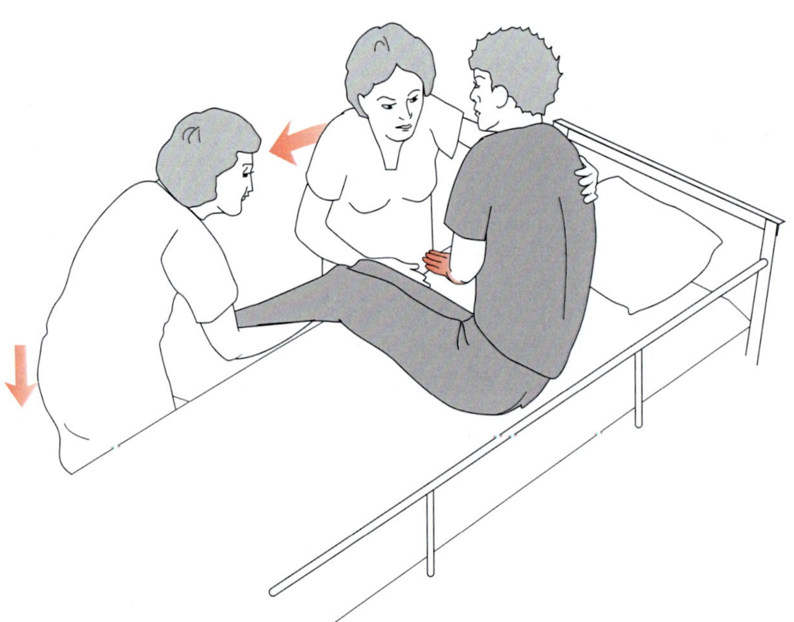

- Zorgverlener 2 staat in een gebogen spreidstand ter hoogte van de benen van de cliënt. Ze steunt tegen de bedrand.
- Zij schuift haar beide handen onder de enkels van de cliënt.
- Zorgverlener 2 hangt licht naar achteren. Daardoor krijgt de cliënt een prikkel om zijn benen naar haar toe te verplaatsen.
- Zij begeleidt zijn benen tot buiten het bed.

Impuls tot zit komen

- Zorgverlener 2 beweegt de benen van de cliënt even naar beneden. Hierdoor voelt de cliënt de prikkel om zich af te zetten met zijn hand vanaf het matras.
- Zorgverlener 1 wacht op deze afzet van hem. Ze gaat dan mee in de omhooggaande beweging van het bovenlichaam.
- Haar hand onder de schouder geeft alleen de richting aan. Ga daar nooit mee tillen!
- Zorgverlener 2 zakt door de knieën en begeleidt de benen verder uit bed en naar beneden.

Wanneer niet?

- Wanneer de cliënt zelf uit of in bed kan of met behulp van een van de vorige technieken.
- Bij pijnklachten.
- Wanneer de cliënt niet reageert op jullie impuls. Meestal is het lichaam dan te slap (of te soepel). Ga nooit trekken met jullie armen! Probeer het eventueel aan de andere kant van het bed.

Deze techniek kun je toepassen bij volledig passieve cliënten. In de praktijk zullen deze cliënten echter meestal met een tillift in en uit bed gebracht worden.

Deze techniek lijkt objectief gezien te zwaar, gezien de lichaamshouding. Wanneer je echter leert optimaal gebruik te maken van het lichaamsgewicht van de cliënt en van jezelf dan kan deze verplaatsing geheel onbelast verlopen. Deze techniek vergt oefening!

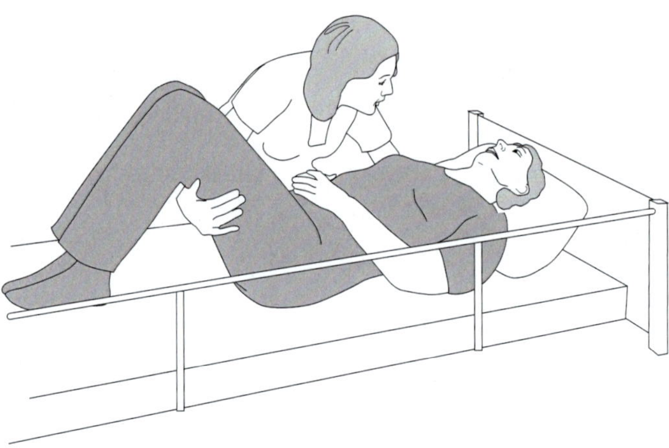

Uitgangspositie

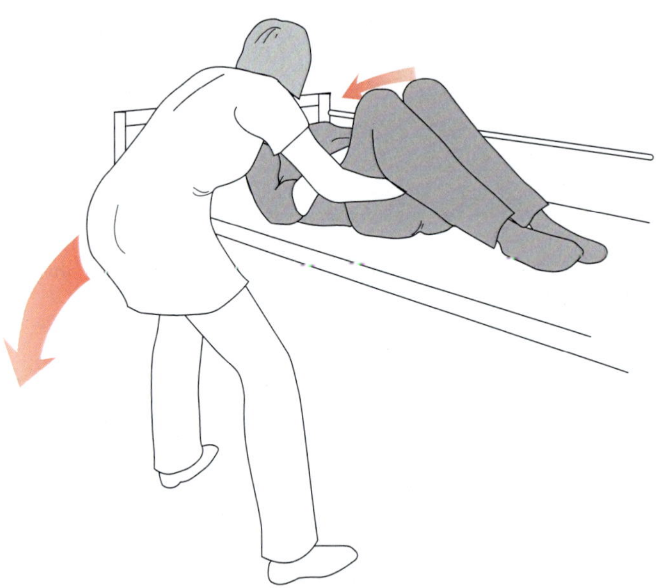

Hang naar achteren
Benen van cliënt komen naar je toe

5.5 Uit en in bed helpen via een 'achtje'

Uitgangspositie

Cliënt: rugligging.
Zorgverlener: staat aan de linkerzijde van het bed.

Voorbereiding

- Breng het bed op polshoogte, met het rechter bedhek omhoog.
- Breng het hoofdeinde van het bed omlaag.
- Niet meer dan één kussen in het bed.
- Schuif het kussen iets naar je toe.
- De cliënt heeft zijn armen op zijn buik.

Impuls benen optrekken

- Ga ter hoogte van de voeten van de cliënt staan in een halfschredestand richting het hoofdeinde van het bed.
- Leg je rechterhand onder de verst verwijderde voet van de cliënt (je hele hand – plus duim – is *onder* de voet!). Bij spasmes *op* de voet.
- Zak iets door je knieën en verplaats je gewicht naar je voorste voet. Hierdoor ontstaat een lichte opwaartse druk in het been van de cliënt.
- Wacht totdat de cliënt de spieren in zijn bovenbeen spant.
- Dan beweeg je nog verder in de richting van het hoofdeinde.
- De cliënt trekt daardoor zijn been op.
- Wanneer de cliënt niet reageert, maak je de impuls duidelijker door een hand aan de buitenzijde van zijn knieholte te plaatsen.
- Herhaal dit bij zijn andere been.

Voorbereiding tot zit komen

- Ga in een grote spreidstand staan ter hoogte van het middel van de cliënt. Steun goed tegen het bed.
- Schuif je linkerarm zo ver onder de schouderbladen van de cliënt dat jouw bovenarm tegen de romp van de cliënt steunt.
- Buig naar voren. Leg je rechterarm onder de opgetrokken bovenbenen van de cliënt.
- Houd je armen ingespannen, maar beweeg ze niet!

Impuls tot zit komen

- Ga nu hangen aan de cliënt; maak een zittende beweging.
- De cliënt draait zijn benen naar je toe.
- Buig je over de cliënt heen. De cliënt draait zijn benen nu van je af.
- Door dit heen en weer schommelen tast je de snelheid van bewegen van de cliënt af.
- Ga vol op je linkerbeen staan. De cliënt trekt zijn benen nu op tot boven zijn buik.
- Breng met enige snelheid je gewicht weer boven je rechterbeen. Draai daarbij je lichaam naar de knieën van de cliënt toe.
- De snelheid van je beweging is afgestemd op dat wat je bij het schommelen hebt gevoeld.
- Door deze beweging gaan de benen naar beneden en komt het bovenlichaam van de cliënt omhoog.
- Beweeg volledig en zonder krachtsinspanning mee in deze beweging van de cliënt.

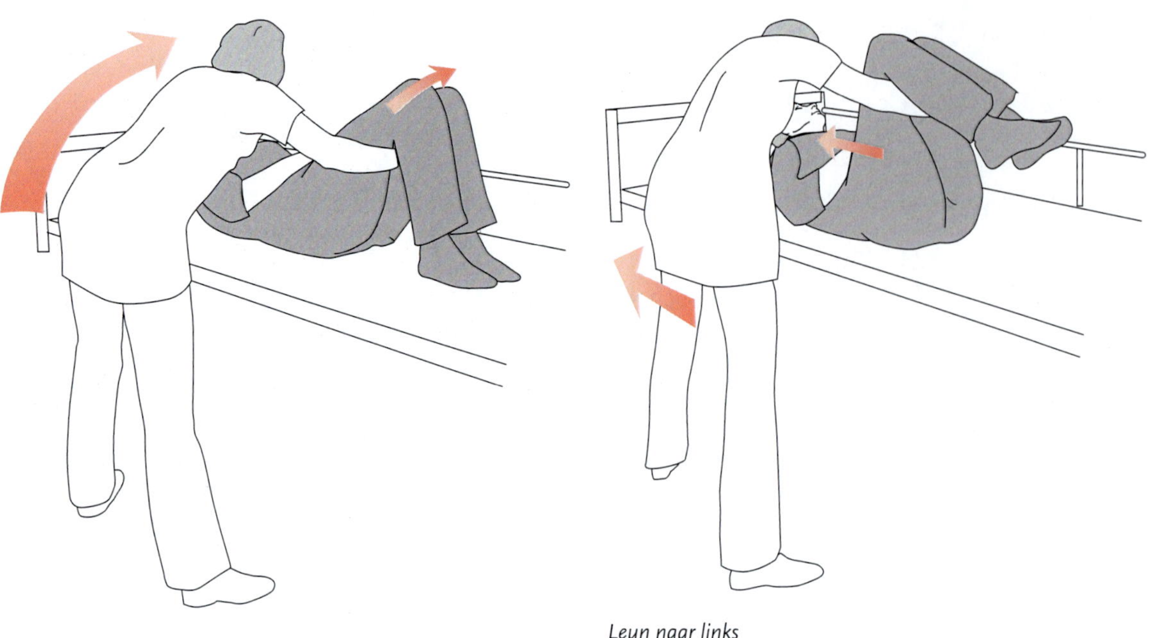

Leun naar voren
Benen van cliënt gaan van je weg

Leun naar links
Benen van cliënt boven haar buik

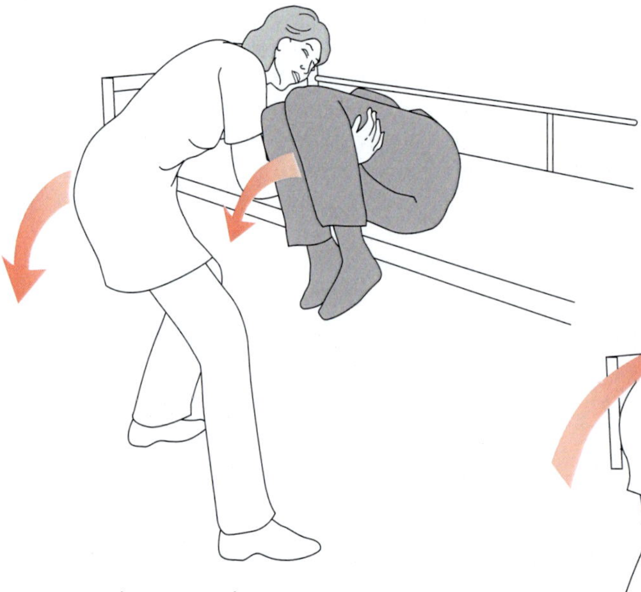

Draai om en hang naar achteren
Cliënt draait benen buiten bed

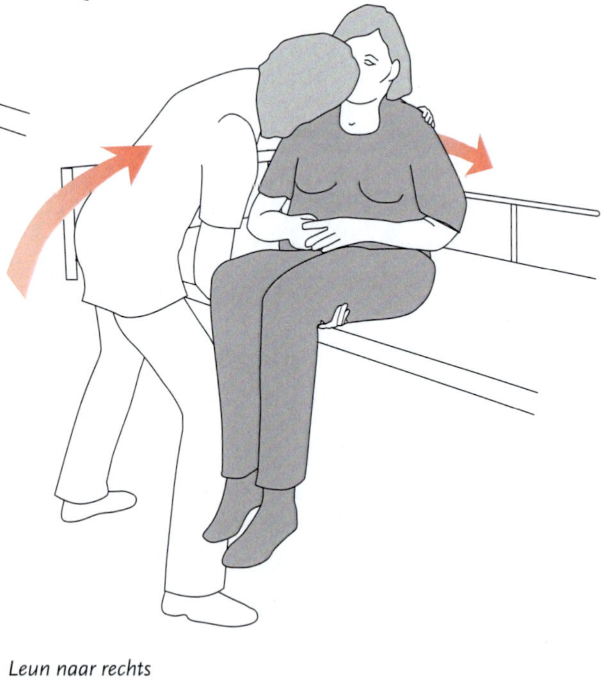

Leun naar rechts
Door het gewicht van haar benen naar beneden komt het bovenlichaam van de cliënt omhoog

Wanneer niet?

- Wanneer de cliënt zelf uit of in bed kan komen of met behulp van een van de vorige technieken.
- Bij pijnklachten.
- Wanneer de cliënt helemaal niet reageert op jouw impulsen. Ga de cliënt nooit echt optillen vanuit deze houding!

Bekijk voor het in bed helpen van de cliënt de tekeningen in omgekeerde volgorde.

Ga met je linkerbeen bij het kussen staan. Maak vaart met het tot lig brengen van het bovenlichaam. Wanneer jij zelf zonder inspanning naar het kussen buigt, beweegt de cliënt met je mee. De benen komen door deze 'val' omhoog. Begeleid ze naar de goede plaats.

6 Helpen staan en zitten/van bed naar stoel (en v.v.)

De basisbeweging – hoe ga je zelf staan en zitten?

Als je op wilt staan, bijvoorbeeld vanuit een stoel, dan zet je allereerst je voeten goed neer. De meeste mensen zetten hun voeten zover naar achteren dat hun tenen zich recht onder hun gebogen knieën bevinden. Probeer maar eens het verschil. Plaats eens je tenen recht onder je knieën en ga dan staan. Doe het daarna eens anders: plaats je voeten verder naar voren. Je hielen bevinden zich dan recht onder je knieën. Ga opnieuw staan. Voel je het verschil? Waarschijnlijk vond je het de tweede keer zwaarder.

Na het plaatsen van de voeten breng je je bovenlichaam naar voren. Ook dat kun je zelf uitproberen. Ga maar eens staan zonder eerst je bovenlichaam naar voren te brengen. Dat is bijna onmogelijk. Pas wanneer je je bovenlichaam zo ver naar voren hebt gebracht dat er druk komt op je voeten, til je je bekken op van de zitting van de stoel. Je verplaatst je gewicht van de zitting van de stoel naar je benen en voeten.

Ten slotte kom je vanuit deze naar voren gebogen stand tot een rechte stand door je knieën en je bovenlichaam op te strekken.

Gaan staan

- Voeten plaatsen (de tenen onder de knieën)
- Bovenlichaam naar voren buigen
- Bekken verplaatsen van de stoel tot boven de voeten
- Benen en romp opstrekken

Het zwaarste moment in deze handeling is het overbrengen van je gewicht van de stoel tot boven je voeten. Daarvoor moet je even over een 'dood punt' heen. En hoe dieper de stoel is, des te meer kracht je moet zetten om tot staan te komen. Veel cliënten hebben alleen bij dit moment in de handeling wat hulp nodig. Die hulp kun je geven door hen, niet met spierkracht maar met je eigen lichaamsgewicht, over het dode punt heen te helpen. Je gaat als het ware even aan de cliënt hangen.

Bij het gaan zitten gebeurt alles net andersom. Vanuit gestrekte stand buig je je bovenlichaam naar voren en buig je door je knieën. Dat gebeurt bijna tegelijk. Op dat moment zweef je met je zitvlak boven de stoel. Je moet nog verder door je knieën buigen om tot zit te komen. Dit moment is het zwaarste; je moet even je eigen gewicht dragen in een moeilijke positie. Daarom laten veel cliënten zich op dat moment met een plof op de stoel vallen. Veel cliënten gaan juist op dat moment aan je hangen. Om te voorkomen dat jij daardoor nek- of rugklachten krijgt, moet je deze neergaande beweging van de cliënt opvangen door tegenwicht te geven.

Zowel bij gaan staan als bij gaan zitten ga je 'hangen' aan de cliënt
Hangen = tegenwicht geven

Het is best lastig om te leren hangen aan de cliënt. Maar eigenlijk komt het erop neer dat je precies dezelfde beweging gaat maken als de cliënt. Wanneer de cliënt weinig hulp nodig heeft, kun je naast hem gaan zitten of staan en zelf de beweging maken. De cliënt voelt wat je doet en gaat daarin mee.

Zijn de bewegingsmogelijkheden van de cliënt wat minder, dan ga je voor hem staan. Ook hier maak je zelf de zit- of stabeweging, alleen nu gespiegeld aan de beweging van de cliënt: jij gaat gewoon precies de andere kant op.

In het begin moet je leren voelen hoeveel gewicht de ander nodig heeft. Als je te enthousiast te werk gaat, trek je hem om. Als je te weinig 'gewicht in de schaal legt', voelt de cliënt te weinig.

Door jouw gedoseerde gewichtsverplaatsing kan de cliënt zich aan jou optrekken. Wanneer je hem daarentegen wilt gaan helpen met jouw spierkracht dan voelt de cliënt de beweging niet en wordt hij passief. Dan moet jij de hele beweging voor hem maken, terwijl dat niet echt nodig is.

Voorbereidende handelingen – faciliteren

1. Zorg dat de cliënt schoenen aanheeft of pantoffels/sokken met een stroeve zool.
2. Zorg dat de cliënt met zijn voeten goed kan steunen op de grond.
3. Laat de cliënt zijn voeten zo plaatsen dat zijn tenen zich ongeveer onder zijn knieën bevinden.
4. Laat de cliënt daarna zijn bovenlichaam naar voren brengen.

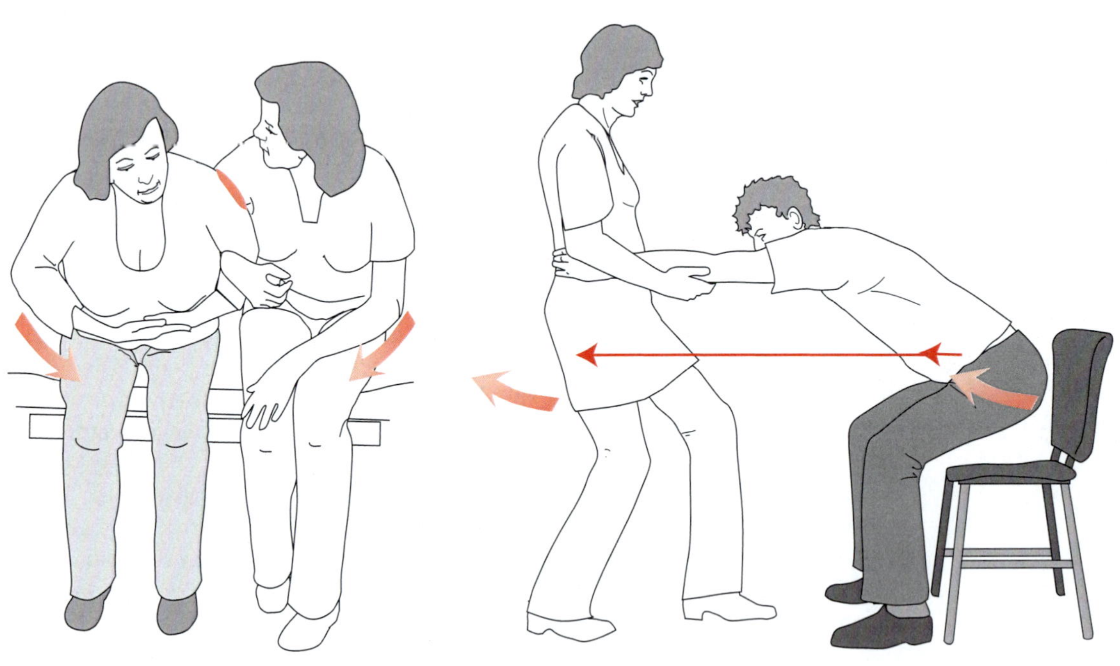

Hoe geef je de cliënt de impuls om zijn voeten naar achteren te plaatsen?
Wanneer de cliënt in een stoel zit met zijn benen vooruitgestrekt en je legt je hand onder de bal van zijn voet, dan ontstaat er al een lichte spierspanning in zijn bovenbeen omdat hij zijn voorvoet optilt. Het optillen van de voorvoet is het begin van het been optillen. De prikkel voor de cliënt om zelf zijn been op te tillen wordt duidelijker wanneer jij in schredestand hurkt (ter hoogte van de voeten van de cliënt) en dan je gewicht verplaatst naar je voorste voet. Als je even wacht, kun je zien en voelen dat de cliënt zijn bovenbeenspieren aanspant. Verplaats jij je gewicht dan nog meer in de richting van de stoel, dan trekt de cliënt zelf zijn been op. Eventueel kun je je andere hand in de knieholte plaatsen.

Belangrijk is dat je je duim naast je vingers onder de voet plaatst. Een duim (of de hele hand) op de voet houdt namelijk de opwaartse beweging tegen.

Hoe geef je de cliënt de impuls om zijn bovenlichaam naar voren te buigen?
Je gaat naast de stoel staan. Vervolgens raak je de cliënt aan met een volle hand tussen de schouderbladen of door jouw arm onder de arm van de cliënt door te steken. Pak deze niet vast. Zak door je knieën en verplaats je gewicht van je achterste voet (bij de rugleuning) naar je voorste voet (bij de voeten van de cliënt). 'Til' de cliënt niet alvast omhoog op dit moment. Hij moet eerst naar voren buigen, voordat hij omhoog kan komen.

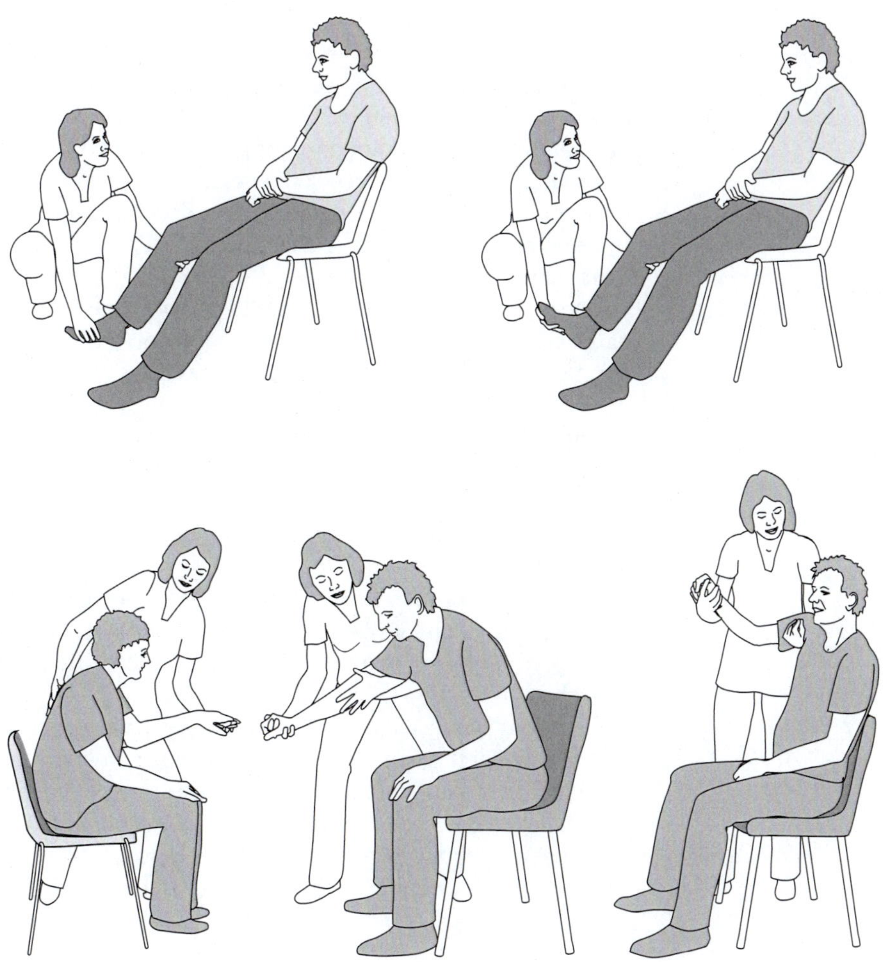

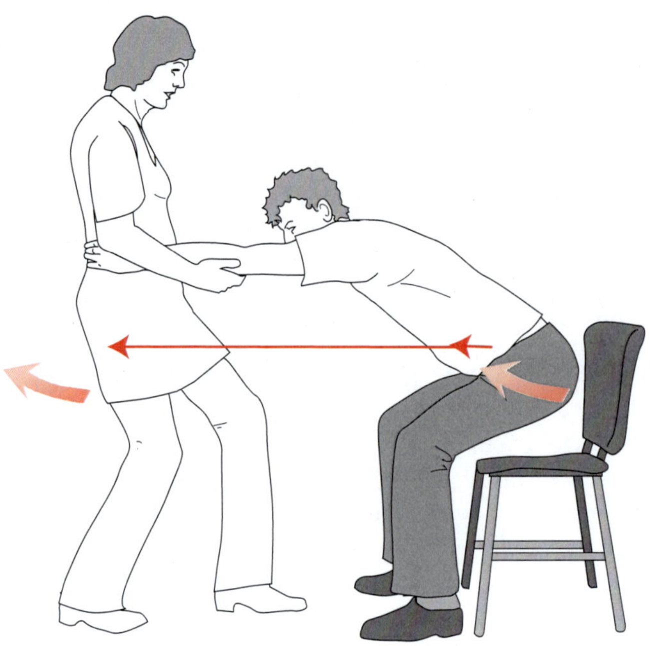

Hoe geef je de cliënt de impuls om te gaan staan/zitten?
Wanneer de voorbereidende handelingen door jou en de cliënt zijn afgerond, staat er spanning op de benen van de cliënt. De benen staan in de skihouding. Als je de cliënt nu iets uitnodigt door dit punt heen (hij brengt zijn gewicht nog verder naar voren), dan wordt het bekken opgetild. De impuls daarvoor geef je door naast of voor de cliënt te gaan staan in precies dezelfde houding als hij en daarna zelf je bekken te verplaatsen: als je naast hem staat naar voren en als je voor hem staat naar achteren. Daarna strek je op. Net als hij.

Deze beweging komt vaak voor in de zorgverlening. Daarom moet je hier veel aandacht aan geven. Oefen zo vaak als je kunt het helpen bij gaan staan en zitten, dan zul je steeds beter voelen hoe de beweging in elkaar zit.

De impuls om te gaan staan en te gaan zitten geef je door zelf te gaan staan en te gaan zitten

Wat kun je doen als de cliënt niet sterk genoeg is om door jouw gewichtsverplaatsing te gaan staan?
Wanneer de cliënt jou niet kan vasthouden, niet goed rechtop kan zitten of zich niet kan optrekken tot staan door jouw gewichtsverplaatsing, ga dan nooit trekken met je armen! Een manuele techniek zonder hulpmiddelen is dan niet meer mogelijk.

Een paar jaar geleden leerde je als zorgverlener nog technieken aan om cliënten die niet konden staan toch te verplaatsen, namelijk met hun knieën geklemd tussen die van jou. En met hun lichaam geheel tegen je aangeklemd. Maar omdat veel collega's daarmee hun rug hebben beschadigd, wordt deze techniek in principe niet meer uitgevoerd. Hij wordt wel beschreven in dit boek (zie techniek 6.5) om te laten zien wanneer je over moet gaan tot het gebruik van hulpmiddelen.

Welke hulpmiddelen zijn er?

Hulpmiddelen waarmee de cliënt zichzelf kan optrekken tot staan zijn het verrijdbare looprek en de draaischijf met steun.

Als dit niet meer mogelijk is, kun je gebruikmaken van de stalift of actieve lift. De cliënt wordt dan elektrisch tot staan geholpen.

Kan een cliënt niet meer (op één been) staan en/of niet meer zitten (hij valt achterover op bed), dan is het tijd voor een hanglift of passieve lift.

Achteraan in dit hoofdstuk is extra informatie opgenomen over het inzetten en gebruiken van hulpmiddelen bij het gaan staan en zitten (technieken 6.6 t/m 6.10).

Mogelijke hulpmiddelen bij helpen gaan staan en zitten

- Band achter de rug
- Heupband bij zorgverlener
- Pakpaal
- Handgreep
- Glijplank
- Draaischijf
- Draaischijf met steun
- Elektrisch bedienbare beugel
- Verrijdbaar loophulpmiddel
- Actieve tillift
- Passieve tillift
- Sta-op-stoel

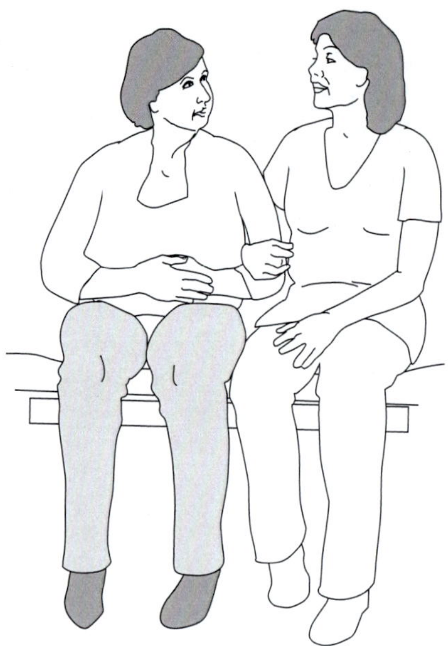

Breng je arm onder de arm van de cliënt door

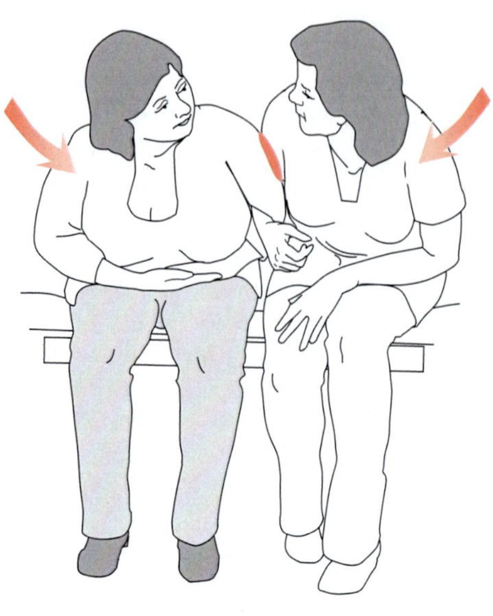

Buig je bovenlichaam naar voren
Wacht totdat de cliënt meekomt

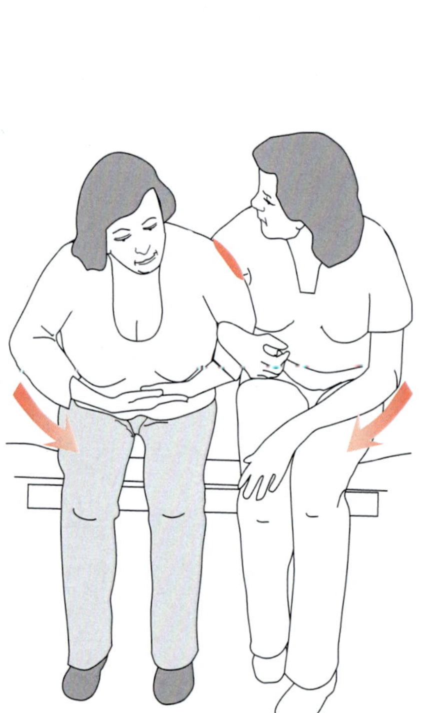

Breng gewicht op je voeten
Kom los van de zitplaats
Wacht op de cliënt

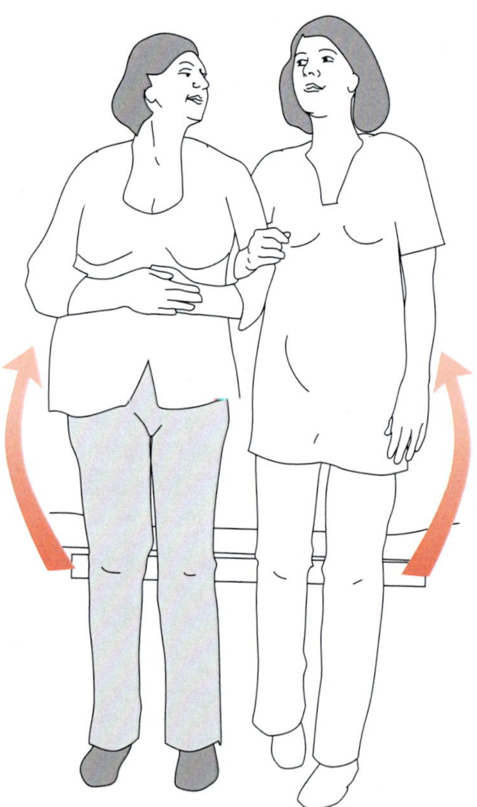

Strek samen op

6.1 Tot staan helpen – naast de cliënt

Uitgangspositie

Cliënt: zit op bed of bank.
Zorgverlener: zit naast de cliënt.

Voorbereiding

- Zorg dat de cliënt schoenen aanheeft of pantoffels/sokken met een stroeve zool.
- Zorg dat de cliënt met zijn voeten goed kan steunen op de grond.
- Laat de cliënt zijn voeten ongeveer zo plaatsen dat zijn tenen zich recht onder zijn knieën bevinden.

Impuls gaan staan

- Breng je arm *onder* de arm van de cliënt door.
- Wanneer je merkt dat de cliënt klaar is voor de beweging, buig je je bovenlichaam naar voren. Doe niets met je arm!
- Zodra er druk komt op jullie voeten, til je je bekken op.
- Wanneer de cliënt volgt, strek je je benen en romp.

Bij het gaan zitten wordt de beweging andersom aangegeven. De cliënt brengt zijn arm onder jouw arm door. Zorg dat jullie eerst de rand van het bed of de bank voelen met de achterkant van je benen. Jullie lichamen 'weten' dan hoe diep de zitbeweging wordt.

Wanneer niet?

- Wanneer de cliënt zelf kan gaan staan en zitten.
- Wanneer deze wijze van verplaatsen als ongepast wordt ervaren door cliënt, zorgverlener of beiden.
- Bij pijnklachten.
- Wanneer de cliënt niet meekomt met jouw beweging. Ga nooit trekken met je arm!
- Wanneer de cliënt meer ondersteuning nodig heeft.
- Wanneer de cliënt geen goede zitfunctie heeft.
- Wanneer de cliënt geen goede stafunctie heeft.
- Wanneer de cliënt niet een paar stapjes kan zetten.

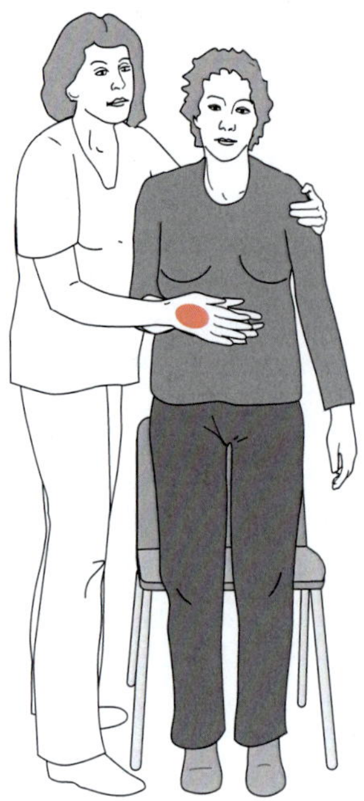

Ga in schredestand staan, met een voet bij de zitting van de stoel
Leg je hand op de hand van de cliënt (op zijn buik)

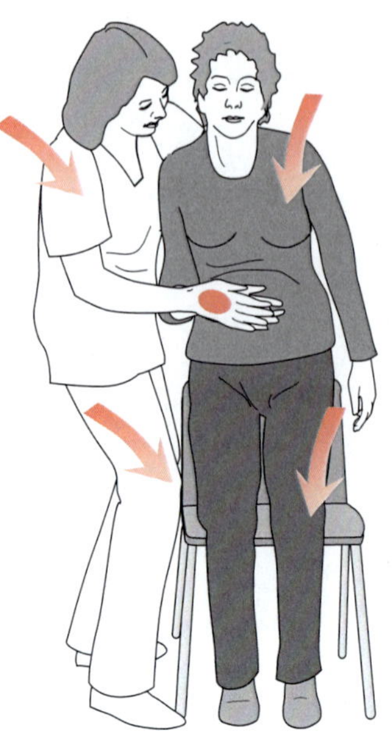

Buig je bovenlichaam tot boven je voorste voet
Buig door je knieën
Geef lichte druk met je hand

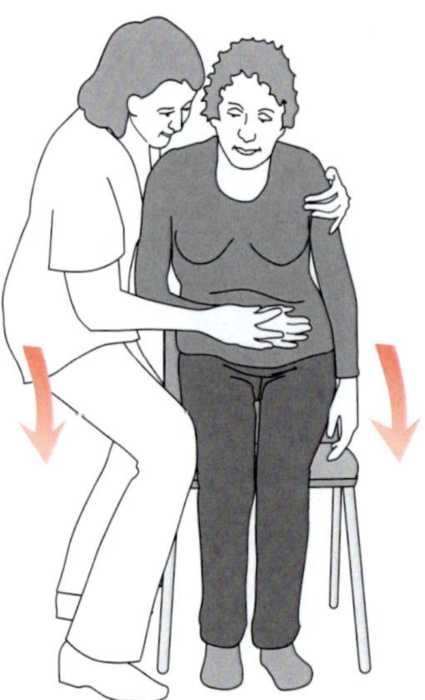

Zak dieper door je knieën

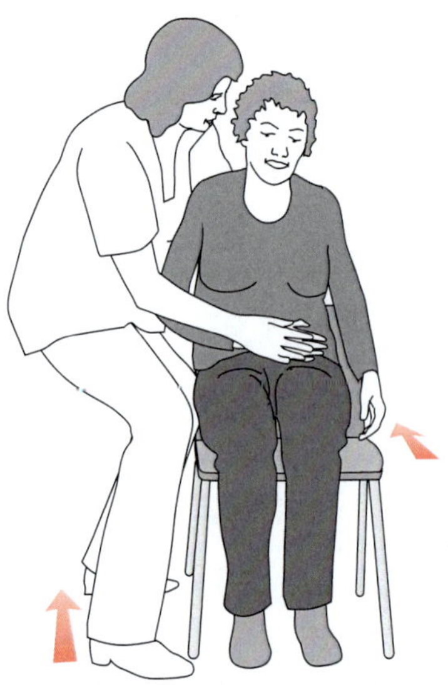

Breng je gewicht naar je achterste voet

De lichte druk op de hand op de buik helpt de cliënt in de zithouding te komen. Voor cliënten die moeite hebben om hun knieën te buigen, wordt de beweging zo duidelijker.

6.2 Tot zit helpen – naast de cliënt

Uitgangspositie

Cliënt: staat voor een stoel.
Zorgverlener: staat naast de cliënt.

Voorbereiding

- Zorg dat de cliënt schoenen aanheeft of pantoffels/sokken met een stroeve zool.
- Zorg dat de cliënt eerst de rand van de stoel voelt met de achterkant van zijn benen. Zijn lichaam 'weet' dan hoe diep de zitbeweging wordt.

Impuls gaan zitten

- Ga in een schredestand staan naast de cliënt.
- Zorg dat je achterste voet bij de achterste poten van de stoel staat.
- Zorg dat je voorste voet ter hoogte van de voeten van de cliënt staat.
- Leg je arm rond de schouders van de cliënt.
- Vraag de cliënt om zijn hand het dichtst bij jou op zijn buik te leggen.
- Leg jouw vrije hand op zijn hand.
- Nu beweeg je tegelijk:
  - je bovenlichaam naar voren;
  - je gewicht tot boven je voorste voet;
  - je zakt door je knieën.
- Je geeft hierbij een lichte druk met jouw hand op zijn hand.
- Wacht totdat de cliënt mee naar voren buigt en door zijn knieën zakt.

- Jij zakt nog verder door je knieën.
- Wacht tot de cliënt meegaat.

- Verplaats je gewicht van je voorste naar je achterste voet.
- De cliënt volgt je in deze beweging en gaat goed achter in de stoel zitten.

Wanneer niet?

- Wanneer de cliënt zelf kan gaan staan en zitten.
- Wanneer deze wijze van verplaatsen als ongepast wordt ervaren door cliënt, zorgverlener of beiden.
- Bij buikklachten.
- Wanneer de cliënt zwanger is.
- Wanneer de cliënt meer ondersteuning nodig heeft.
- Wanneer de cliënt geen goede zitfunctie heeft.
- Wanneer de cliënt geen goede stafunctie heeft.

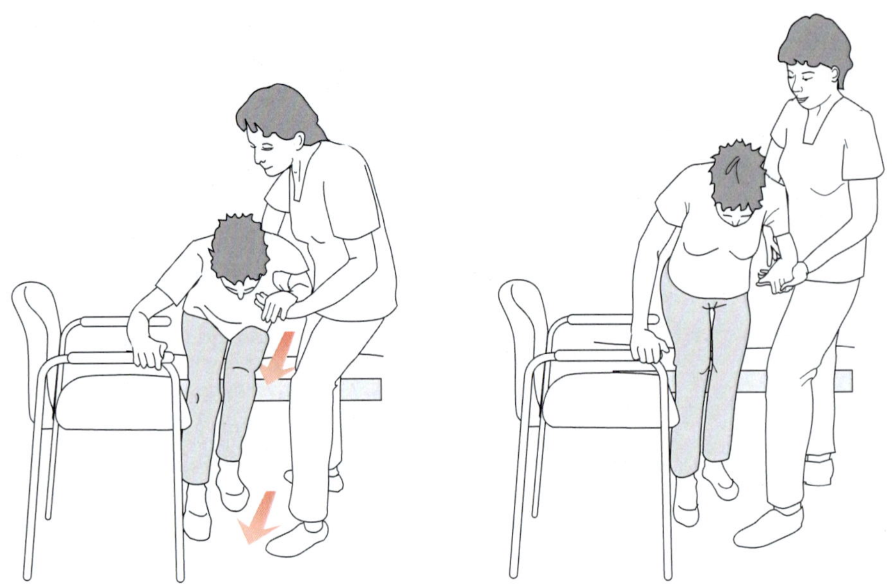

Impuls gaan staan

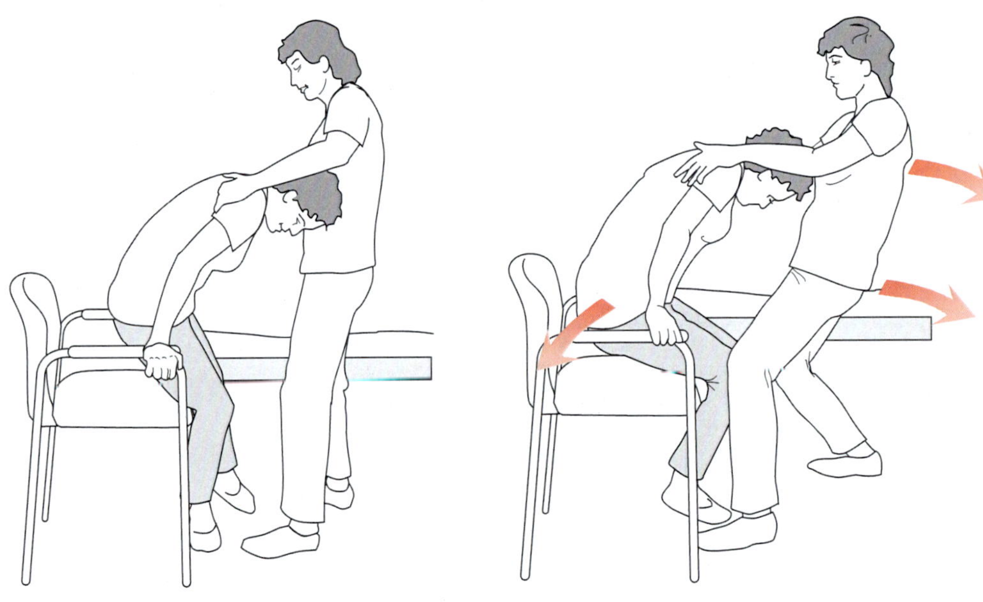

Impuls gaan zitten

6.3 Van bed naar stoel – naast de cliënt

Uitgangspositie

Cliënt: zit op bed, bank of stoel.
Zorgverlener: staat naast de cliënt.

Voorbereiding

- Zorg dat de cliënt schoenen aanheeft of pantoffels/sokken met een stroeve zool.
- Zorg dat de cliënt met zijn voeten goed kan steunen op de grond.
- Zet een stoel klaar, indien van toepassing aan de 'sterkste' zijde van de cliënt.
- Zet de stoel haaks ten opzichte van de stoel of het bed waar de cliënt op zit.
- Zet, als het een rolstoel betreft, de stoel op de rem.
- Verwijder van de rolstoel de beensteun aan de kant van de cliënt.
- Ga naast de cliënt staan aan zijn 'zwakste' zijde.
- De cliënt plaatst zijn voet aan de kant van de (rol)stoel iets naar voren. De andere voet zet hij met de tenen recht onder de knie.
- De cliënt pakt de verst verwijderde stoelleuning vast.
- Ga zelf in een licht gebogen schredestand staan.

Impuls gaan staan

- Breng je arm *onder* de arm van de cliënt door.
- Wanneer je merkt dat de cliënt klaar is voor de beweging, buig je je bovenlichaam naar voren. Doe niets met je arm!
- Wanneer de cliënt meekomt in deze beweging, verplaats je je gewicht van je achterste naar je voorste been.
- Als de cliënt los komt van de stoel, strek je je benen en romp.
- De cliënt komt tot staan, draait op de voorvoet van zijn sterkste been en trekt zijn andere been bij.

Impuls gaan zitten

- De cliënt pakt achter zich de andere leuning vast.
- Ga recht voor de cliënt staan, leg je handen op zijn schouders.
- Breng je eigen bovenlichaam iets naar achteren. Hierdoor buigt de cliënt zijn bovenlichaam naar voren.
- Buig door je knieën, breng je gewicht naar je achterste been.
- Hierdoor gaat de cliënt zitten.

Wanneer niet?

- Wanneer de cliënt zelf kan gaan staan en zitten.
- Bij pijnklachten.
- Wanneer de cliënt niet meekomt met jouw beweging. Ga nooit trekken met je arm!
- Wanneer de cliënt meer ondersteuning nodig heeft.
- Wanneer de cliënt geen goede zitfunctie heeft.
- Wanneer de cliënt geen goede stafunctie heeft.
- Wanneer de cliënt niet een paar stapjes kan zetten.

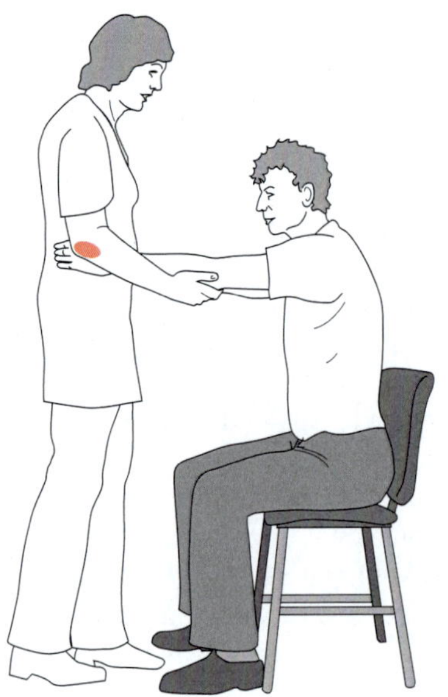

Wijze van elkaar vasthouden

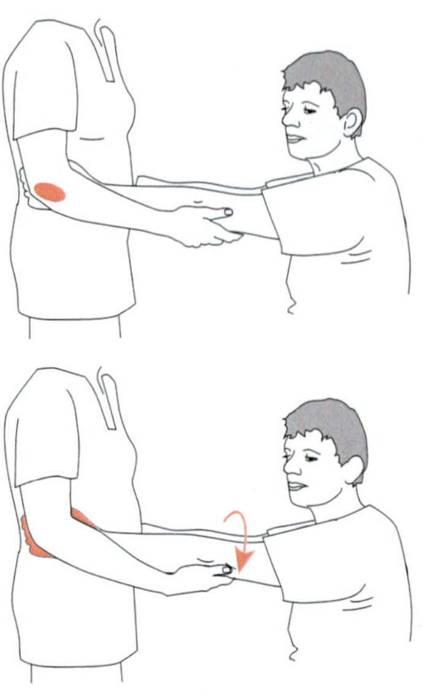

De armen naar binnen gedraaid geeft meer grip voor de cliënt

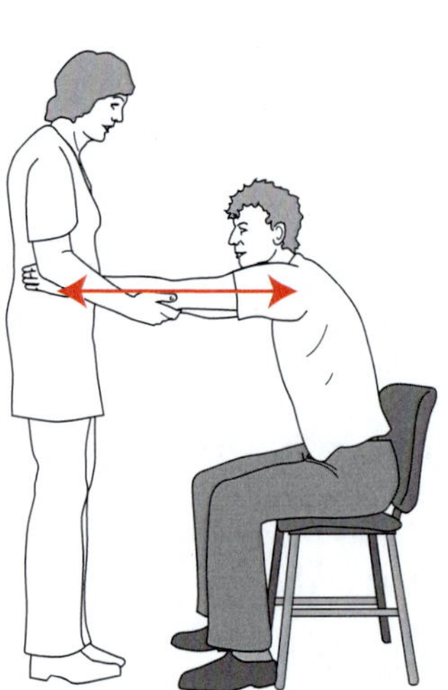

Zet kleine stapjes naar achteren tot de cliënt niet verder naar voren kan buigen

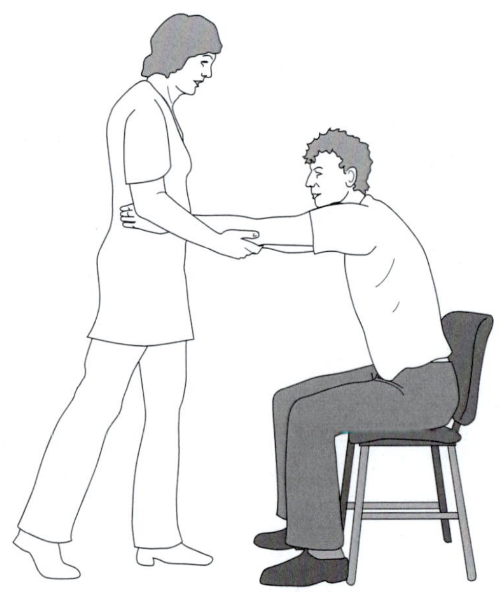

Zet één voet ver naar achteren
Houd je gewicht op je voorste voet

6.4 Helpen staan en zitten met het 'locomotiefje'

Uitgangspositie

Cliënt: zit op bed, bank of stoel.
Zorgverlener: staat voor de cliënt.

Voorbereiding

- Zorg dat de cliënt schoenen aanheeft of pantoffels/sokken met een stroeve zool.
- Zorg dat de cliënt met zijn voeten goed kan steunen op de grond.
- Laat de cliënt zijn voeten ongeveer zo plaatsen dat zijn tenen zich recht onder zijn knieën bevinden.
- Zet, als het een rolstoel betreft, de stoel op de rem.

Wijze van vasthouden

- Nodig de cliënt uit om met zijn handen jouw heupen vast te houden.
- Fixeer zijn handen met jouw ellebogen.
- Plaats je handen rond zijn ellebogen.
- Nodig hem uit zijn armen iets naar binnen te draaien. Dat voorkomt het wegglijden van de handen van de cliënt.

Impuls naar voren buigen

- Zet kleine stapjes naar achteren.
- De cliënt volgt je door zijn bovenlichaam naar voren te brengen.
- Stop met lopen zodra je voelt dat de cliënt niet verder naar voren kan komen. Er staat dan spanning op zijn armen en de beweging 'stopt'.

Impuls gaan staan

- Zet nu één been ver naar achteren (hiel van de grond).
- Zak door je knieën. Blijf laag.
- Breng je gewicht naar je achterste voet.
- Hierdoor breng jij je bekken naar achteren.
- De cliënt krijgt nu de prikkel om zich aan jou op te trekken.
- Door goed te blijven hangen in deze houding kost het de cliënt minder moeite om te gaan staan.

Impuls opstrekken

- Strek je benen.
- De cliënt komt rechtop maar staat nog naar voren gebogen.
- Geef opwaartse druk met je handen vlak voor de ellebogen van de cliënt.
- Verplaats je gewicht weer terug naar je voorste voet.
- De cliënt kan daardoor ook rechtop komen staan.

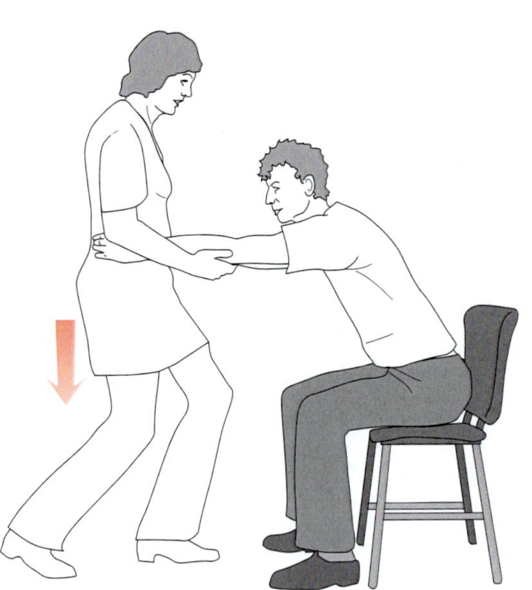

Zak door je knieën

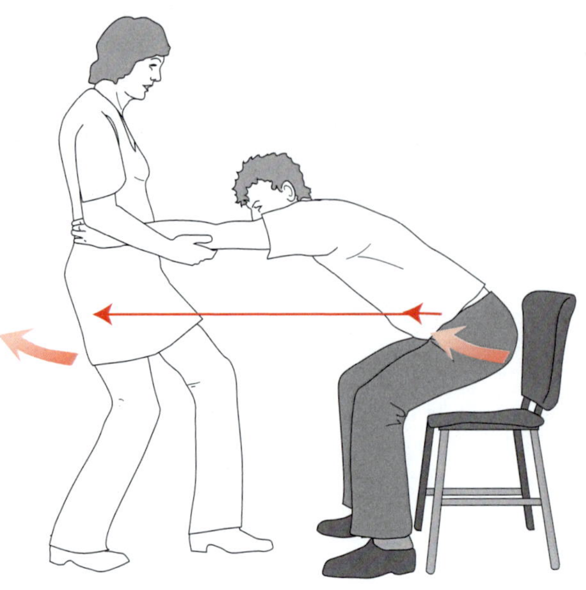

Blijf laag en breng je gewicht naar je achterste voet
De cliënt trekt zich aan jou op

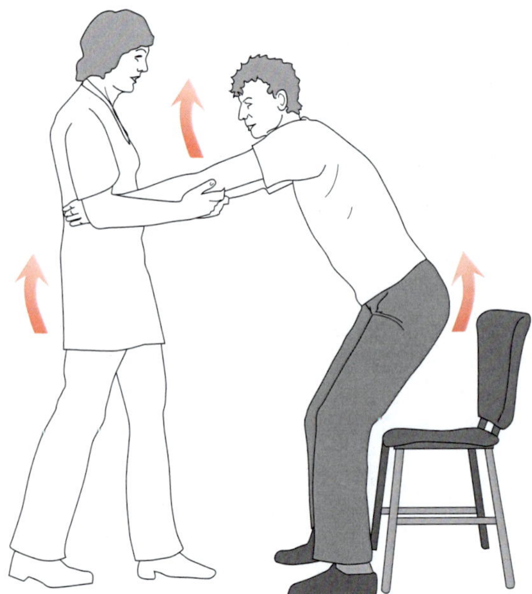

Strek je benen
De cliënt strekt half op

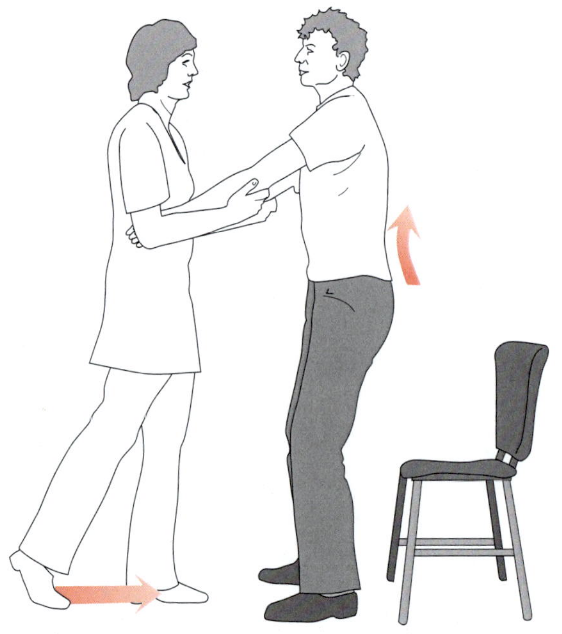

Breng je gewicht terug naar je voorste voet
De cliënt strekt helemaal op

Je hebt nu een rondje gemaakt van je voorste been naar beneden, naar je achterste been, weer naar boven en dan naar je voorste been. Vandaar de naam: 'locomotiefje'.
Bij het gaan zitten kun je dezelfde weg terug volgen, maar in praktijk is het dan makkelijker om daarbij je voorste voet meer naar voren te zetten (naast de voet van de cliënt)

Wanneer niet?

- Wanneer de cliënt zelf kan gaan staan en zitten.
- Wanneer de cliënt geholpen kan worden met een van de vorige technieken.
- Bij pijnklachten.
- Wanneer de cliënt niet meekomt met jouw beweging. Ga nooit trekken met je armen!
- Wanneer de cliënt geen goede zitfunctie heeft.
- Wanneer de cliënt geen goede stafunctie heeft.
- Wanneer de cliënt niet een paar stapjes kan zetten.

Pas op!
Wanneer de cliënt zoveel steun nodig heeft dat je deze techniek moet gaan gebruiken, is het tijd voor een hulpmiddel! Pas deze techniek hooguit eenmaal toe en zorg dan dat er een passend hulpmiddel komt.

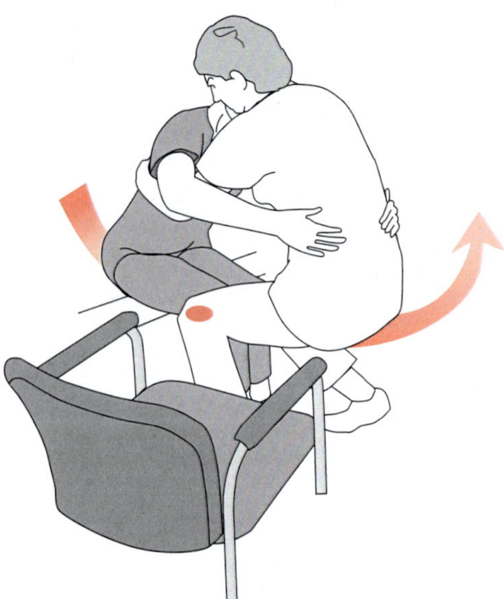

Impuls gaan staan

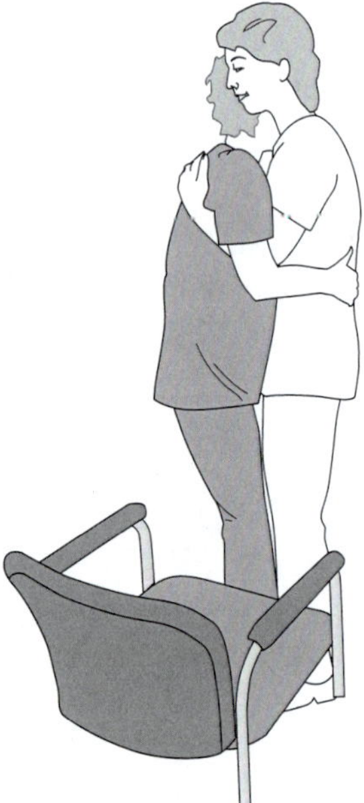

Impuls lopen

6.5 Helpen staan en zitten met veel hulp

Uitgangspositie

Cliënt: zit op bed, bank of stoel.
Zorgverlener: staat voor de cliënt.

Voorbereiding

- Zorg dat de cliënt schoenen aanheeft of pantoffels/sokken met een stroeve zool.
- Zorg dat de cliënt met zijn voeten goed kan steunen op de grond.
- Laat de cliënt zijn voeten ongeveer zo plaatsen dat de tenen zich recht onder zijn knieën bevinden.
- Zet een stoel klaar, indien van toepassing aan de 'sterkste' zijde van de cliënt.
- Zet de stoel haaks ten opzichte van de stoel of het bed waar de cliënt op zit.
- Zet, als het een rolstoel betreft, de stoel op de rem.
- Verwijder van de rolstoel de beensteun aan de kant van de cliënt.

Wijze van vasthouden

- Ga in een licht gebogen schredestand voor de cliënt staan.
- Zet je knieën aan weerszijden van die van de cliënt en klem ze tegen elkaar.
- Daarvoor moet je de hiel van je achterste voet van de grond optillen.
- Laat de cliënt iets naar voren komen.
- Breng je armen onder zijn armen door.
- Omvat de cliënt met je ene hand hoog bij de schouder en de andere laag in de taille.
- Laat de cliënt jouw bovenarmen of heupen vasthouden, maar laat hem *nooit* zijn armen om jouw nek slaan!

Impuls gaan staan

- Buig diep door je knieën.
- Hang nu naar achteren en verplaats je gewicht naar je achterste voet.
- De cliënt komt hierdoor los van de stoel of van het bed.
- Strek samen op tot stand. Houd de cliënt dicht tegen je aan.

Impuls lopen

- Loop of schuifel met de cliënt naar de andere zitplaats.
- Verplaats afwisselend je gewicht van je linker- naar je rechtervoet.

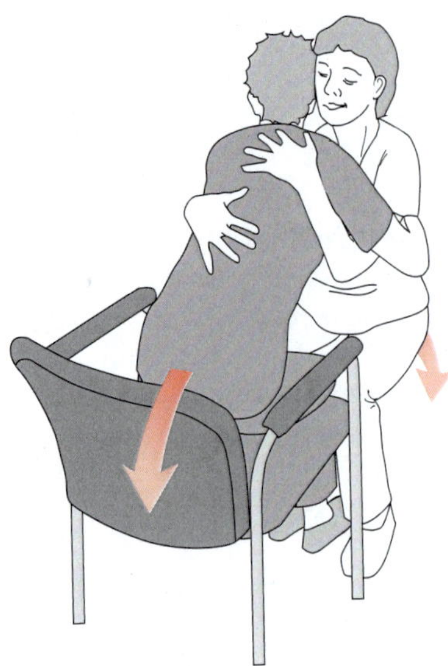

Impuls gaan zitten

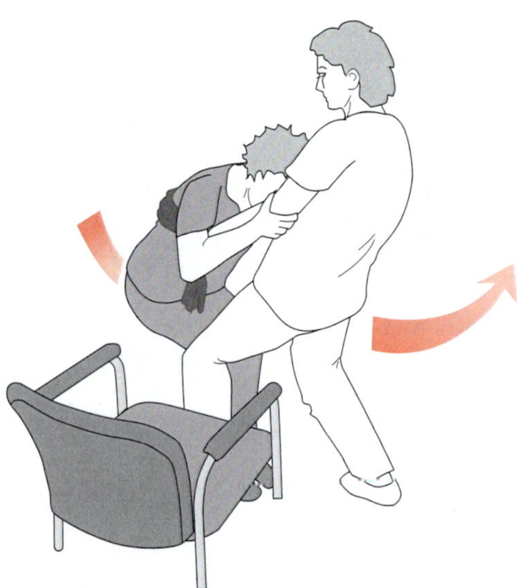

Variatie met band achter de rug

Buig met het helpen bij gaan zitten nooit met je bovenlichaam naar voren. Als de cliënt aan je gaat hangen komt er te veel gewicht op je nek en rug. Laat de cliënt nooit zijn armen om je nek slaan!

Impuls gaan zitten

- De bovenbenen van de cliënt raken de andere zitplaats.
- Zorg dat je recht voor de stoel staat en buig licht door je knieën.
- Zorg dat je voorste voet exact naast de voet van de cliënt staat.
- Ondersteun de cliënt bij schouderbladen en knieën.
- Hang met je bovenlichaam licht naar achteren, hierdoor buigt de cliënt zijn bovenlichaam naar voren.
- Buig dieper door je knieën en breng je gewicht naar achteren. Hierdoor kan de cliënt gaan zitten.

Variatie

- Bij cliënten die pijn hebben, heel fors zijn of groter dan jij, kun je dezelfde techniek toepassen met een band achter de rug. Je kunt hiervoor een grote badhanddoek nemen, een trekzeil of een speciaal doorvoor gemaakte band.
- De cliënt houdt dan beide armen *over* de band, nooit eronder!
- Pak de band altijd zo dicht mogelijk bij zijn lichaam vast.
- Ga zo ver weg staan dat er spanning staat op de band.
- Laat de cliënt jouw armen vasthouden.
- Maak dan exact dezelfde beweging als hierboven beschreven.

> De meeste cliënten bij wie deze techniek wordt toegepast hebben onvoldoende zitfunctie en stafunctie. Zet zo gauw mogelijk een tillift in.

Wanneer wel?

- In noodgevallen.

Wanneer niet?

- Wanneer de cliënt zelf kan gaan staan en zitten.
- Wanneer de cliënt geholpen kan worden met een van de vorige technieken.
- Wanneer de cliënt niet meekomt met jouw beweging. Ga nooit trekken met je armen!
- Wanneer de cliënt geen goede zitfunctie heeft.
- Wanneer de cliënt geen goede stafunctie heeft.
- Wanneer de cliënt niet een paar stapjes kan zetten.

De techniek met dit hulpmiddel wordt gebruikt door cliënten die zich wel tot staan kunnen optrekken maar hun voeten niet kunnen verplaatsen.

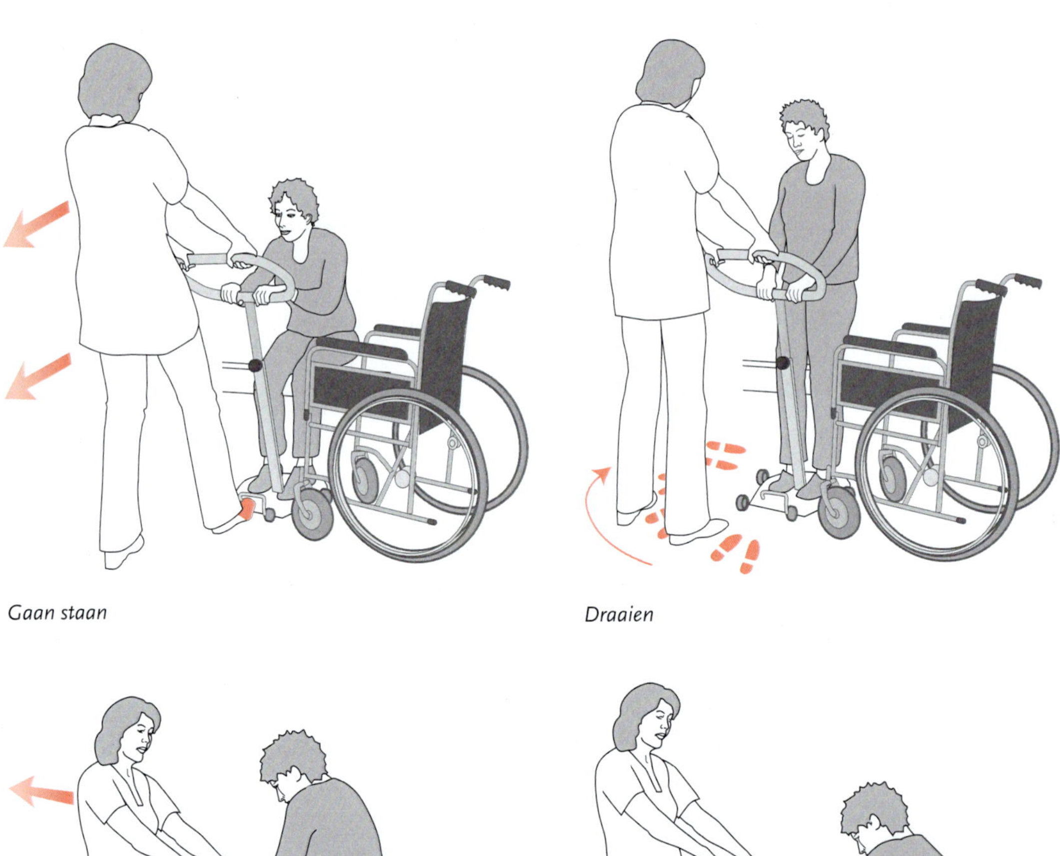

Gaan staan

Draaien

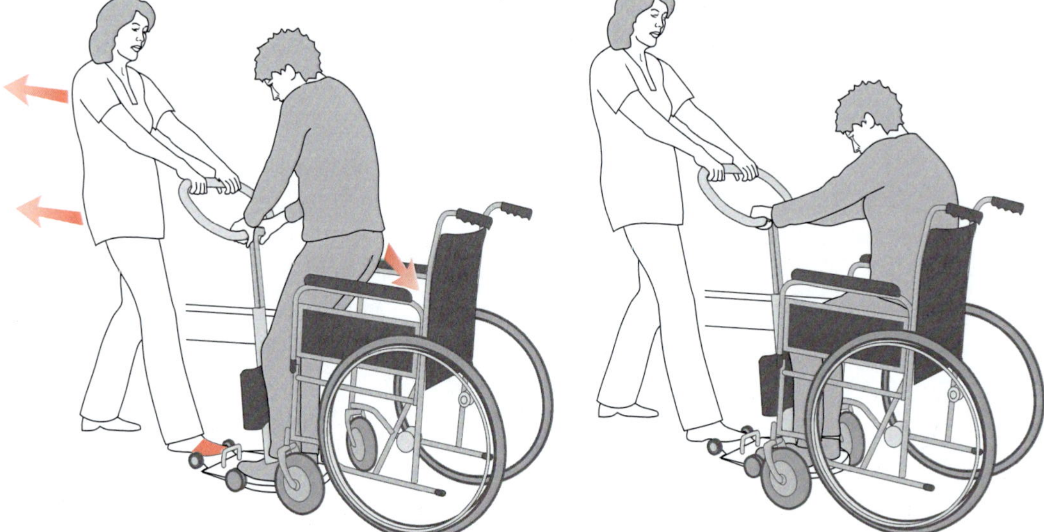

Gaan zitten

Plaats je voet altijd op de aangewezen plaats op de draaischijf en breng daarna je gewicht naar achteren.

Wanneer je niet voldoende hangt aan de steun, trekt de cliënt het hulpmiddel over zich heen. Hij kan zich dan niet optrekken tot staan.

6.6 Helpen staan en zitten met de draaischijf met steun

Uitgangspositie

Cliënt: zit op bed, bank of stoel.
Zorgverlener: staat voor de cliënt.

Voorbereiding

- Zorg dat de draaischijf met steun in de buurt is van de cliënt.
- Zorg dat de cliënt schoenen aanheeft of pantoffels/sokken met een stroeve zool.
- Zorg dat de cliënt met zijn voeten goed kan steunen op de grond.
- Zet de stoel klaar waar de cliënt naartoe gaat.
- Zet de stoel haaks ten opzichte van de stoel of het bed waar de cliënt op zit.
- Zet, als het een rolstoel betreft, de stoel op de rem.
- Verwijder van de rolstoel de beensteunen.
- Rijd de draaischijf naar de cliënt.
- Laat de cliënt zijn voeten recht onder zijn knieën op de draaischijf plaatsen.

Gaan staan

- Laat de cliënt de steun van de draaischijf vastpakken.
- Houd zelf de steun ook vast.
- Plaats je ene voet op de draaischijf (aangewezen plaats).
- Zet je andere voet naar achteren.
- Buig iets door je knieën.
- Ga nu naar achteren hangen aan de steun en verplaats je gewicht naar je achterste voet.
- Vraag de cliënt om zich aan de steun op te trekken tot staan.

Draaien

- Wanneer de cliënt stevig staat, loop je zelf opzij.
- Neem de draaischijf in deze beweging mee.
- Draai de draaischijf *nooit* door een beweging van je armen!

Gaan zitten

- De bovenbenen van de cliënt raken de andere zitplaats.
- Zorg dat je recht voor de stoel staat en zet weer één voet op de draaischijf (aangewezen plaats).
- Zet je andere voet naar achteren.
- Buig iets door je knieën.
- Ga naar achteren hangen aan de steun en verplaats je gewicht naar je achterste voet.
- Vraag de cliënt om te gaan zitten.

Wanneer niet?

- Wanneer de cliënt zelf kan gaan staan en zitten.
- Wanneer de cliënt geholpen kan worden met een van de vorige technieken.
- Wanneer de cliënt zich niet tot staan kan trekken.
- Wanneer de cliënt zich niet mag optrekken met zijn handen.
- Wanneer de cliënt geen goede zitfunctie heeft.
- Wanneer de cliënt geen goede stafunctie heeft.

De techniek met de glijplank wordt gebruikt door cliënten die een heel goede zitfunctie en armfunctie hebben maar helemaal niet kunnen staan.

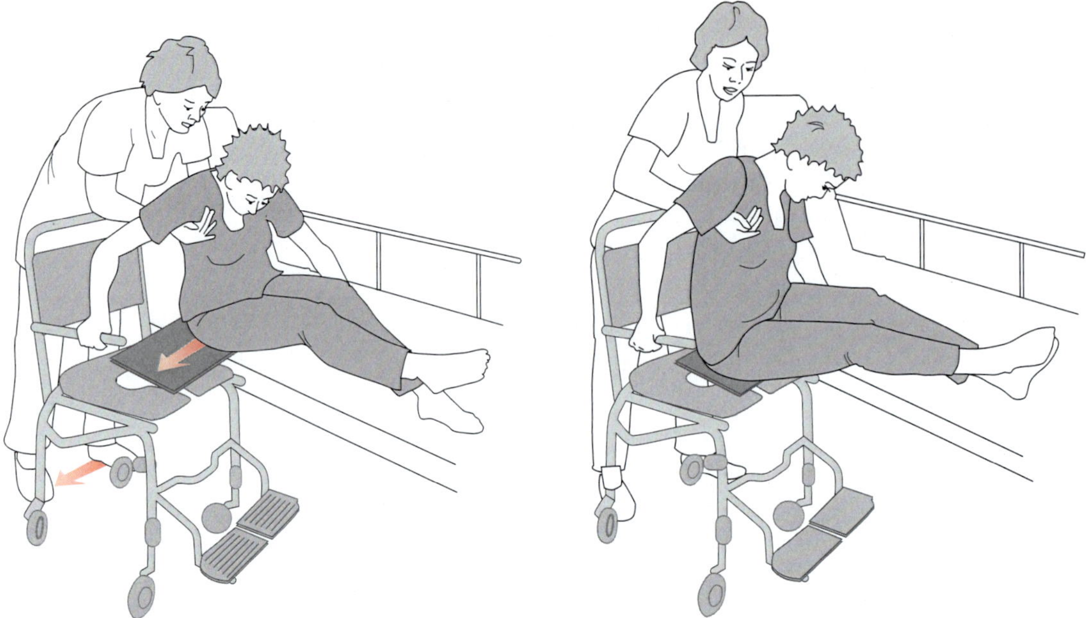

Geef alleen 'ruggensteun' voor het gevoel van veiligheid van de cliënt

Niet tillen, laat de cliënt het zelf doen

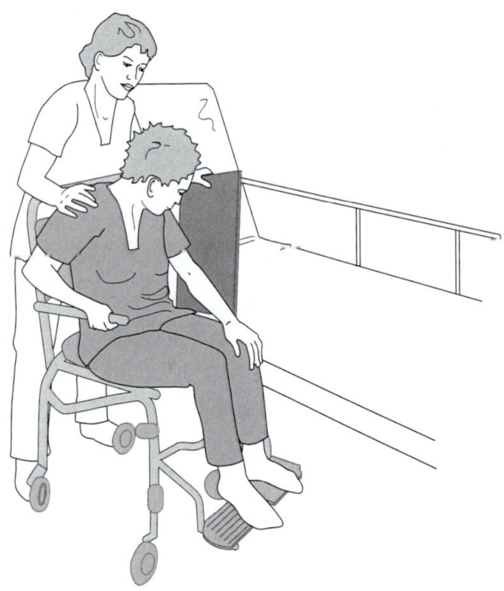

Verwijder de plank of laat de cliënt dit zo mogelijk zelf doen

Gebruik geen los glad materiaal op de plank om het glijden te vergemakkelijken. De cliënt kan dan snel van de plank afglijden.

6.7 Van bed/stoel naar stoel (en v.v.) met de glijplank

Uitgangspositie

Cliënt: zit op bed of in een stoel.
Zorgverlener: staat achter de cliënt.

Voorbereiding

- Zorg dat de glijplank in de buurt is van de cliënt.
- Zet een stoel klaar op de plek waar de cliënt naartoe gaat.
- Zet de stoel haaks ten opzichte van de stoel of het bed waar de cliënt op zit.
- Als bij de verplaatsing een rolstoel betrokken is, verwijder dan de leuning aan de kant van de cliënt.
- Zet, als het een rolstoel betreft, de stoel op de rem.
- Zorg, zo mogelijk, dat de zitting van de stoel waar de cliënt naartoe gaat een iets lager niveau heeft dan het bed/de stoel waar hij vandaan komt.

De glijplank

- Laat de cliënt zich zittend naar de zijkant van het bed verplaatsen.
- Vraag de cliënt op één bil opzij te leunen van jou af.
- Schuif één uiteinde van de plank een stukje onder het zitvlak van de cliënt.
- Zorg dat hij er met zijn zitbotten op zit.
- Het andere uiteinde van de plank ligt op de zitting van de stoel.
- Ga achter de stoel staan.
- Vraag de cliënt om over de glijplank heen te schuiven.
- Laat de cliënt de stoelleuning vastpakken en zich daarnaartoe te trekken.
- Ondersteun een angstige cliënt in de rug.
- Wanneer de cliënt in de stoel zit, tilt hij zo mogelijk zelf zijn benen uit bed.
- Verwijder de glijplank door de cliënt opzij te laten leunen.

Ga in deze houding nooit tillen. Geef alleen ruggensteun. Het kan voor de cliënt wel belangrijk zijn dat jij daar staat.

Wanneer niet?

- Wanneer de cliënt zelf kan gaan staan en zitten.
- Wanneer de cliënt geholpen kan worden met een van de vorige technieken.
- Wanneer de cliënt zichzelf niet over kan/mag trekken met behulp van zijn armen en handen.
- Wanneer de cliënt geen goede zitfunctie heeft.

Let op!
Het verplaatsen met tilliften is aan strikte regels[1] gebonden in verband met de veiligheid van de cliënt. Lees eerst 'Voorbereiding algemeen'.

Voorbereiding algemeen

- Controleer in het verplaatsingsprotocol met welke lift en band de cliënt wordt verplaatst.
- Maak alleen gebruik van het daarin voorgeschreven materiaal.
- Bedenk dat iedere cliënt een persoonsgebonden band kan hebben. Het kan dan onveilig zijn hem met een andere band te verplaatsen (bijvoorbeeld een amputatiesling).
- Controleer wanneer de lift voor het laatst gekeurd is. Is de lift nog goedgekeurd?
- Controleer het maximaal te verplaatsen gewicht van deze lift én van de tilband.
- Blijft het gewicht van de cliënt hieronder?
- Controleer de band op heelheid van de stof, de naden en de clips. Is de band schoon? Is het label leesbaar?

Als het materiaal niet aan de eisen voldoet, mag je het niet gebruiken!

Voer dan de verplaatsing niet uit. Neem contact op met de eigenaar van de tillift. Dat is meestal de cliënt zelf, het uitleenbedrijf of de zorginstelling.

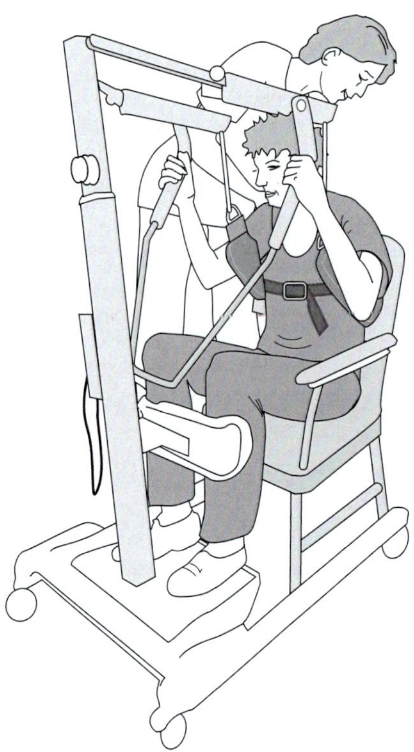

Breng de band aan volgens voorschrift

De beschrijving van deze techniek geldt in het algemeen voor actieve tilliften. Lees voor details altijd de Nederlandse gebruiksaanwijzing, die aan iedere lift bevestigd hoort te zijn.

6.8 Van bed/stoel naar stoel (en v.v.) met een actieve tillift

Uitgangspositie

Cliënt: zit op bed of in een stoel met de voeten steunend op de grond.
Zorgverlener: werkt volgens protocol en is intern voldoende geschoold om met tilliften te mogen werken.[2]

Voorbereiding lift en band

- Maak genoeg ruimte om straks met de tillift te kunnen manoeuvreren.
- Rijd de tillift richting de cliënt. Je loopt vóór de tillift uit.
- Zet de tillift in de buurt van het bed maar niet zo dichtbij dat jij je niet meer vrij kunt bewegen.

Voorbereiding cliënt

- Breng de band achter de rug van de cliënt aan en sluit de band aan de voorkant stevig.
- Laat de cliënt zijn armen *over* de band heen brengen.
- Rijd de lift tot aan de cliënt.
- Vraag de cliënt zijn voeten te plaatsen op de voetenplank.
- Zet eventueel zijn benen vast met de daarvoor bestemde band.
- Laat de cliënt zich vasthouden aan de handgrepen.
- Bevestig de tilband aan de lift met clips/lussen.

Gaan staan

- De lift hoeft niet op de rem. Hij kan in de vrije stand een beetje verrijden en zo het gewicht in het midden houden. Een lift op de rem kan dat niet en is daardoor eerder uit balans.
- Breng de lift omhoog met de elektrische bediening.
- Vraag de cliënt om zo veel mogelijk zelf te gaan staan.
- Breng de cliënt tot een hoogte die hij zelf prettig vindt.

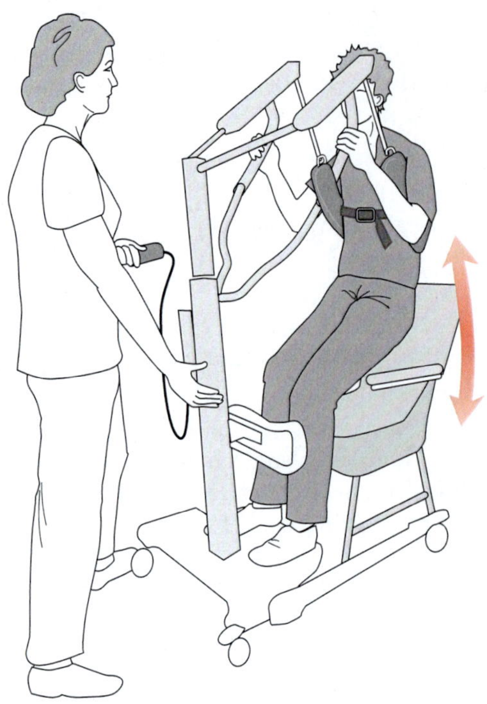

Gaan staan/gaan zitten

Verrijden

- Leg nooit lange afstanden af met de cliënt in de tillift. Verplaats hem direct naar (rol/douche)stoel of bed.
- Manoeuvreer de tillift volgens de 'zes Rijregels' en de 'Karvragen' (zie techniek 6.10).

Gaan zitten

- Plaats de cliënt in de tillift voor de stoel, zover totdat hij de zitting raakt.
- Zet de lift niet op de rem.
- Breng de lift elektrisch naar beneden.
- Vraag de cliënt zo veel mogelijk zelf te gaan zitten.
- Plaats de cliënt zo ver mogelijk achter in de stoel of op het bed.
- Bij het gaan zitten in de stoel kan het zijn dat de stoel wat naar achteren kantelt. Dat is juist goed. De cliënt komt dan goed achterin te zitten. Als de lift niet op de rem staat, komt de stoel vanzelf weer goed te staan. De lift rijdt dan iets naar achteren.
- Haak de tilband af en verwijder de band.
- Als de cliënt veilig zit of ligt, verwijder je de lift.

Afronding

- Berg het materiaal op volgens afspraak.
- Laad de batterij van de tillift op volgens afspraak.

Wanneer niet?

- Wanneer de cliënt zelf kan gaan staan en zitten.
- Wanneer de cliënt geholpen kan worden met een van de vorige technieken.
- Wanneer de cliënt geen goede zitfunctie heeft. Gezeten op bed valt hij steeds terug, ook bij een extra steun aan het bed. De cliënt gaat dan hangen in de lift. Dat is voor hem zeer pijnlijk.
- Wanneer de cliënt geen goede stafunctie heeft. Hij moet minimaal op één been kunnen steunen. Ook in deze situatie zal de cliënt gaan hangen.

Let op!
Het verplaatsen met tilliften is aan strikte regels[1] gebonden in verband met de veiligheid van de cliënt. Lees eerst 'Voorbereiding algemeen'.

Voorbereiding algemeen

- Controleer in het verplaatsingsprotocol met welke lift en band de cliënt wordt verplaatst.
- Maak alleen gebruik van het daarin voorgeschreven materiaal.
- Bedenk dat iedere cliënt een persoonsgebonden band kan hebben. Het kan dan onveilig zijn om hem met een andere band te verplaatsen (bijvoorbeeld een amputatiesling).
- Controleer wanneer de lift voor het laatst gekeurd is. Is de lift nog goedgekeurd?
- Controleer het maximaal te verplaatsen gewicht van deze lift en van de tilband.
- Blijft het gewicht van de cliënt hieronder?
- Controleer de band op heelheid van de stof, de naden en de clips. Zitten de baleinen op hun plaats? Is de band schoon? Is het label leesbaar?

Als het materiaal niet aan de eisen voldoet, mag je het niet gebruiken!

Voer dan de verplaatsing niet uit. Neem contact op met de eigenaar van de tillift. Dat is meestal de cliënt zelf, het uitleenbedrijf of de zorginstelling.

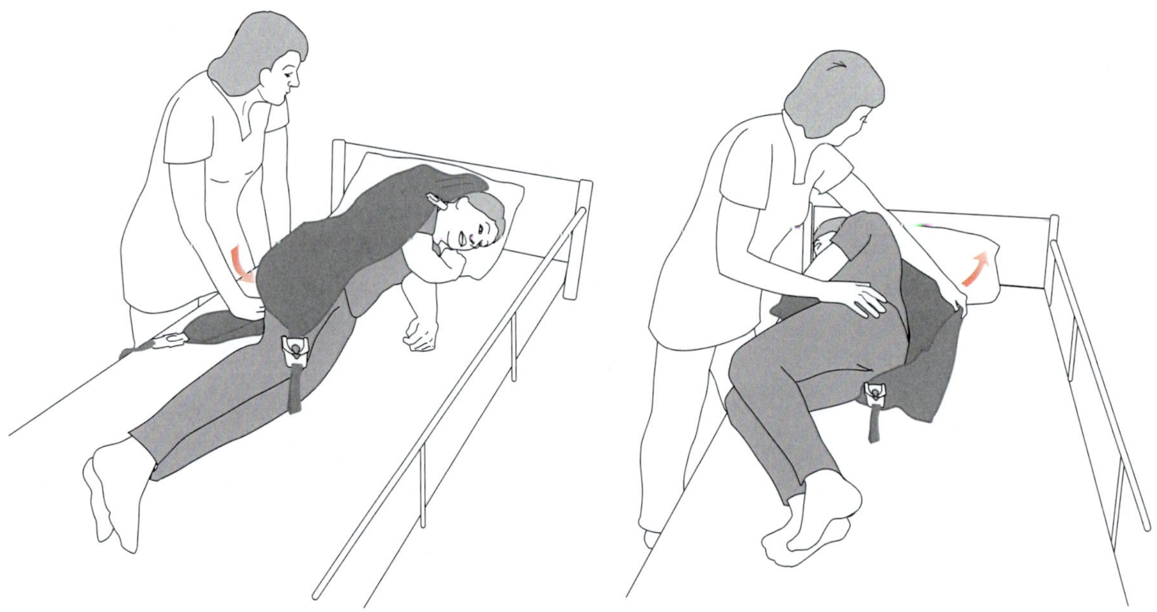

De band aanbrengen over de rechterzij van de cliënt

De band aanbrengen over de linkerzij van de cliënt

De beschrijving van deze techniek geldt in het algemeen voor passieve tilliften. Lees voor details altijd de Nederlandse gebruiksaanwijzing, die aan iedere lift bevestigd hoort te zijn.

6.9 Van bed/stoel naar stoel (en v.v.) met een passieve tillift

6.9.1 *Rondom het bed*

Uitgangspositie

Cliënt: ligt in bed.
Zorgverlener: werkt volgens protocol en is intern voldoende geschoold om met tilliften te mogen werken.[2]

Voorbereiding lift en band

- Maak genoeg ruimte om straks met de tillift te kunnen manoeuvreren.
- Rijd de tillift richting de cliënt. Je loopt vóór de tillift uit.
- Zet de tillift in de buurt van het bed maar niet zo dichtbij dat jij je niet meer vrij kunt bewegen.

Aanbrengen tilband

- Verplaats de cliënt naar de zij van jou af volgens een van de draaitechnieken.
- Leg de helft van de tilband over de zij van de cliënt.
- De binnenkant van de band ligt op de cliënt.
- De schouderclip of -lus zit ter hoogte van de schouder.
- De middellijn van de tilband loopt altijd langs de wervelkolom.
- De positie van de hoofdondersteuning en de beenslips kunnen per tilband verschillend zijn.
- Stop de andere helft van de tilband in onder de cliënt.
- Nodig de cliënt uit zich naar je toe te draaien.
- Haal de ingestopte helft van de tilband onder de rug van de cliënt vandaan.
- Nodig de cliënt uit om weer naar zijn rug te draaien.
- Nodig de cliënt uit een been op te trekken. Haal dan de beenslip onder zijn bovenbeen door.
- Herhaal dit bij zijn andere been.
- Haak de tilband aan, zo mogelijk in samenwerking met de cliënt.

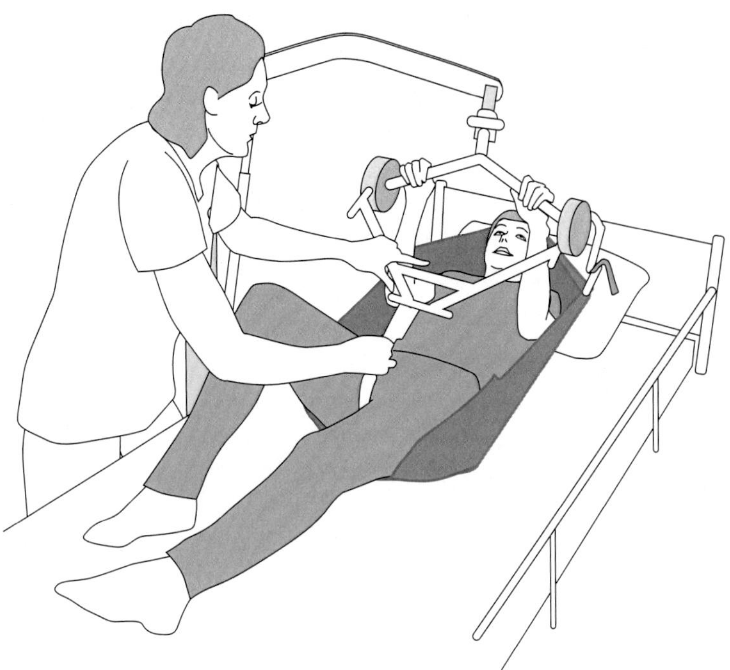

De band aanhaken aan de lift

Omhoog

- De lift hoeft niet op de rem. Hij kan in de vrije stand een beetje verrijden en zo het gewicht in het midden houden. Een lift op de rem kan dat niet en is daardoor eerder uit balans.
- Breng de lift omhoog met de elektrische bediening. Indien mogelijk laat je dat de cliënt zelf doen.
- Zodra de cliënt los is van de onderlaag, controleren jullie samen de bevestiging van de clips/lussen.
- Controleer samen of de cliënt goed in de band zit of ligt.
- Breng de cliënt niet hoger dan nodig is. Breng eventueel het bed omlaag in plaats van de tillift omhoog.
- Pas als alles is gecontroleerd, ga je de tillift verrijden.

Let op!
Het verplaatsen met tilliften is aan strikte regels[1] gebonden in verband met de veiligheid van de cliënt. Lees eerst 'Voorbereiding algemeen'.

Voorbereiding algemeen

- Controleer in het verplaatsingsprotocol met welke lift en band de cliënt wordt verplaatst.
- Maak alleen gebruik van het daarin voorgeschreven materiaal.
- Bedenk dat iedere cliënt een persoonsgebonden band kan hebben. Het kan dan onveilig zijn om hem met een andere band te verplaatsen (bijvoorbeeld een amputatiesling).
- Controleer wanneer de lift voor het laatst gekeurd is. Is de lift nog goedgekeurd?
- Controleer het maximaal te verplaatsen gewicht van deze lift en van de tilband.
- Blijft het gewicht van de cliënt hieronder?
- Controleer de band op heelheid van de stof, de naden en de clips. Zitten de baleinen op hun plaats? Is de band schoon? Is het label leesbaar?

Als het materiaal niet aan de eisen voldoet, mag je het niet gebruiken!

Voer dan de verplaatsing niet uit. Neem contact op met de eigenaar van de tillift. Dat is meestal de cliënt zelf, het uitleenbedrijf of de zorginstelling.

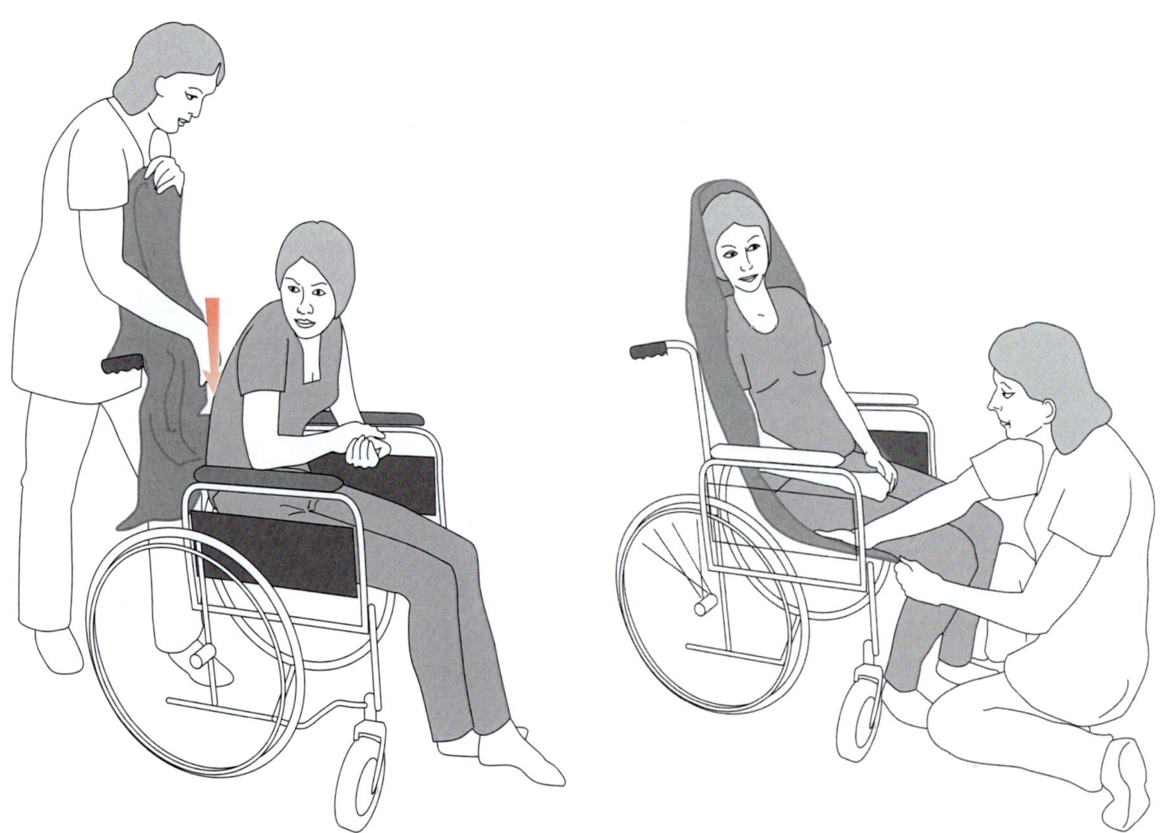

De band aanbrengen achter de rug

De band strak trekken onder stuitje en benen

De beschrijving van deze techniek geldt in het algemeen voor passieve tilliften. Lees voor details altijd de Nederlandse gebruiksaanwijzing, die aan iedere lift bevestigd hoort te zijn.

6.9 Van bed/stoel naar stoel (en v.v.) met een passieve tillift

6.9.2 *Rondom de stoel*

Uitgangspositie

Cliënt: zit in een stoel.
Zorgverlener: werkt volgens protocol en is intern voldoende geschoold om met tilliften te mogen werken.[2]

Voorbereiding lift en band

- Maak genoeg ruimte om straks met de tillift te kunnen manoeuvreren.
- Rijd de tillift richting de cliënt. Je loopt vóór de tillift uit.
- Zet de tillift in de buurt van de stoel maar niet zo dichtbij dat jij je niet meer vrij kunt bewegen.

Voorbereiding cliënt in stoel

- Zoek aan de onderzijde van de band naar het midden van de band.
- Leg de band met dit punt midden op de rugleuning van de stoel.
- Schuif vanaf daar de band met je vlakke hand tussen de stoel en de rug van de cliënt.
- Vraag tegelijkertijd of de cliënt iets naar voren kan buigen.
- Plaats de bovenkant van de band om de schouders van de cliënt met de clips/lussen op schouderhoogte.
- Vraag of de cliënt weer tegen de rugleuning gaat zitten.
- Ga voor de stoel zitten in hurkzit.
- Pak de linker beenslip met je linkerhand. Plaats je rechterhand tegen de binnenkant van de band op heuphoogte van de cliënt.
- Ga met je bovenlichaam naar achteren hangen. Duw met je rechterhand de band iets naar buiten.
- De band trekt nu strak onder het bovenbeen van de cliënt.
- Trek de beenslip onder zijn bovenbeen door.
- Herhaal dit aan de andere kant.
- Haak de tilband aan, zo mogelijk in samenwerking met de cliënt.

Omhoog

- De lift hoeft niet op de rem. Hij kan in de vrije stand een beetje verrijden en zo het gewicht in het midden houden. Een lift op de rem kan dat niet en is daardoor eerder uit balans.
- Breng de lift omhoog met de elektrische bediening. Indien mogelijk laat je dat de cliënt zelf doen.
- Zodra de cliënt los is van de onderlaag, controleren jullie samen de bevestiging van de clips/lussen.
- Controleer samen of de cliënt goed in de band zit of ligt.
- Breng de cliënt niet hoger dan nodig is.
- Pas als alles is gecontroleerd ga je de tillift verrijden.

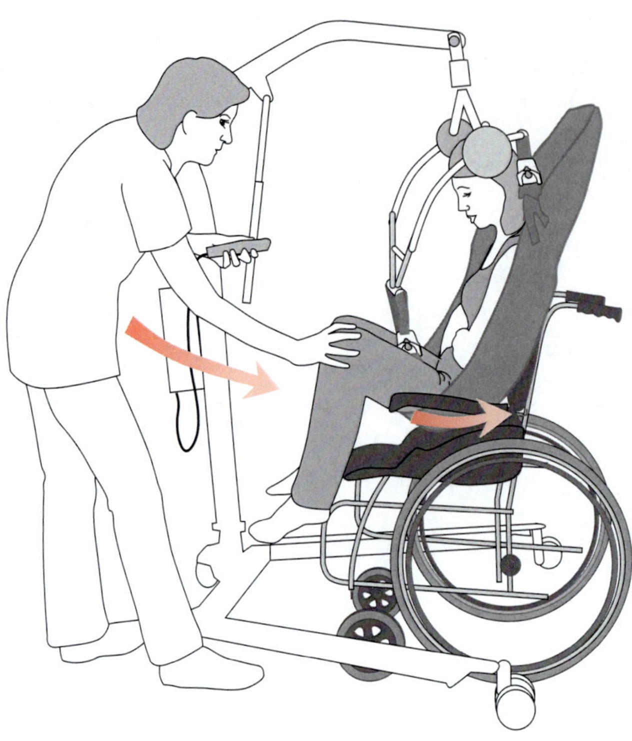

Goed plaatsen achter in een stoel

De beschrijving van deze techniek geldt in het algemeen voor passieve tilliften. Lees voor details altijd de Nederlandse gebruiksaanwijzing, die aan iedere lift bevestigd hoort te zijn.

6.9 Van bed/stoel naar stoel (en v.v.) met een passieve tillift

6.9.3 *Gaan zitten/gaan liggen*

Gaan zitten

- Plaats de cliënt in de tillift voor de stoel, zo ver dat hij met zijn billen de rugleuning raakt.
- Zet de lift niet op de rem.
- Jij zelf of de cliënt brengt de lift elektrisch naar beneden.
- Plaats de cliënt zo ver mogelijk achter in de stoel.
- Geef eventueel lichte druk onder de knieschijf van de cliënt.
- Bij het gaan zitten in de stoel kan het zijn dat de stoel wat naar achteren kantelt. Dit is juist goed. De cliënt komt dan goed achterin te zitten. Als de lift niet op de rem staat, komt de stoel vanzelf weer goed staan. De lift rijdt dan iets naar achteren.
- Ga zo ver naar beneden dat de spanning van de clips/lussen af is.
- Verwijder de band (eerst de benen).
- Als de cliënt veilig zit, verwijder je de lift.

Gaan liggen

- Plaats de cliënt in de tillift boven het bed. Draai hem in de gewenste positie.
- Plaats hem net iets hoger in bed dan nodig is.
- Zet de lift weer niet op de rem.
- Jij zelf of de cliënt brengt de lift elektrisch naar beneden of brengt het bed omhoog.
- Ga zo ver naar beneden dat de spanning van de band af is.
- Verwijder de band via een draaitechniek.
- Door het draaien komt de cliënt net iets lager te liggen.
- Als de cliënt veilig ligt, verwijder je de lift.

Afronding

- Berg het materiaal op volgens afspraak.
- Laad de batterij van de tillift op volgens afspraak.

Wanneer niet?

- Wanneer de cliënt zelf kan gaan staan en zitten.
- Wanneer de cliënt geholpen kan worden met een van de vorige technieken.
- Wanneer de cliënt te vermoeid/verzwakt is om uit bed te komen.

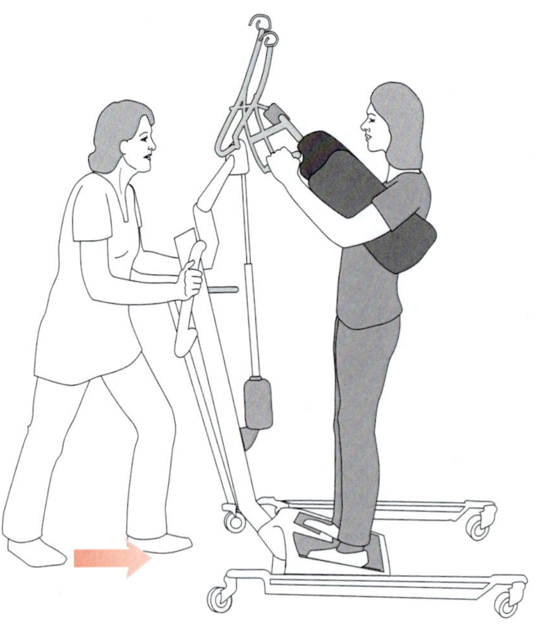

Vooruit; gewicht naar je voorste voet

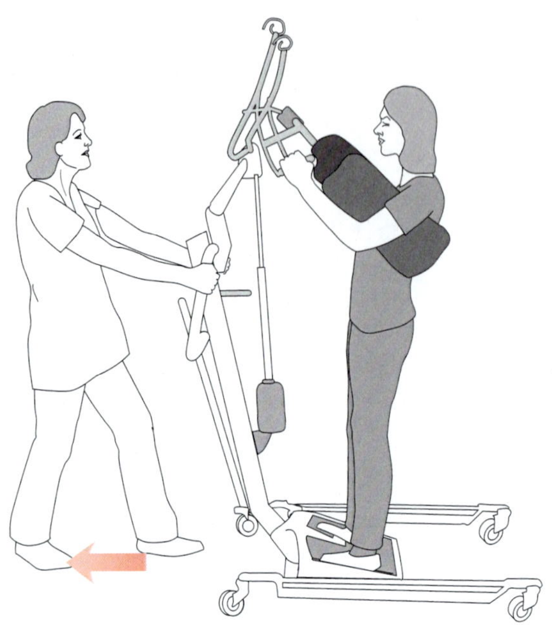

Achteruit; gewicht naar je achterste voet

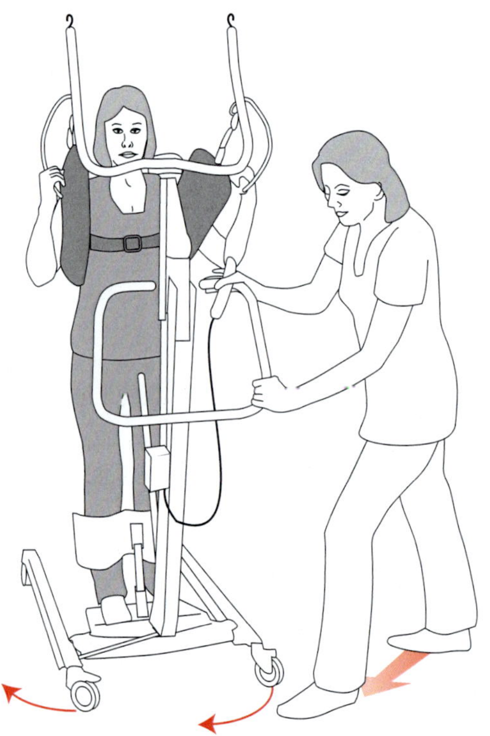

Draaien; meenemen 'in de loop'

6.10 Het verrijden van tilliften (of andere verrijdbare hulpmiddelen en karren)

Verrijden

- Leg nooit lange afstanden af met de cliënt in de tillift. Verplaats hem direct naar (rol/douche)stoel of bed.
- Rijd zo mogelijk nooit met een cliënt in een tillift over de gang.
- Onderzoek vooraf of het te verrijden voorwerp niet te zwaar is. Stel de 'Karvragen'.
- Manoeuvreer de tillift (en andere verrijdbare voorwerpen) volgens de uitgangspunten van de 'Rijregels'.

Om erachter te komen of het te verrijden voorwerp niet te zwaar is stel je de volgende zogenoemde 'Karvragen'*

*'Karvragen'**

1. Heeft je kar, bed, tillift of rolstoel goede, soepel lopende wielen?
2. Hebben de wielen een doorsnede van 12 cm of meer?
3. Is het totaalgewicht minder dan 300 kilogram?
4. Kan overal over gladde, harde en horizontale vloeren gereden worden?
5. Zijn over de gehele transportweg drempels afwezig?
6. Heeft je object handvatten of goede duwplaatsen op de juiste (instelbare of zelf te kiezen) hoogte? Dit is per persoon verschillend, maar voor duwen tussen 100-150 cm, voor trekken is deze iets lager.

Wanneer je alle vragen met ja hebt kunnen beantwoorden, hoeft de verplaatsing niet te zwaar te zijn. Wel moet je zelf ook goed bewegen met het voorwerp.

Manoeuvreren volgens de 'Rijregels'*

'Rijregels'

1. Maak gebruik van je lichaamsgewicht. Leun naar voren om vooruit te gaan. Hang naar achteren om achteruit te gaan. Trek of duw nooit met je armen!
2. Duw en draai nooit tegelijk; doe óf het een óf het ander. Duwen is meestal beter dan trekken.
3. Als je draait, loop dan zelf om het object heen en neem het in die beweging met je mee. Het object zal dan soepel om zijn as draaien. Laat het object nooit om jou heen draaien; je verwringt dan je rug. Probeer het maar eens met een vol winkelkarretje.
4. Plaats één voet op het onderstel of een richel als dat mogelijk is. Dat helpt bij het duwen. Als de wieltjes nog niet in de juiste richting staan, kun je ze op deze manier in de juiste rijrichting krijgen, zonder dat je met je armen hoeft te sjorren.
5. Beweeg rustig en gelijkmatig. Plotselinge bewegingen zijn slecht voor je lichaam en bij manoeuvreren met een rolstoel of tillift ook voor de cliënt. Gebruik de 'driesecondenregel'. Neem altijd drie seconden de tijd om het object rustig in beweging te zetten. Dat is veel beter voor je lichaam.
6. 'Keep them rolling': stop en start niet te vaak als je over een langere afstand moet rijden. Beweeg rustig en gelijkmatig.

* De 'karvragen' en de 'rijregels' zijn opgesteld door Knibbe, J.J., Knibbe, N.E., Geuze, L. *Aanpak fysieke belasting werkpakket*. Utrecht: Sectorfondsen Zorg en Welzijn, 2002.

Noten

1. Regels en afspraken voor het bewaken van de kwaliteit van patiëntenliften en tilbanden zijn vastgelegd in de NTA 7506: www.nen.nl.
2. Aanbevelingen van de Inspectie voor de Gezondheidszorg zijn opgenomen in het rapport *Tilliften nog steeds niet zonder risico*. Utrecht: IGZ, 2004. www.igz.nl.

7 Hogerop in de stoel helpen

De basisbeweging – hoe kom je zelf vanuit een onderuitgezakte houding weer rechtop in je stoel?

Misschien ben je een heel actief mens. Dan sta je vanuit een onderuitgezakte houding in de stoel gewoon even op en ga je weer recht zitten. Ook voor je cliënten is dat verreweg de beste manier om beter te gaan zitten. Wanneer de cliënt ertoe in staat is, dan is dat goed voor zijn doorbloeding (decubituspreventie) en voor zijn mobiliteit. Probeer het altijd uit met je cliënten, omdat blijven bewegen verreweg de voorkeur heeft.

Onderuitgezakt? Even komen staan heeft de voorkeur

Maar in veel gevallen kunnen cliënten niet even opstaan. Dan is het goed om te kijken hoe jij tijdens een lui avondje op de bank jezelf wat omhoog plaatst.

Eerst zet je je voeten zo ver naar achteren dat je hielen loskomen van de grond. Daarna buig je je bovenlichaam zo ver naar voren dat er druk komt op je tenen. Dan til je je bekken een beetje op. Misschien heb je ondertussen je handen achter je op de bank gezet. Daarmee, maar zeker met je voeten, zet je je af naar achteren. Dan laat je je weer zakken op de zitting van de bank.

Deze beschrijving doet sterk denken aan het gaan staan zoals eerder is beschreven (hoofdstuk 6). Dat klopt, maar met dit verschil dat je niet helemaal hoeft op te strekken en dat je er een beweging naar achteren aan toe moet voegen. Die beweging naar achteren 'ontstaat' door de verder naar achteren geplaatste voeten.

Door het ver naar achteren plaatsen van de voeten, in combinatie met het naar voren buigen van het bovenlichaam, creëer je spanning in je lichaam, te vergelijken met het op spanning brengen van een pijl en boog. Op het moment dat je lichaam loskomt van de zitting, beweeg je als vanzelf naar achteren. 'De pijl vliegt uit de boog'.

Er is nog een andere manier. Ook hierbij breng je je lichaam eerst op spanning. Je zet eerst je voeten zo ver naar achteren dat je tenen onder je knieën staan. Daarna ga je goed rechtop zitten, op je zitbotten. Als je nu één bil optilt (je leunt zijwaarts) en je weer laat zakken, dan is de helft van je lichaam een stukje naar achteren verplaatst. Daarna herhaal je dit met de andere kant. Bij deze manier gaat het ook alleen maar 'vanzelf' als je je voeten ver genoeg naar achteren hebt gezet. Immers, als je je voeten gewoon hebt laten staan, moet je meer spierkracht gebruiken.

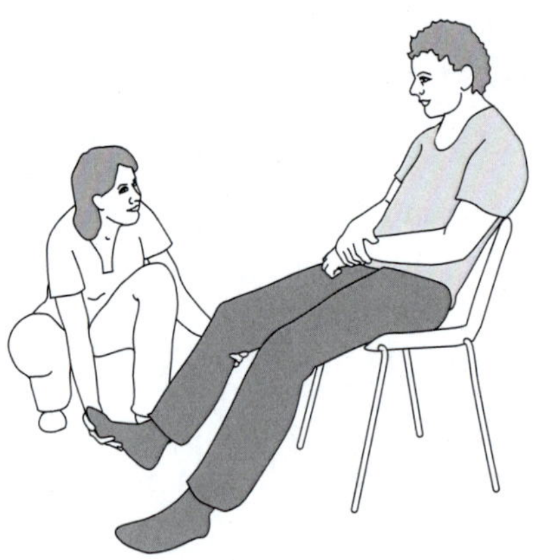

Hogerop in de stoel helpen: het lichaam van de cliënt 'op spanning brengen'; voeten naar achteren, bovenlichaam naar voren, afzet stimuleren

Hoe geef je de cliënt de impuls om zijn voeten naar achteren te plaatsen?

Wanneer de cliënt in een stoel zit met zijn benen naar voren gestrekt en je legt je hand onder de bal van zijn voet, dan ontstaat er al een lichte spierspanning in zijn bovenbeen omdat hij zijn voorvoet optilt. Het optillen van de voorvoet is het begin van het been optillen. De prikkel voor de cliënt om zelf zijn been op te tillen wordt duidelijker wanneer jij in schredestand hurkt (ter hoogte van de voeten) en dan je gewicht verplaatst naar je voorste voet. Als je even wacht, kun je zien en voelen dat de cliënt zijn bovenbeenspieren aanspant. Verplaats jij je gewicht dan nog meer in de richting van de stoel, dan trekt de cliënt zelf zijn been op. Eventueel kun je je andere hand in de knieholte plaatsen.

Belangrijk is dat je je duim naast je vingers plaatst. Een duim (of de hele hand) op de voet houdt namelijk de opwaartse beweging tegen.

Hoe geef je de cliënt de impuls om rechtop te komen zitten?

Zorg er allereerst voor dat jij niet alleen de cliënt vastpakt maar hij jou ook. Daarmee begint het goed aanspannen van de spieren. Wanneer jij hem vastpakt, verslappen de spieren (of je roept agressie op).

Daarna ga je zo ver weg staan van de cliënt, dat de armen van de cliënt gestrekt zijn. Iedere beweging die je daarna maakt, nog verder van hem weg, wordt door zijn lichaam ervaren als een prikkel om mee te gaan in die beweging. Leun eerst een klein stukje achterwaarts. Wanneer de cliënt zijn hoofd optilt, weet je dat je nog iets verder naar achteren kunt gaan. Trek niet aan zijn armen maar beweeg alleen je lichaam steeds verder naar achteren.

Als de cliënt zijn hoofd niet optilt bij jouw eerste lichte beweging naar achteren, is hij niet sterk genoeg om zich aan jou op te trekken. Je merkt dan dat je aan zijn armen gaat trekken.

Wanneer je bij het rechtop komen zitten ziet dat de cliënt zijn hoofd achteruit beweegt en daarna naar voren knikt (whiplashbeweging), ga jij te

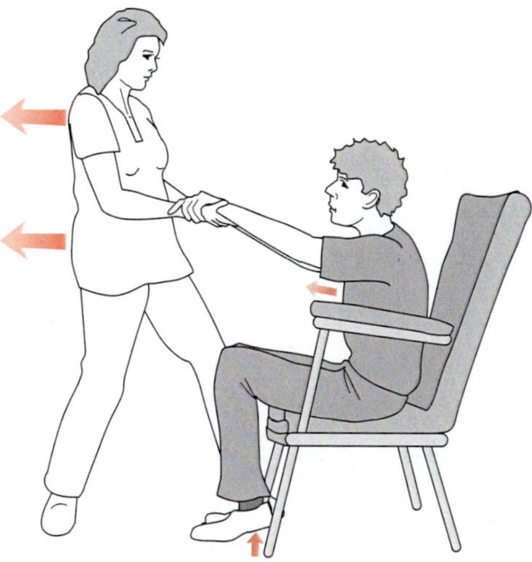

snel! Als je te snel gaat doe jij te veel. De cliënt kan door jouw snelheid niet meer meedoen.

Wat kun je doen als de cliënt niet sterk genoeg is om zich aan jou op te trekken?

Wanneer de cliënt ondanks alles aan jou blijft hangen (zijn hoofd hangt naar achteren, zijn spieren blijven slap), trek dan niet door. Ga hem ook niet onder zijn oksel omhoog 'sjorren'. Deze cliënt moet je met een passieve tillift verplaatsen. Om onderuitzakken te voorkomen, raadpleeg de fysio- of ergotherapeut voor een goede stoel met voorzieningen.

Hoe geef je de cliënt de impuls om zijn bekken op te tillen en zich naar achteren af te zetten?

Met de goede voorbereiding: voeten naar achteren en bovenlichaam naar voren, heeft de cliënt nog maar een kleine beweging nodig om zijn bekken op te kunnen tillen en zich naar achteren af te zetten. Deze beweging verschilt per techniek:

- Je hurkt voor de cliënt en geeft druk net onder de knie (zie techniek 7.2).
- Je staat voor de cliënt, klemt de knieën van de cliënt tussen jouw knieën en gaat op één been staan. Daardoor tilt de cliënt de linker- of rechterkant van zijn lichaam op (zie techniek 7.3).
- Je staat achter zijn stoel, de cliënt legt zijn handen laag op zijn buik (tegen het schaambot) en jij geeft druk tegen zijn handen (zie techniek 7.4).

Mogelijke hulpmiddelen bij het hogerop in de stoel helpen

- Stoelleuningen
- Actieve tillift
- Passieve tillift

Voor middelen om onderuitzakken in de stoel te voorkomen, zie: www.goedgebruik.nl.

Nodig de cliënt uit tot staan en weer zitten volgens een van de technieken uit hoofdstuk 6, bijvoorbeeld volgens techniek 6.4.

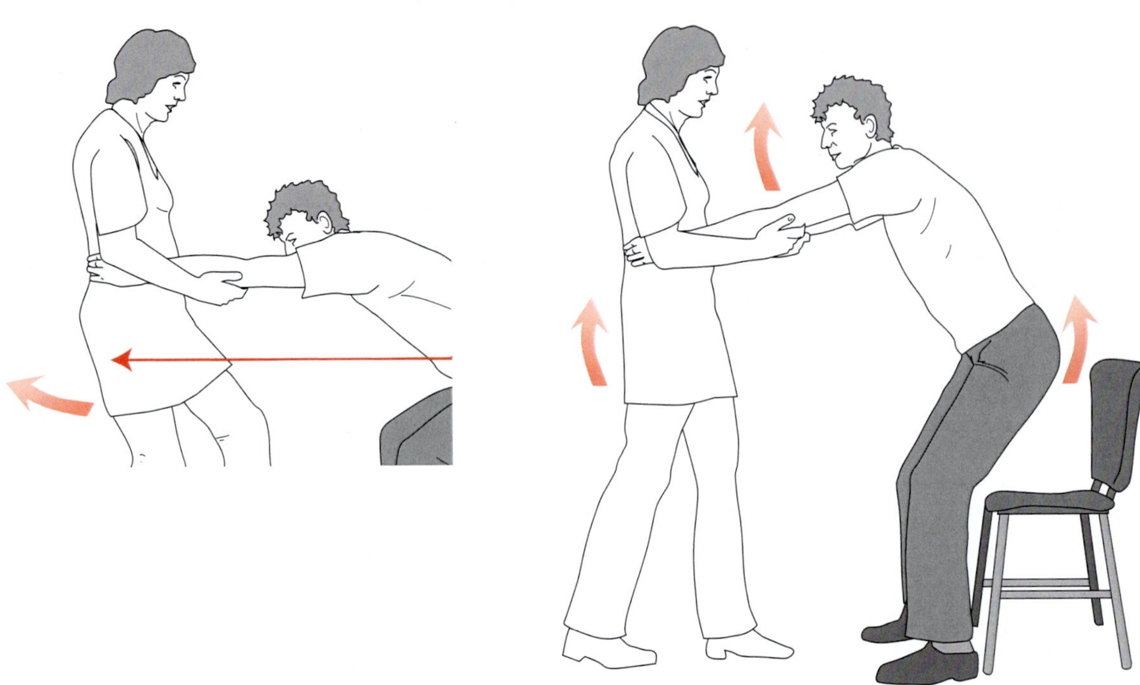

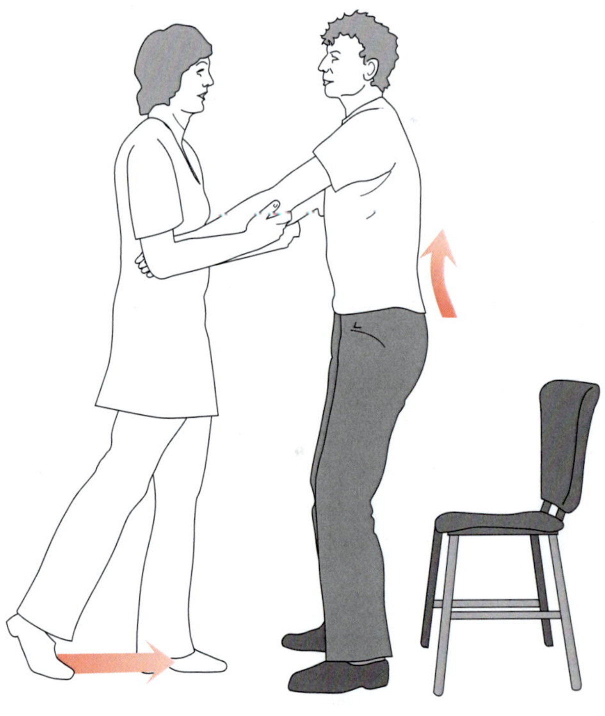

7.1 Hogerop in de stoel helpen door even te gaan staan

Uitgangspositie

Cliënt: zit onderuitgezakt in zijn stoel of op de bank.
Zorgverlener: staat voor de cliënt.

Voorbereiding

- Zorg dat de cliënt schoenen aanheeft of pantoffels met een stroeve zool.
- Zorg dat de cliënt met zijn voeten goed kan steunen op de grond.
- Laat de cliënt zijn voeten ongeveer zo plaatsen, dat zijn tenen zich recht onder zijn knieën bevinden.
- Zet, als het een rolstoel betreft, de stoel op de rem.

Actie

- Nodig de cliënt uit tot staan en weer zitten volgens een van de technieken uit hoofdstuk 6.

Wanneer niet?

- Wanneer de cliënt zelf hogerop kan gaan zitten.
- Wanneer de cliënt niet meegaat met jouw beweging. Ga nooit trekken met je armen!
- Wanneer de cliënt geen goede zitfunctie heeft.
- Wanneer de cliënt geen goede stafunctie heeft.
- Wanneer de cliënt niet een paar stapjes kan zetten.

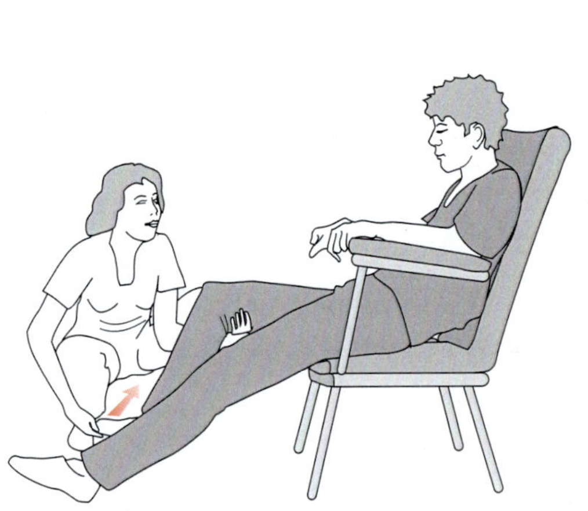

Impuls benen optrekken

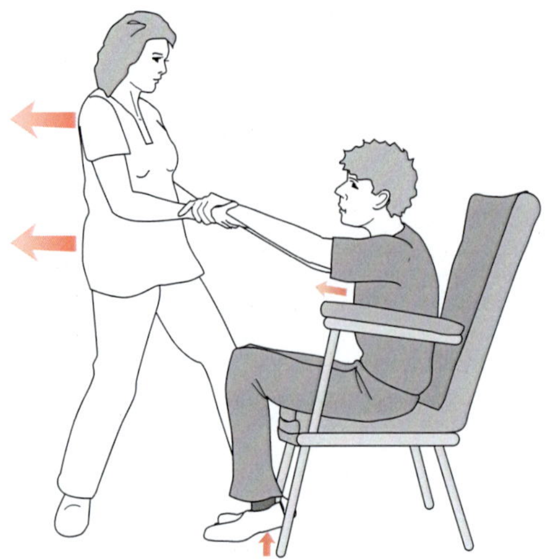

Impuls naar voren komen

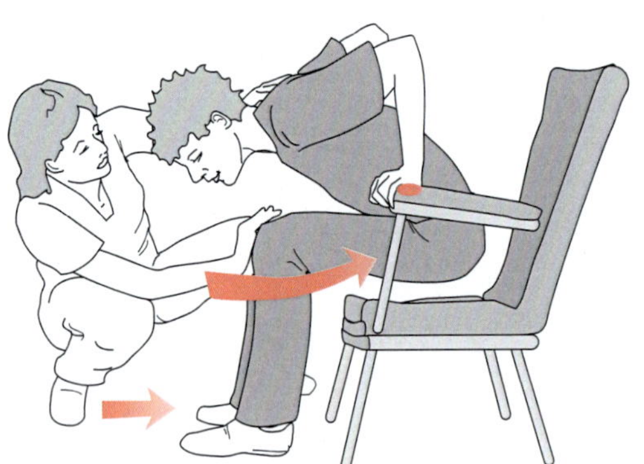

Impuls naar achteren afzetten

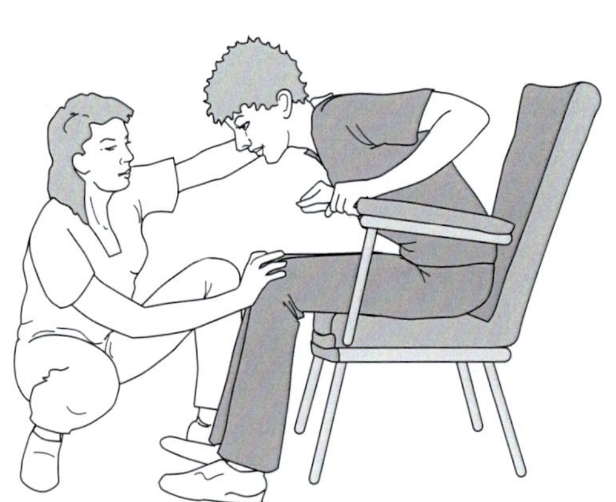

Deze techniek kan niet als de stoel voor de cliënt te hoog is! Er moet wat ruimte zijn tussen de stoelzitting en de bovenbenen van de cliënt.

Wanneer je bij het naar voren komen ziet dat de cliënt zijn hoofd achteruit beweegt en daarna naar voren knikt (whiplashbeweging), ga jij te snel! Jij doet dan te veel. De cliënt kan door jouw snelheid niet meer meedoen. Beweeg langzamer en blijf voelen dat de cliënt zich zelf inspant. Zijn hoofd blijft dan gewoon rechtop.

7.2 Hogerop in de stoel helpen met druk tegen de knie

Uitgangspositie

Cliënt: zit onderuitgezakt in een stoel met leuningen.
Zorgverlener: staat voor de cliënt.

Voorbereiding

- Als de cliënt in een rolstoel zit, zet je deze op de rem.

Impuls benen optrekken

- Ga op je hurken zitten links van de voeten van de cliënt.
- Leg je hand (plus duim) onder de bal van de voet van de cliënt.
- Geef lichte druk door je gewicht te verplaatsen naar je voorste voet. De voorvoet van de cliënt komt omhoog.
- Wacht totdat de cliënt zijn bovenbeenspieren spant.
- Beweeg nu verder naar voren.
- De cliënt tilt zelf zijn voet op en brengt zijn been naar achteren.
- Houd de druk aan totdat zijn voet zo ver naar achteren staat dat de hielen een klein stukje los zijn van de vloer.
- Wanneer deze impuls niet voldoende is, leg je je andere hand in de knieholte van de cliënt. Ga daar niet tillen, geef alleen lichte druk.
- Herhaal dit aan de andere kant.

Impuls naar voren komen

- Nodig de cliënt uit om jouw polsen vast te houden. Jij houdt zijn polsen vast.
- Ga in een schredestand naar achteren staan, tot er 'spanning op de kabel staat'. Wacht tot de cliënt zijn spieren spant.
- Verplaats je gewicht naar je achterste been.
- De cliënt volgt je door zijn bovenlichaam naar voren te brengen.
- Stop zodra je voelt dat de cliënt niet verder naar voren kan. Er staat dan spanning op zijn armen en de beweging 'stopt'.

Impuls naar achteren afzetten

- Laat de cliënt zijn handen neerzetten op de leuningen van de stoel.
- Ga gehurkt voor de cliënt zitten.
- Leg een hand op het linker schouderblad van de cliënt.
- Zet je andere hand tegen de rechterknie van de cliënt, net even onder de knieschijf. Steun met je elleboog tegen je knie.
- Geef lichte druk tegen de schouder, de cliënt leunt naar voren.
- Verplaats tegelijk je gewicht van je achterste naar je voorste voet. De cliënt krijgt hierdoor de prikkel om zijn bekken op te tillen.
- Wacht totdat de cliënt zich opduwt en verplaats dan je gewicht nog iets verder naar voren.
- De cliënt zet zich af naar achteren.

Wanneer niet?

- Wanneer de cliënt zelf hogerop kan gaan zitten.
- Wanneer de cliënt ook even kan komen staan.
- Wanneer de cliënt niet meekomt met jouw beweging. Ga nooit duwen met je armen!
- Wanneer de cliënt geen goede zitfunctie heeft.
- Wanneer de stoel te hoog is of geen leuningen heeft.
- Wanneer er een dik antidecubituskussen in de stoel ligt.

Deze methode kan in aangepaste vorm ook heel goed worden toegepast om bij een cliënt in een rolstoel de kleding goed onder het lichaam te krijgen (broek, jas).

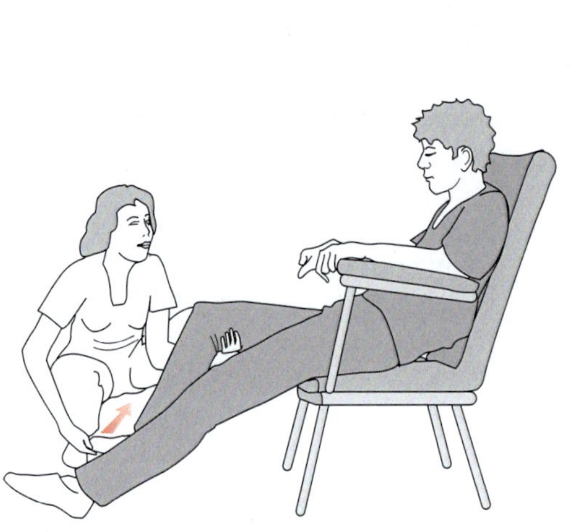

Impuls benen optrekken

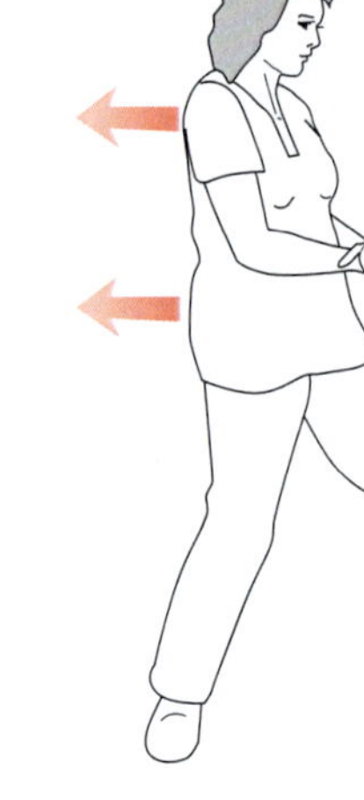

Impuls naar voren komen

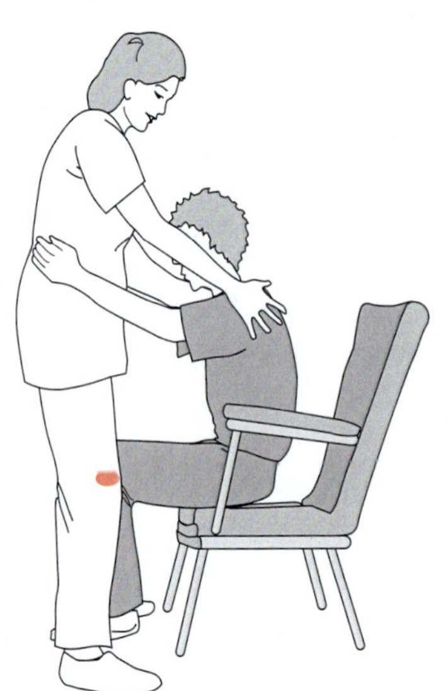

Steun bij knieën en schouders

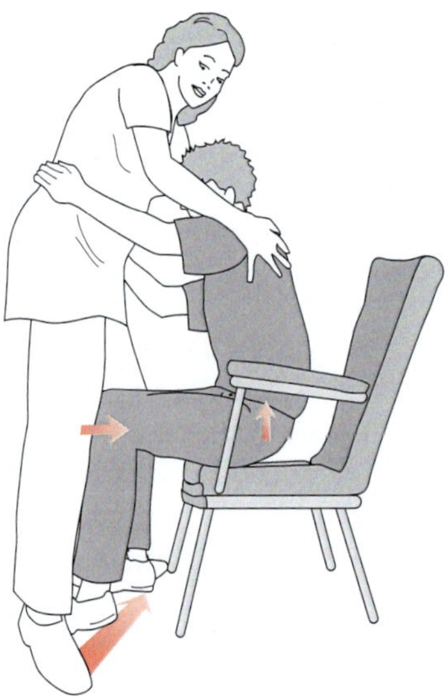

Impuls naar achteren afzetten rechts

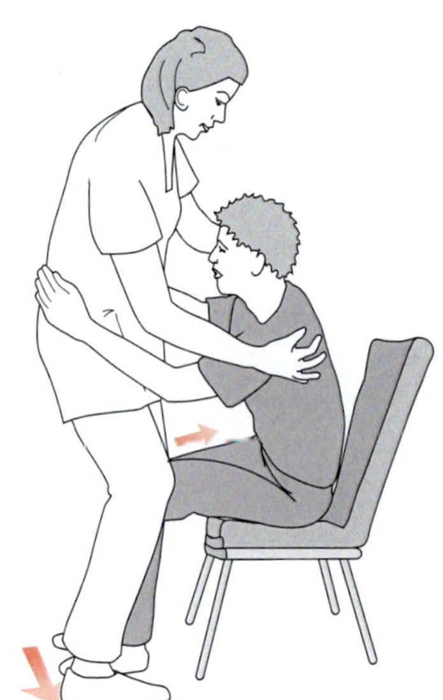

Impuls naar achteren afzetten links

Deze techniek kan op tal van manieren worden aangeboden. De basis blijft altijd: voeten naar achteren plaatsen, rechtop komen zitten, naar één zijkant leunen, het deel van het bekken dat loskomt van de stoel naar achteren plaatsen, naar de andere zijkant leunen, andere zijkant naar achteren plaatsen, herhalen.

7.3 Hogerop in de stoel helpen met de schuifelmethode

Uitgangspositie

Cliënt: zit onderuitgezakt in een stoel of op een bank.
Zorgverlener: staat voor de cliënt.

Voorbereiding

- Als de cliënt in een rolstoel zit, zet je deze op de rem.

Impuls benen optrekken

- Ga op je hurken zitten links van de voeten van de cliënt.
- Leg je hand (plus duim) onder de bal van de voet van de cliënt.
- Geef lichte druk door je gewicht te verplaatsen naar je voorste voet. De voorvoet van de cliënt komt omhoog.
- Wacht totdat de cliënt zijn bovenbeenspieren spant.
- Beweeg nu verder naar voren.
- De cliënt tilt zelf zijn voet op en brengt zijn been naar achteren.
- Houd de druk aan totdat zijn voet zo ver naar achteren staat dat de hielen een klein stukje los zijn van de vloer.
- Wanneer deze impuls niet voldoende is, leg je je andere hand in de knieholte van de cliënt. Ga daar niet tillen, geef alleen lichte druk.
- Herhaal dit aan de andere kant.

Impuls naar voren komen

- Nodig de cliënt uit om jouw polsen vast te houden. Jij houdt ook zijn polsen vast.
- Ga in een schredestand naar achteren staan, tot er 'spanning op de kabel staat'. Wacht tot de cliënt zijn spieren spant.
- Verplaats je gewicht naar je achterste been.
- De cliënt volgt je door zijn bovenlichaam naar voren te brengen.
- Stop zodra je voelt dat de cliënt niet verder naar voren kan. Er staat dan spanning op zijn armen en de beweging 'stopt'.

Impuls naar achteren afzetten

- Laat de cliënt zijn handen rond jouw heupen plaatsen.
- Leg je handen rond zijn schouders.
- Plaats je knieën aan weerszijden van zijn knieën.
- Ga op één been staan en opzij hangen.
- De cliënt krijgt hierdoor de impuls om op één bil te gaan zitten. Eén bil komt los van de stoel.
- Wacht op deze beweging. Geef aan die zijde druk met je knie in de richting van de stoel.
- De cliënt zit nu scheef. Met een kant zit hij al naar achteren.
- Ga op je andere been staan en herhaal de beweging.
- Herhaal dit tot de cliënt goed achter in de stoel zit.

Wanneer niet?

- Wanneer de cliënt zelf hogerop kan gaan zitten.
- Wanneer de cliënt met een van de vorige technieken verplaatst kan worden.
- Wanneer de cliënt niet meekomt met jouw beweging. Ga nooit trekken met je armen!
- Wanneer de stoel te hoog is (geef dan een krukje onder de voeten).
- Wanneer er een dik antidecubituskussen in de stoel ligt.
- Wanneer de zorgverlener kleiner is dan de cliënt (deze komt dan op schoot te zitten).
- Wanneer de cliënt en/of de zorgverlener deze techniek als ongepast ervaren. Er kan dan naar manieren gezocht worden om deze beweging op wat meer afstand aan te geven. De basisbeweging kan ook mondeling worden uitgelegd.

Als je kunt kiezen tussen deze techniek en de schuifelmethode, kies dan voor de schuifelmethode. Die is veiliger en makkelijker aan te leren.

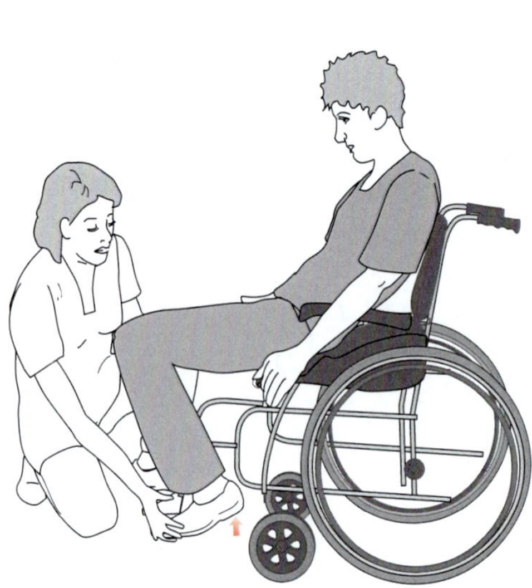

Impuls benen optrekken

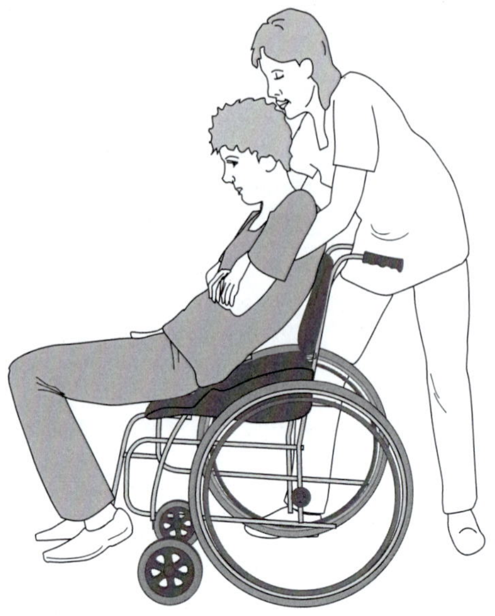

Impuls naar voren komen

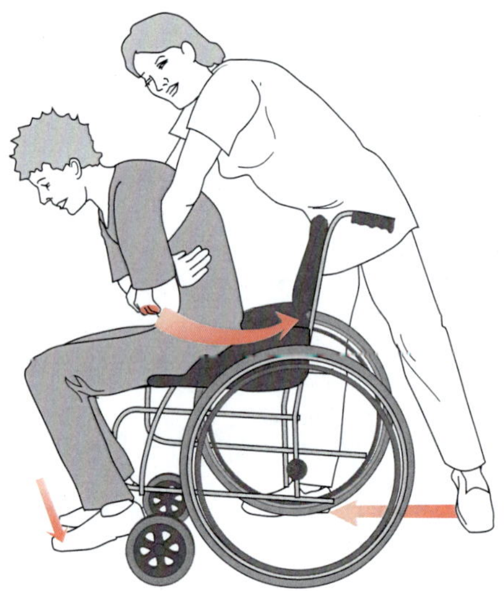

Impuls naar achteren afzetten

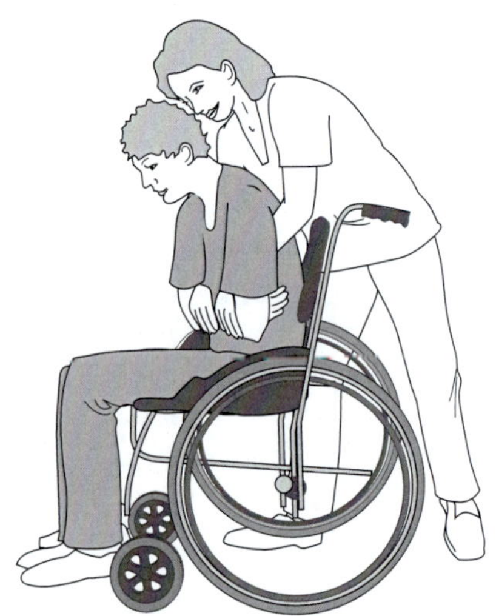

Deze verplaatsing wordt heel vaak foutief toegepast. De cliënt wordt dan onder de oksels opgetild! Vanuit deze houding mag echter nooit getild worden. Dat is pijnlijk voor de cliënt en maakt hem passief en zwaar. Oefen deze techniek eerst veel met elkaar. Leer hoe je de impuls kunt geven zonder te tillen.

7.4 Hogerop in de stoel helpen met 'de onderarmscharnier'

Uitgangspositie

Cliënt: onderuitgezakt in een (rol)stoel zonder hoofdsteun.
Zorgverlener: staat voor de cliënt.

Voorbereiding

- Als de cliënt in een rolstoel zit, zet je deze op de rem.

Impuls benen optrekken

- Ga op je hurken zitten links van de voeten van de cliënt.
- Leg je hand (plus duim) onder de bal van de voet van de cliënt.
- Geef lichte druk door je gewicht te verplaatsen naar je voorste voet. De voorvoet van de cliënt komt omhoog.
- Wacht totdat de cliënt zijn bovenbeenspieren spant.
- Beweeg nu verder naar voren.
- De cliënt tilt zelf zijn voet op en brengt zijn been naar achteren.
- Houd de druk aan totdat zijn voet zo ver naar achteren staat dat de hielen een klein stukje los zijn van de vloer.
- Wanneer deze impuls niet voldoende is, leg je je andere hand in de knieholte van de cliënt. Ga daar niet tillen. Geef alleen lichte druk.
- Herhaal dit aan de andere kant.

Impuls naar voren komen

- Ga in schredestand achter de rolstoel staan. Je voorste voet staat naast de stoel.
- Laat de cliënt zijn armen laag op zijn buik plaatsen (niet gekruist maar op elkaar).
- Breng je armen onder de oksels van de cliënt door naar voren.
- Pak de cliënt met beide handen vast rond zijn onderarmen.
- Houd je armen stevig tegen de romp van de cliënt aan.
- Houd de onderarmen van de cliënt laag en stevig tegen zijn buik gedrukt.
- Je achterste been is gebogen.
- Beweeg nu in één vloeiende beweging naar je voorste been.
- Buig naar voren.
- De cliënt buigt ook naar voren, zo ver dat zijn bekken loskomt van de stoelzitting. Hij steunt even op zijn tenen.

Impuls naar achteren afzetten

- Stop de beweging niet! Geef zodra de cliënt zijn bekken optilt druk met je handen op zijn onderarmen.
- Breng je armen in een scheppende beweging naar je toe.
- De cliënt zet zich hierdoor zelf(!) af naar achteren.

Wanneer niet?

- Wanneer de cliënt zelf hogerop kan gaan zitten.
- Wanneer de cliënt met een van de vorige technieken verplaatst kan worden.
- Bij cliënten die zwanger zijn.
- Bij cliënten die borst- , buik- of schouderklachten hebben.
- Wanneer de cliënt zijn armen over elkaar gedraaid heeft. Het gevaar bestaat dat de armen dan breken (draaibreuk).
- Wanneer de cliënt zich niet zelf afzet. Ga nooit trekken met je armen!
- Wanneer er een dik antidecubituskussen in de stoel ligt.
- Wanneer de achterkant van de stoel te hoog is.
- Wanneer de voeten van de cliënt op de voetsteunen staan.

8 Lopen met de cliënt

De basisbeweging – hoe loop je zelf?

Zo op het eerste oog lijkt het alsof we lopen door een beweging naar voren te maken. Dat is wel waar, maar voordat je een voet kunt optillen om hem naar voren te plaatsen doe je eerst iets anders. Je verplaatst je gewicht naar één kant, je gaat staan op je linker- of op je rechterbeen. Om te kunnen lopen, moet je dus even op ieder been apart kunnen staan. Daardoor is lopen in de eerste plaats een beweging naar opzij.

Dit is belangrijk om te weten als je gaat lopen met een cliënt die ondersteuning nodig heeft. Want als je de cliënt meteen een beweging naar voren zou laten maken, laat je hem eigenlijk voelen wat vallen is. Met die beweging roep je angst op.

Beweeg je samen met de cliënt eerst een paar keer van het linker- naar het rechterbeen en weer terug, dan vloeit de loopbeweging als vanzelf daaruit voort.

Oefening 8.1 De loopbeweging
Loop met je ogen dicht door de ruimte. Loop heel langzaam. Praat niet. Krijg gevoel voor de zijwaartse beweging die vooraf gaat aan je stap voorwaarts.

Lopen: eerst opzij bewegen en dan pas een stap naar voren zetten

Omdat je telkens even op één been moet kunnen staan is lopen met de cliënt een van de meest riskante verplaatsingen (naast helpen staan en zitten). Hoe kun je het zo veilig mogelijk doen?

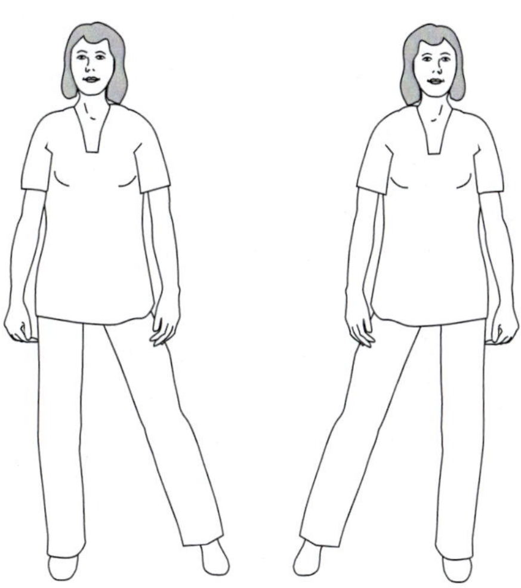

Hoe steviger je zelf staat, des te beter kun je onverwachte bewegingen van de cliënt opvangen. Dat betekent dat je altijd met je voeten verder uit elkaar moet gaan staan dan de cliënt. Daarmee vergroot je je eigen draagvlak. Ook de cliënt kun je aanraden zijn voeten een stukje uit elkaar te plaatsen, want met zijn voeten uit elkaar staat en loopt hij stabieler.

Hoe stevig je zelf staat hangt ook af van *hoe* je staat. Voel je de grond onder je voeten? Als je daar contact mee houdt, dan sta je goed 'in je basis' (zie deel 1, hoofdstuk 4, Contact).

Lopen begeleiden: eerst zelf stevig staan, in balans en in je basis

Verder is het voor het geven van loopbegeleiding van belang *waar* jij gaat staan. Moet je juist aan de zwakke kant van de cliënt gaan staan of aan de sterke? Moet je voor hem uit lopen, naast hem of achter hem?

In de praktijk blijkt dat daar heel moeilijk vaste richtlijnen voor te geven zijn. Het belangrijkste is dat je daar staat waar jij en de cliënt het prettig vinden. Verder is natuurlijk de omgeving van invloed. Beweeg je bijvoorbeeld samen door een nauwe gang, dan kun je niet naast iemand lopen. Ook reageer je op datgene wat je voelt van de cliënt. Wanneer iemand de neiging heeft om naar voren te hangen, ga je voor hem staan. Hangt hij steeds wat naar opzij, dan ga je aan die zijde staan. Je gaat dus daar staan waar jij voelt dat de cliënt ondersteuning nodig heeft.

Een paar richtlijnen zijn van belang.

- Beweeg met de cliënt altijd eerst opzij en pas daarna naar voren.
- Ga ten opzichte van de cliënt daar staan waar hij ondersteuning nodig heeft.
- Loopt de cliënt met een stok, ga dan aan zijn 'zwakke' zijde lopen.
- Loopt de cliënt zonder stok, ga dan aan zijn 'sterke' zijde lopen.
- Maar ga vooral daar staan waar het voor beiden prettig voelt.

Hoe geef je de cliënt de impuls om een stap te zetten?

Eigenlijk is dit het gemakkelijkste aspect: gewoon zelf lopen. Maar wat eenvoudig lijkt, is dat niet altijd. Lopen doe je met je voeten, je benen en je bekken. De rest van je lichaam doet in principe niet mee. Maar zodra we met een ander gaan lopen, gaan de handen 'zich ermee bemoeien'. Die handen pakken vast, gaan onbewust duwen of trekken. Dat komt doordat bijna iedere zorgverlener de verantwoording zwaar voelt. Zij denkt dat ze degene met wie zij loopt stevig vast moet houden, om te voorkomen dat hij valt. Niets is minder waar. Geheel omvattend vasthouden roept juist onzekerheid, afhankelijkheid of agressie op bij de cliënt (zie deel 1, hoofdstuk 4, Contact). Het beïnvloedt zijn zelfredzaamheid negatief.

Om goed te kunnen lopen met de cliënt is het van belang dat je je bewust bent van de invloed van jouw wijze van vasthouden. Leer zo te ondersteunen dat je de ander nooit onnodig omvat. Eigenlijk is een totale omvatting van iemand bijna altijd onnodig tijdens het lopen. Iemand die volledig omvat moet worden, kan namelijk meestal niet staan en niet lopen.

De plaats van je handen is onder de handen of onderarmen van de cliënt; letterlijk *onder*steun je hem. Door je handen daar open neer te leggen, kan de cliënt net zoveel steun nemen als hij nodig heeft. Jij hebt dat dan niet voor hem bepaald. Hij geeft het zelf wel aan. De plaats van je duimen is in principe naast je vingers. Daarmee voorkom je dat je zijn handen of armen geheel omvat. En ook voorkom je dat je de cliënt onbewust een beweging naar beneden laat voelen.

De impuls geven om te lopen: gewoon zelf lopen zonder druk uit te oefenen met de handen

Oefening 8.2 De wijze van vasthouden bij loopbegeleiding
Werk in tweetallen. Begeleid elkaar om de beurt door de ruimte. Degene die begeleid wordt, doet (zo mogelijk) zijn ogen dicht. Houd elkaar op twee verschillende manieren vast. Probeer met de ogen dicht met elkaar uit wat respectievelijk een open en een gesloten wijze van aanraken oproept in het lichaam. Wat gebeurt er met je spierspanning? Wat gebeurt er met je balans? Wat voel je van de ander? Wat gebeurt er met je gevoel voor de ruimte? Wat gebeurt er met de afstand tot de ander?

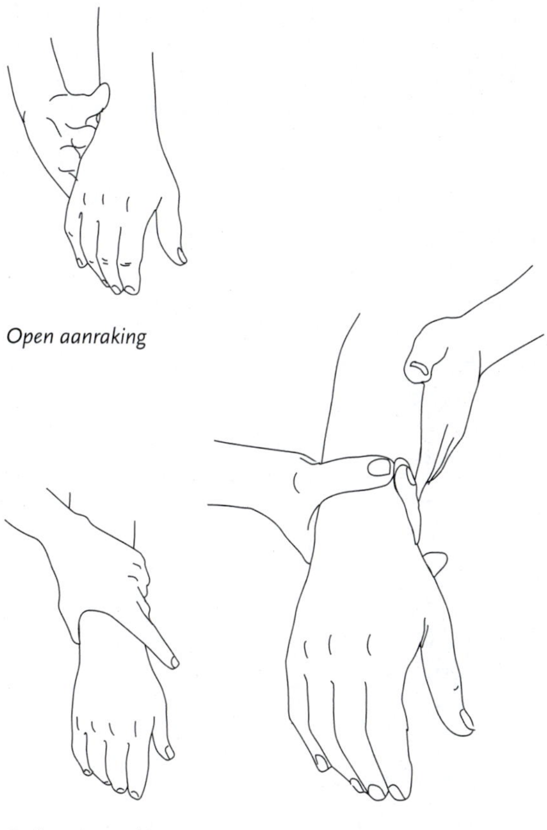

Open aanraking

Gesloten aanraking

Wat doe je als de cliënt tegen je aan gaat leunen, van je weg gaat hangen of door zijn knieën begint te zakken?
Al deze bewegingen belasten je gevaarlijk. Maak de cliënt er zo mogelijk eerst van bewust dat hij het doet. Stop met lopen. Zorg dat hij eerst weer 'op eigen benen' staat voordat je verder gaat lopen. Wanneer het zich steeds voordoet, zoek je een loophulpmiddel.

Om leunen, hangen en zakken te corrigeren, moet je de principes toepassen van het tegengewicht. Zorg dat je altijd in een bredere stand staat dan de cliënt, met je knieën licht gebogen. Wanneer de cliënt tegen je aan leunt, leun je terug. Door jouw gewicht krijgt de cliënt de impuls om weer op zijn eigen benen te gaan staan.

Andersom heb je, wanneer de cliënt van je weg gaat hangen, de neiging hem gauw beet te pakken en hem met je armen naar je toe te trekken. Dat is erg belastend voor je schouders. Ook deze beweging kun je alleen verantwoord opvangen door precies dezelfde beweging te maken als de cliënt, namelijk van hem weg gaan hangen. Door het voelen van jouw gewicht komt hij meestal weer terug, als je het tenminste niet te lang hebt laten duren. Je moet snel reageren. Zakt de cliënt toch helemaal naar de grond, dan sta je meteen in de goede positie om met hem mee naar beneden te gaan.

Sommige cliënten hebben de neiging naar beneden te hangen. Ze hangen dan aan jouw arm. Ook dat mag je niet toestaan. Veel zorgverleners hebben de neiging de cliënt dan maar te blijven ophijsen, met het risico op blessures. Probeer eens om een stukje met de cliënt mee te zakken naar beneden. Je buigt zelf door je knieën. Je geeft hem dan geen 'kapstok' om zich aan op te hangen. Het zakken moet hij dan zelf opvangen met zijn beenspieren. Op zeker moment voelt de cliënt dat hij niet verder kan zakken. Wanneer jij dan weer opstrekt, strekt hij mee op tot stand.

Probeer niet geïrriteerd te raken door cliënten die aan je hangen of tegen je leunen. Realiseer je dat dit gedrag vaak is ontstaan door een te stevige en omvattende aanraking van veel collega's voor jou.

Leunen, hangen en zakken vang je op door:

- tegen te leunen;
- tegen te hangen;
- en mee te zakken.

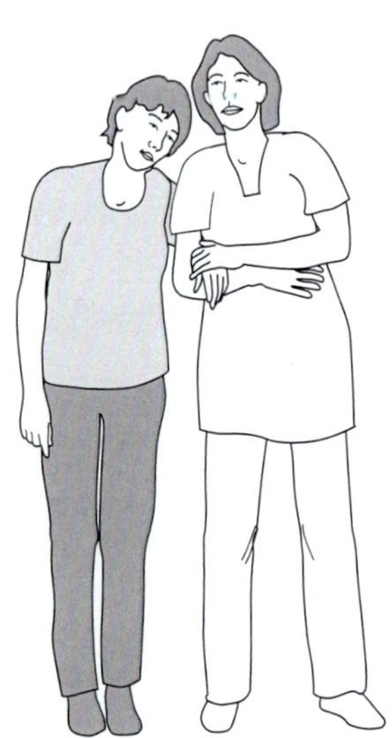

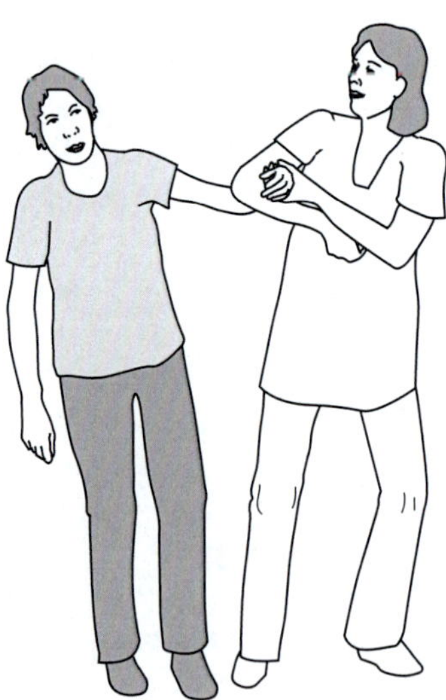

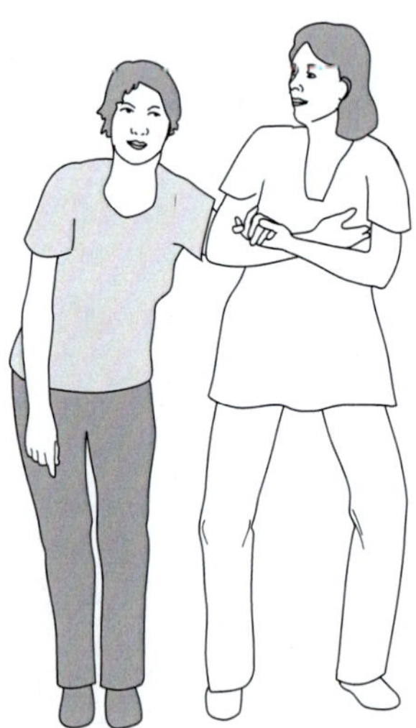

Wat doe je bij 'valgevaarlijke' cliënten?

Soms krijg je de opdracht (trap) te lopen met iemand om te voorkomen dat hij valt. Dit is een vreemde en riskante opdracht. Om iemand te begeleiden tijdens het lopen mag hij niet 'valgevaarlijk' zijn (bijvoorbeeld door verstoord evenwicht). In dat geval doe je er goed aan samen met de fysiotherapeut, de ergotherapeut of ergocoach uit te zoeken of de cliënt zonder onaanvaardbaar risico voor jou en je collega's begeleid kan worden, en zo ja, hoe. Zo niet, dan is er voldoende reden om een loophulpmiddel of een rolstoel aan te vragen.

Voorbereidende handelingen – faciliteren

Zorg dat de cliënt schoenen aanheeft of pantoffels met een stroeve zool.

Welke hulpmiddelen zijn er?

- Stok
- Elleboogkruk
- Eifeltje
- Looprek
- Rollator
- Trippelstoel
- Rolstoel (duwwagen of elektrisch bedienbare rolstoel)

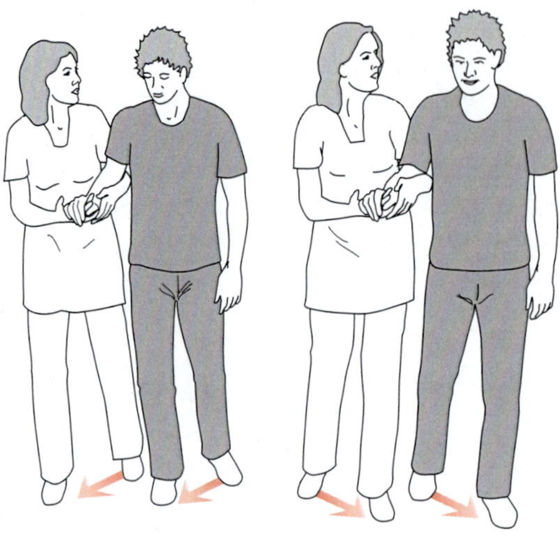

Beweeg om te beginnen opzij en daarna pas naar voren

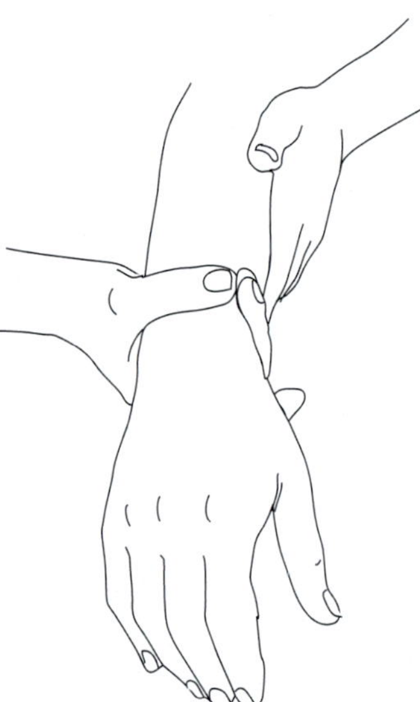

Voorkom indien mogelijk deze gehele omvatting

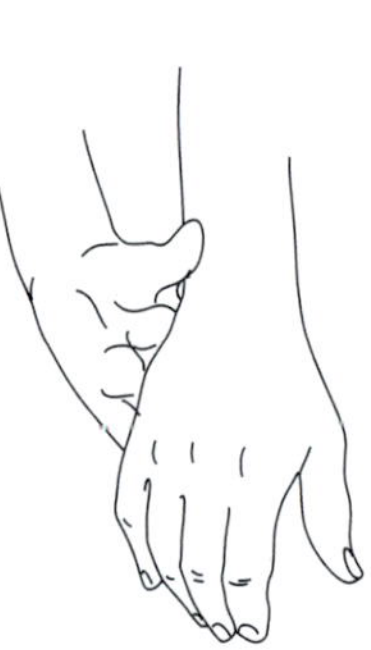

Houd indien mogelijk je hand open

8.1 Loopbegeleiding

Uitgangspositie

Cliënt: staat naast de zorgverlener.
Zorgverlener: staat naast de cliënt.

Voorbereiding

- Zorg dat de cliënt schoenen aanheeft of pantoffels met een stroeve zool.
- Zet je voeten (zo mogelijk) net iets verder uit elkaar dan de cliënt.

Wijze van vasthouden

- Breng je arm onder de arm van de cliënt door.
- De cliënt houdt op eigen wijze jouw verst verwijderde hand vast.
- Met jouw dichtstbijzijnde hand ondersteun je de onderarm van de cliënt.
- Houd je duim naast je vingers. Voorkom zo mogelijk omvatting.
- De cliënt kan met zijn arm steunen tegen jouw lichaam (heup).

Impuls gaan lopen

- Ga rustig op je rechterbeen staan.
- Voel of en hoe de cliënt deze beweging kan meedoen.
- Ga dan op je linkerbeen staan en blijf voelen of en hoe de cliënt deze beweging volgt.
- Herhaal dit zo nodig een paar keer (wiegen).
- Wacht tot je voelt dat de cliënt goed steun neemt op één been.
- Til dan zelf een voet op en plaats hem naar voren.
- Voel of de cliënt de stap ook zet. Zo niet, probeer het dan wanneer de cliënt steunt op zijn andere been.
- Blijf samen lopen in het tempo dat de cliënt aangeeft.

Wanneer niet?

- Wanneer de cliënt zelfstandig kan lopen.
- Wanneer de cliënt niet meekomt met jouw beweging. Ga nooit trekken met je arm!
- Wanneer de cliënt meer ondersteuning nodig heeft.
- Wanneer de cliënt geen goede stafunctie heeft.
- Wanneer de cliënt niet een paar stapjes kan zetten.
- Wanneer de cliënt een aandoening heeft waardoor hij regelmatig valt.

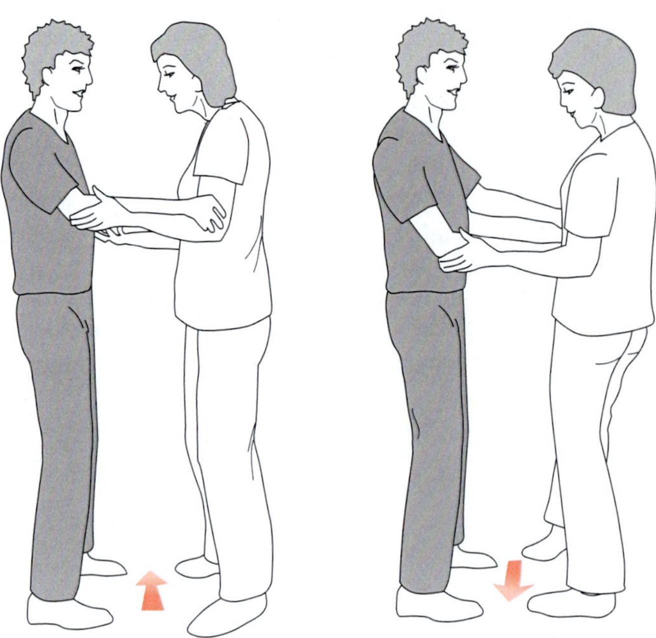

Beweeg om te beginnen naar opzij en dan pas naar achteren

8.2 Lopen met onderarmsteun

Uitgangspositie

Cliënt: staat voor de zorgverlener.
Zorgverlener: staat voor de cliënt.

Voorbereiding

- Zorg dat de cliënt schoenen aanheeft of pantoffels met een stroeve zool.
- Zet je voeten (zo mogelijk) net iets verder uit elkaar dan de cliënt.

Wijze van vasthouden

- Laat de cliënt met zijn onderarmen steunen op jouw onderarmen.
- Houd je eigen ellebogen stevig tegen je lichaam aan.
- Leg je handen net iets voor de ellebogen van de cliënt.
- Houd je duimen naast je vingers.

Impuls gaan lopen

- Ga rustig op je rechterbeen staan.
- Voel of en hoe de cliënt deze beweging kan meedoen.
- Ga dan op je linkerbeen staan en blijf voelen of en hoe de cliënt deze beweging volgt.
- Herhaal dit zo nodig een paar keer (wiegen).
- Wacht tot je voelt dat de cliënt goed steun neemt op één been.
- Til dan zelf een voet op en plaats hem naar achteren.
- Voel of de cliënt een stap naar voren zet. Zo niet, probeer het dan wanneer de cliënt steunt op zijn andere been.
- Blijf samen lopen in het tempo dat de cliënt aangeeft.

Wanneer niet?

- Wanneer de cliënt zelfstandig kan lopen.
- Wanneer de cliënt niet meegaat met jouw beweging. Ga nooit trekken met je armen!
- Wanneer de cliënt geen goede stafunctie heeft.
- Wanneer de cliënt niet een paar stapjes kan zetten.
- Wanneer de cliënt een aandoening heeft waardoor hij regelmatig valt.

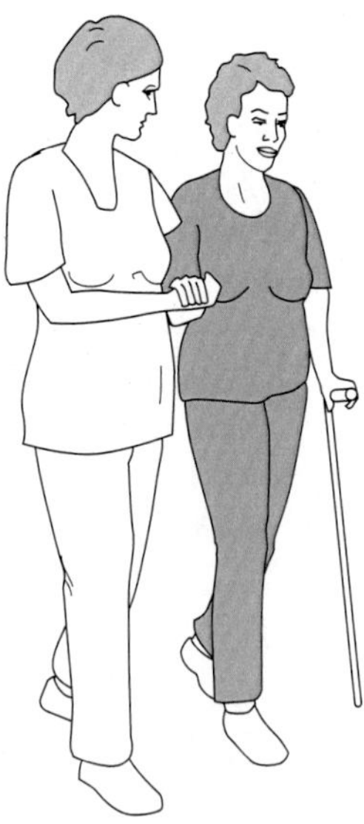

Beweeg om te beginnen opzij en daarna pas naar voren

8.3 Loopbegeleiding bij lopen met een stok/eifeltje

Uitgangspositie

Cliënt: staat met een stok/eifeltje aan zijn sterkste kant.
Zorgverlener: staat naast de cliënt.

Voorbereiding

- Zorg dat de cliënt schoenen aanheeft of pantoffels met een stroeve zool.
- Zet je voeten (zo mogelijk) net iets verder uit elkaar dan de cliënt.

Wijze van vasthouden

- Breng je arm onder de arm van de cliënt door aan zijn zwakke/aangedane zijde.
- De cliënt houdt op eigen wijze jouw verst verwijderde hand vast.
- Met je dichtstbijzijnde hand ondersteun je de onderarm van de cliënt.
- Houd je duim naast je vingers. Voorkom omvatting.
- De cliënt kan met zijn arm steunen tegen jouw lichaam (heup).

Impuls gaan lopen

- Ga rustig op je rechterbeen staan.
- Voel of en hoe de cliënt deze beweging kan meedoen.
- Ga dan op je linkerbeen staan en blijf voelen of en hoe de cliënt deze beweging volgt.
- Herhaal dit zo nodig een paar keer (wiegen).
- Wacht tot je voelt dat de cliënt goed steun neemt op één been.
- Til dan zelf een voet op en plaats hem naar voren.
- Voel of de cliënt de stap ook zet. Zo niet, probeer het dan wanneer de cliënt steunt op zijn andere been.
- Blijf samen lopen in het tempo dat de cliënt aangeeft.

Wanneer niet?

- Wanneer de cliënt zelfstandig kan lopen.
- Wanneer de cliënt niet meegaat met jouw beweging. Ga nooit trekken met je arm!
- Wanneer de cliënt meer ondersteuning nodig heeft.
- Wanneer de cliënt ondanks het hulpmiddel niet stabiel kan staan.
- Wanneer de cliënt niet een paar stapjes kan zetten.
- Wanneer de cliënt een aandoening heeft waardoor hij regelmatig valt.

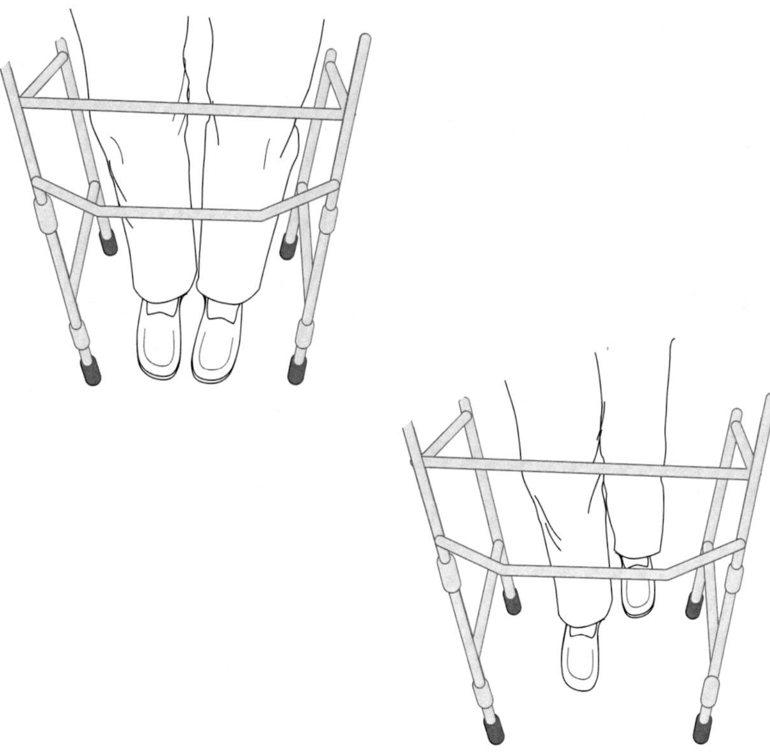

De cliënt mag niet te ver 'in' het hulpmiddel staan
De voeten nabij de achterpoten is veiliger

8.4 Lopen met loophulpmiddelen

Voor het gebruik van loophulpmiddelen door cliënten zijn de volgende aandachtspunten van belang.

Stok, elleboogkruk, eifeltje

- De cliënt heeft het loophulpmiddel aan zijn sterke kant.
- De cliënt verplaatst eerst het hulpmiddel naar voren en dan zijn zwakke been.
- De cliënt zet zijn voet neer ter hoogte van het hulpmiddel.
- Daarna zet hij een stap met zijn sterke been.
- Laat de cliënt het hulpmiddel niet te dicht bij zijn voeten plaatsen.
- Laat de cliënt het hulpmiddel niet te ver vooruit zetten.
- Indien nodig staat de zorgverlener aan de zwakke kant van de cliënt.

Looprek

- Het looprek is zo ingesteld dat de cliënt ontspannen rechtop kan staan en met zijn armen licht gebogen het looprek kan vasthouden.
- De cliënt plaatst het looprek niet te ver vooruit.
- De cliënt zet de eerste stap met zijn zwakke been.
- De cliënt staat zo veel mogelijk rechtop.
- De cliënt zet zijn voeten niet te ver voorbij de achterpoten van het looprek.

Rollator

- De handvatten van de rollator bevinden zich op polshoogte.
- De cliënt loopt niet te dicht in de rollator.
- De cliënt duwt de rollator niet te ver voor zich uit.
- De cliënt blijft met zijn voeten binnen de wielen lopen.

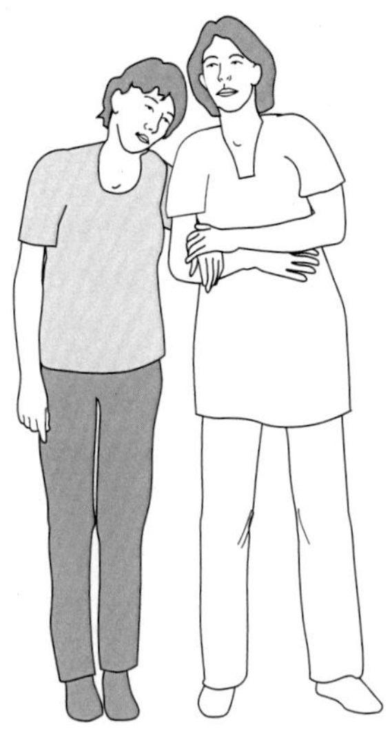

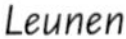

Leunen

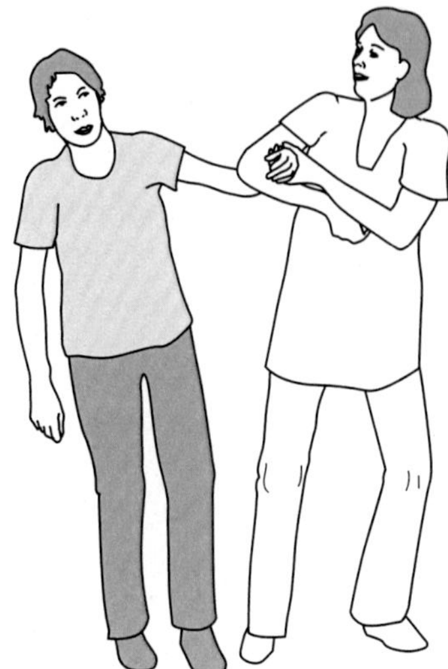

Hangen

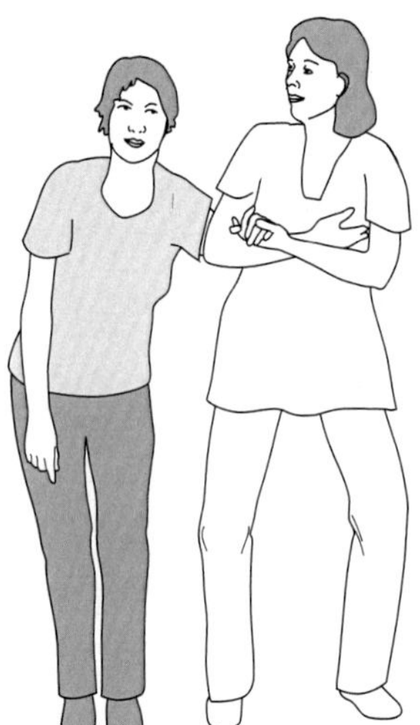

Zakken

8.5 Omgaan met leunen, hangen en zakken tijdens het lopen

- In alle gevallen geldt: stop met lopen!
- Zorg dat je zelf altijd in een bredere spreid- of schredestand gaat staan dan de cliënt.
- Maak de cliënt duidelijk dat hij niet helemaal op eigen benen staat.

Om het gewicht van de cliënt op te vangen, kun je je eigen gewicht inzetten op de volgende manieren.

Leunen

- Wanneer de cliënt tegen je aanleunt, leun je zelf terug.
- Breng je gewicht naar je been aan de kant van de cliënt.
- Duw niet met je arm.
- Breng net zoveel van je gewicht tegen de leunende cliënt aan, totdat de cliënt weer op zijn eigen benen gaat staan.

Ga dan weer gewoon staan en loop samen verder.

Hangen

- Wanneer de cliënt van je weg hangt, ga je zelf de andere kant op hangen.
- Zak door je knieën.
- Breng je gewicht naar je been dat het verste weg is van de cliënt.
- Trek niet met je arm.
- Ga zo ver weg hangen, totdat de cliënt weer op zijn eigen benen gaat staan.

Ga dan weer gewoon staan en loop samen verder.

Zakken

- Wanneer de cliënt door zijn knieën zakt en aan je arm gaat hangen, zak je zelf mee.
- Breng je gewicht net zo ver naar beneden als de cliënt. Hierdoor voelt de cliënt geen steun aan je arm en blijft hij zelf zijn bovenbeenspieren gebruiken.
- Til de cliënt niet omhoog met je arm en schouder.
- Zak net zolang mee tot je voelt dat de cliënt niet langer zakt.
- Strek dan rustig je benen weer en wacht of de cliënt meegaat in deze beweging.

Als de cliënt niet meer hangt, kun je samen verder lopen.

9 Vallen en opstaan

De basisbeweging – hoe val je en sta je zelf weer op vanaf de grond?

Vallen

Voor vallen bestaat geen vaste beweging; het gebeurt altijd onverwacht. Het enige dat je erover kunt zeggen is dat vallen een gewichtsverplaatsing is naar beneden. Je gaat daarbij 'van je voeten af'. Verder gebeurt het meestal snel. En omdat het gevaarlijk is, roept het bij omstanders doorgaans de reactie op dat het voorkomen moet worden. Zij proberen uit alle macht 'iemand op de been te houden'.

Wanneer je een valbeweging van de cliënt probeert tegen te houden of te voorkomen, kun je jezelf ernstige schade toebrengen. Veel veiliger is het om de cliënt rustig naar de grond te laten zakken.

De enige manier waarop je de valbeweging kunt tegenhouden is door middel van je eigen gewicht. De gewichtsverplaatsing van de cliënt is naar beneden. De valbegeleiding geef je door met jouw gewicht mee naar beneden te gaan. Dat bereik je door met je lichaamsgewicht aan de cliënt te gaan hangen in de tegengestelde richting waar de cliënt naartoe valt. Je gaat dus met je gewicht precies de andere kant op. Wanneer de cliënt tegen jou aan valt, leun jij tegen hem aan. Wanneer de cliënt van je weg valt, hang jij van hem weg. Hierdoor vertraag je de valbeweging op een veilige manier en is er minder kans op letsel bij de cliënt.

Vallen: niet tegen-houden maar tegen-wicht geven in de tegen-gestelde richting

Opstaan

Bij het opstaan van de grond moet je zien weer 'op je voeten' te komen. De gewichtsverplaatsing gaat bij het opstaan van laag naar hoog. Wanneer je zelf op de grond ligt en je wilt weer omhoog komen, kan dat op twee manieren:

1. gaan zitten met opgetrokken knieën (gewicht nog op het zitvlak), in hurkzit komen (gewicht op de voeten), opstrekken tot staan.
2. op je zij rollen met opgetrokken knieën, op je knieën gaan zitten (gewicht op knieën), één voet op de grond plaatsen naast de knie, gewicht op die voet plaatsen, andere voet bijtrekken (gewicht op twee voeten), opstrekken tot staan.

Beide manieren van opstaan kenmerken zich door een trapsgewijze beweging. Er is niemand die ineens van lig tot staan kan komen. Er zijn tussenstations. Alle technieken om iemand te helpen om te gaan staan vanaf de grond, verlopen in stappen omhoog.

Opstaan: niet ineens omhoog maar in stappen

Valbegeleiding oefenen

Het oefenen van valbegeleiding is gevaarlijk. Wanneer je met elkaar wilt oefenen hoe je iemand die valt veilig naar de grond kunt begeleiden, begin dan met de duidelijke afspraak dat niemand zich onverwacht laat vallen. Het enige dat je kunt oefenen is hoe je je eigen gewicht gebruikt om tegenwicht te bieden bij het vallen.

Je kunt daarvoor oefening 3.1 gebruiken (zie deel 1, hoofdstuk 3, Techniek).

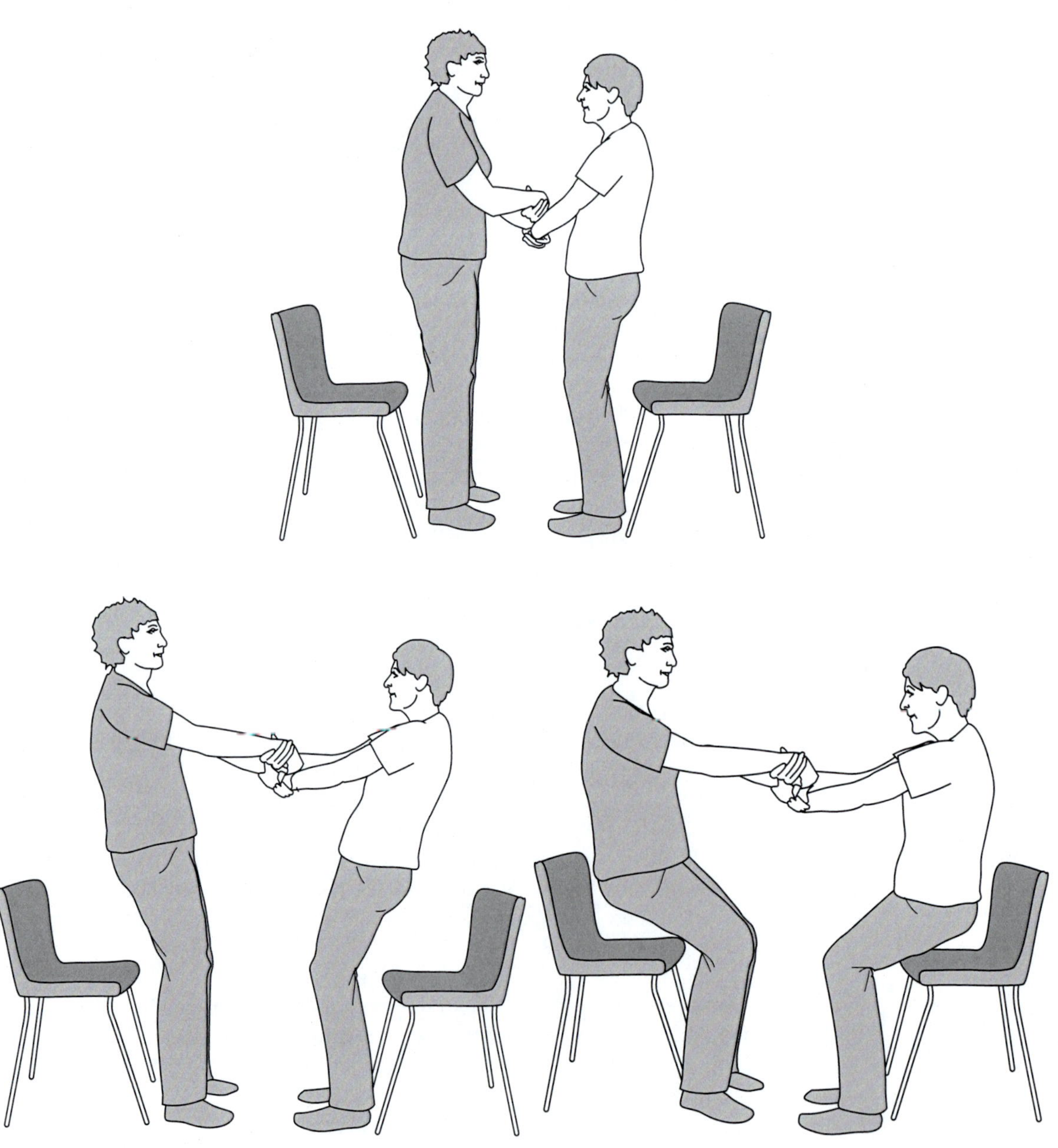

'Voorbereidende handelingen' bij vallen

Valbegeleiding kun je niet voorbereiden, vallen gebeurt tenslotte ineens, maar bij het lopen met een cliënt moet je er wel altijd op voorbereid zijn.

1. Zorg dat je vooraf goed informeert naar de conditie van de cliënt.
2. De cliënt draagt schoenen/pantoffels met stroeve zolen.
3. Als je de stafunctie van de cliënt onvoldoende vindt, zorg je voor een rolstoel.
4. Zelf sta en loop je met je voeten iets meer uit elkaar dan de cliënt, om onverwachte bewegingen te kunnen opvangen.
5. Blijf met je aandacht bij het lopen en vraag de cliënt dit ook te doen.
6. Op de hele route die jullie afleggen, liggen geen materialen op de grond waardoor jullie kunnen uitglijden of struikelen.

Voorbereidende handelingen – faciliteren bij het opstaan

Wanneer iemand is gevallen, laat hem dan zo mogelijk eerst even liggen. In paniek worden cliënten soms meteen overeind geholpen. Maar een cliënt kan beter even de tijd krijgen om van de schrik te bekomen. Ondertussen observeer je zijn conditie, want alleen als die aan bepaalde voorwaarden voldoet, kun je hem veilig tot staan helpen.

Observeren/controleren

Laat de cliënt liggen, maak de luchtwegen vrij. Bedenk of er een medische reden kan zijn waardoor de cliënt is gevallen (suikerziekte, epilepsie) die je door een snelle ingreep kunt beïnvloeden (bijvoorbeeld suiker geven, medicijnen).

Sla alarm (laat intern een arts oproepen, of laat 112 bellen) in de volgende omstandigheden.

1. De cliënt is buiten bewustzijn.
2. Er is sprake van geen of een afwijkende hartslag/ademhaling.
3. De cliënt heeft iets gebroken, heeft erge pijn, ernstig bloedende wonden of hij kan zijn hoofd niet optillen (en kan dat normaal wel).

Helpen opstaan volgens afspraak op de afdeling/in de instelling

Als alles in orde is, kun je proberen de cliënt met jouw aanwijzingen en hulp tot staan te laten komen, volgens afspraak in de instelling.

Informeer op afdelingen en in teams waar je nieuw komt werken altijd of er afspraken zijn over het omgaan met gevallen cliënten. Als het goed is, zijn die in de instelling afgesproken en bij alle collegaís bekend.

Wanneer iemand niet zelf tot staan kan komen en een passieve tillift in de instelling aanwezig is, dan verdient het gebruik hiervan de voorkeur boven een manuele techniek.

Ook is het aan te raden ervoor te zorgen dat een tweede zorgverlener bij de verplaatsing van de grond aanwezig is. Niet altijd om de techniek samen uit te voeren maar om te ondersteunen wanneer de cliënt eenmaal staat. Door duizeligheid zou hij opnieuw kunnen vallen. De tweede collega let daarop, schuift snel de (rol)stoel aan en helpt bij het gaan zitten.

Bij manuele technieken kun je de volgende voorbereidende handelingen verrichten.

1 Zorg dat de cliënt schoenen aanheeft of pantoffels met een stroeve zool.
2 Zorg dat er een stoel vlak bij de cliënt staat.
3 Laat de cliënt tot zit komen en beide benen optrekken; of de cliënt kan uit zichzelf op beide knieën komen zitten.

Hoe geef je de cliënt de impuls om tot staan te komen?

Zit de cliënt op de grond *met opgetrokken benen*, vraag hem dan met beide handen jouw arm vast te pakken. Daarna ga je zo ver weg staan dat er spanning staat op jullie beider armen. Zak vervolgens door je knieën en ga met je eigen gewicht van de cliënt af hangen, zodat hij zich aan jou kan optrekken. Blijf door je knieën gezakt totdat de cliënt in zithouding is met zijn gewicht op beide voeten. Pas dan strek je je eigen benen en kan de cliënt zich opstrekken. Je blijft dus zelf 'laag' tot de cliënt op beide voeten staat.

De cliënt komt hierbij dus eerst naar voren en pas daarna omhoog.

Deze impuls ontstaat door een voor-achterwaartse beweging.

Zit de cliënt op beide knieën, dan geef je de impuls als volgt. Ga achter de cliënt staan met je armen onder de zijne door. Ga duidelijk op één been staan. De cliënt wordt hierdoor uitgenodigd op één knie te steunen. Indien mogelijk trekt hij zijn vrije been meteen bij en zet hij één voet op de grond. Zo niet, ga dan op je andere been staan en probeer aan die kant of de cliënt zijn vrije been bij wil trekken.

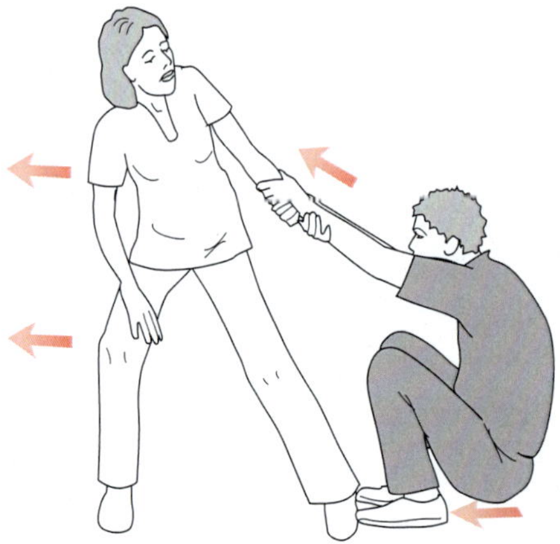

Ook bij deze techniek is het belangrijkste kenmerk van de impuls dat je het lichaam van de cliënt eerst laag laat. De beweging gaat eerst opzij en pas daarna omhoog.

Deze impuls ontstaat door een zijwaartse beweging.

Impuls tot staan komen: laag blijven tot de cliënt op zijn voeten steunt, daarna pas opstrekken vanuit de benen

Wat kun je doen als de cliënt niet sterk genoeg is om te gaan staan door jouw gewichtsverplaatsing?

Kan de cliënt jou niet vasthouden, niet goed rechtop zitten of zich optrekken tot staan door jouw gewichtsverplaatsing, ga dan nooit trekken met je armen! Je kunt een techniek proberen met zijn tweeën, maar beter is het om een passieve tillift te gebruiken. De meeste tilliften kunnen tot de grond komen. Wanneer je in de thuiszorg werkt en er is geen tillift voorhanden, bel dan met de achterwacht of bel het plaatselijke politienummer.

Mogelijke hulpmiddelen bij helpen opstaan van de grond

- Deken en/of trekzeil om de cliënt naar een plaats te schuiven met meer ruimte
- Passieve tillift
- Opblaasmatras

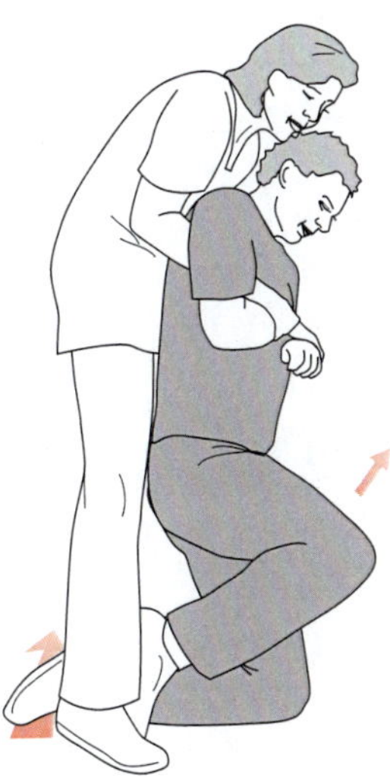

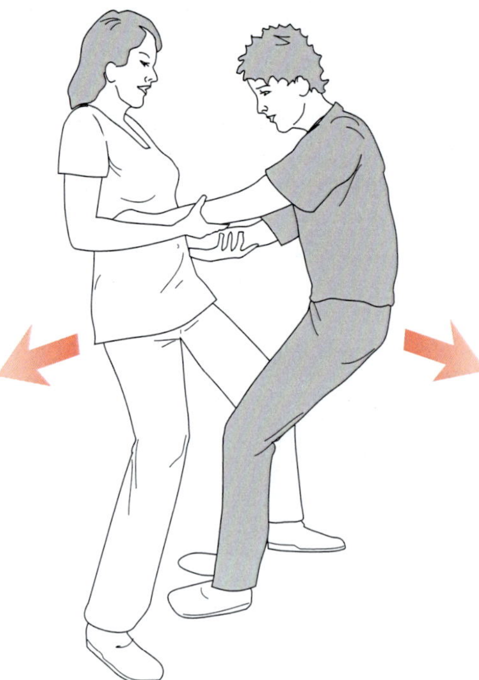

Schredestand

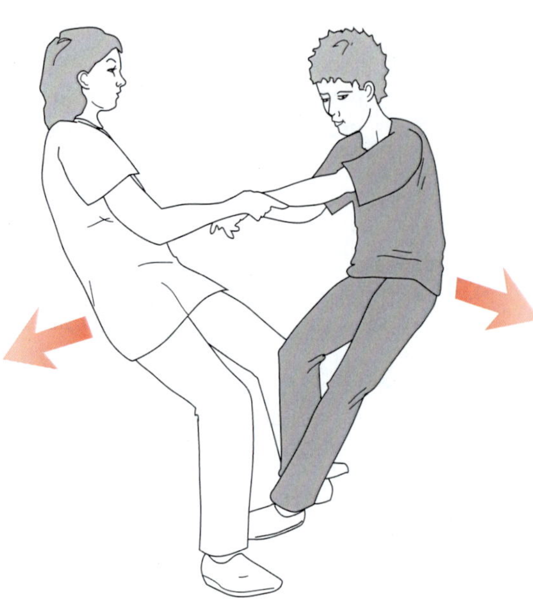

Hang tegen

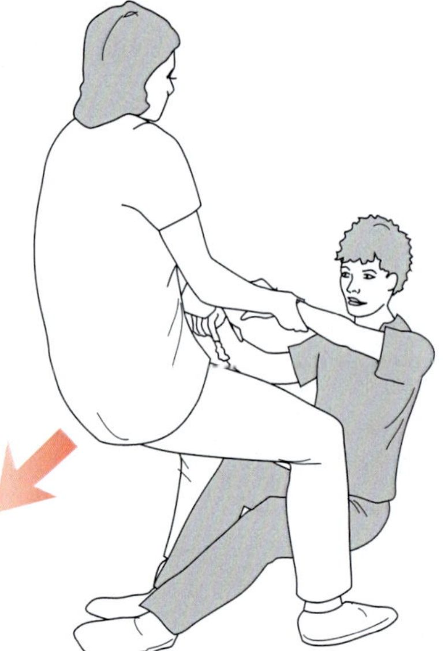

Zak door je knieën

9.1 Begeleiding tijdens vallen

Uiteraard bestaat er geen standaardprocedure voor situaties waarin een cliënt valt. De tekeningen geven wel goed weer hoe de zorgverlener haar houding en gewicht gebruikt om de cliënt goed 'tegenwicht' te geven.

Schredestand

- Ga zodra je de cliënt weg voelt zakken onmiddellijk in een grote schredestand staan.
- Buig meteen licht door je knieën.
- Houd de cliënt vast rond beide armen.
- Ga naar achteren hangen.

Hang tegen

- Geef tegenwicht door je gewicht naar je achterste been te verplaatsen.
- Draai de cliënt tegen je voorste been aan.
- Laat de cliënt heel rustig langs je been naar de grond zakken.

Zak door je knieën

- Laat de armen van de cliënt door je handen glijden.
- Zak steeds iets dieper door je knieën, totdat de cliënt op de grond zit.
- Buig nooit naar voren met je bovenlichaam! Dan val je over de cliënt heen.

Let op!
Het verplaatsen met tilliften is aan strikte regels[1] gebonden in verband met de veiligheid van de cliënt. Lees eerst 'Voorbereiding algemeen'.

Voorbereiding algemeen

- Controleer in het verplaatsingsprotocol met welke lift en band de cliënt wordt verplaatst.
- Maak alleen gebruik van het daarin voorgeschreven materiaal.
- Bedenk dat iedere cliënt een persoonsgebonden band kan hebben. Het kan dan onveilig zijn hem met een andere band te verplaatsen (bijvoorbeeld een amputatiesling).
- Controleer wanneer de lift voor het laatst gekeurd is. Is de lift nog goedgekeurd?
- Controleer het maximaal te verplaatsen gewicht van deze lift en van de band.
- Blijft het gewicht van de cliënt hieronder?
- Controleer de band op heelheid van de stof, de naden en de clips. Zitten de baleinen op hun plaats? Is de band schoon? Is het label leesbaar?

Als het materiaal niet aan de eisen voldoet, mag je het niet gebruiken!

Voer dan de verplaatsing niet uit! Neem contact op met de eigenaar van de tillift. Dat is meestal de cliënt zelf, het uitleenbedrijf of de zorginstelling.

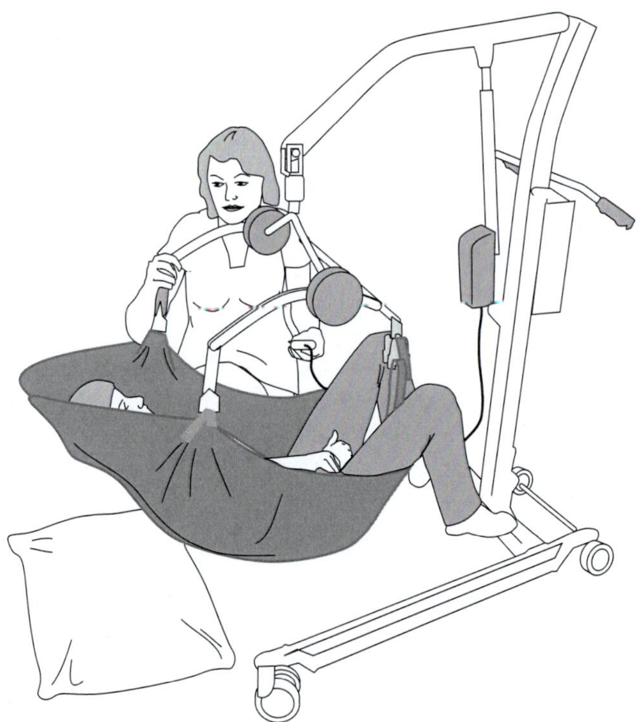

[1] Regels en afspraken voor het bewaken van de kwaliteit van patiëntenliften en tilbanden zijn vastgelegd in de NTA 7506: www.nen.nl.

De beschrijving van deze techniek geldt in het algemeen voor passieve tilliften. Lees voor details altijd de Nederlandse gebruiksaanwijzing, die aan iedere lift bevestigd hoort te zijn.

9.2 Helpen vanaf de grond met de passieve tillift

Vooraf: observeren/controleren

Laat de cliënt liggen, maak de luchtwegen vrij. Bedenk of er een medische reden kan zijn waardoor de cliënt is gevallen (suikerziekte, epilepsie) die je door een snelle ingreep kunt beïnvloeden (bijvoorbeeld suiker geven, medicijnen).

Sla alarm (laat intern een arts oproepen, of laat 112 bellen) in de volgende omstandigheden.

1. De cliënt is buiten bewustzijn.
2. Er is sprake van geen of een afwijkende hartslag/ademhaling.
3. De cliënt heeft iets gebroken, heeft erge pijn, ernstig bloedende wonden of kan zijn hoofd niet optillen (en kan dat normaal wel).

Als alles in orde is, vraag je iemand de tillift te halen. Indien mogelijk blijft er altijd iemand bij de cliënt.

Uitgangspositie

Cliënt: ligt op de grond.
Zorgverlener: is intern voldoende geschoold om met tilliften te werken.[2]

Actie

- De cliënt wordt op de grond in de tilband gelegd volgens de beschrijving in techniek 6.9.1.
- Spreid de poten van de tillift.
- Rijd de tillift aan vanaf de voeten van de cliënt.
- Wanneer de voeten het onderstel raken, nodig je de cliënt uit zijn voeten over het onderstel heen te plaatsen.
- Breng het juk helemaal naar beneden.
- Bevestig de tilband aan het juk.
- Breng de lift omhoog met de elektrische bediening. Indien mogelijk laat je dat de cliënt zelf doen.
- Zodra de cliënt los is van de vloer, controleren jullie samen de bevestiging van de clips/lussen.
- Controleer samen of de cliënt goed in de band zit of ligt.
- Breng de cliënt niet hoger dan nodig is.
- Pas als alles is gecontroleerd, ga je de tillift verrijden.

[2] Aanbevelingen van de Inspectie voor de Gezondheidszorg zijn opgenomen in het rapport *Tilliften nog steeds niet zonder risico*. Utrecht: IGZ, 2004. www.igz.nl.

Deze techniek behoort niet tot de veilige standaardtechnieken. Je moet hem vaak oefenen om hem te kunnen toepassen.

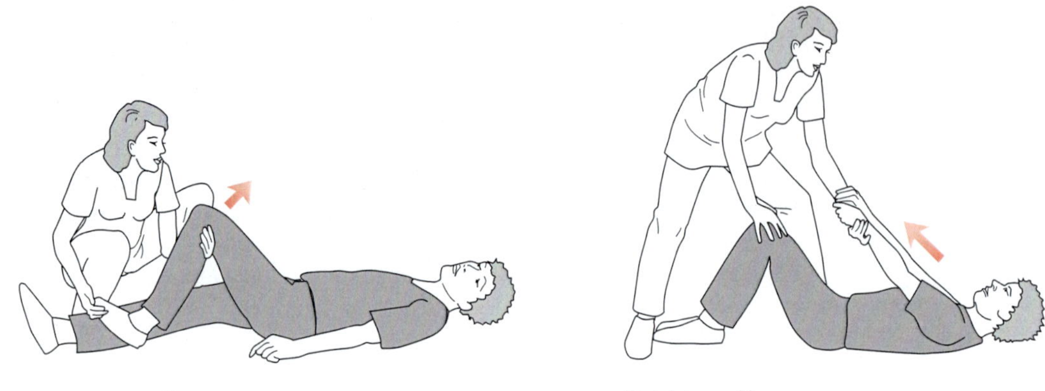

Impuls benen optrekken

Vast laten pakken

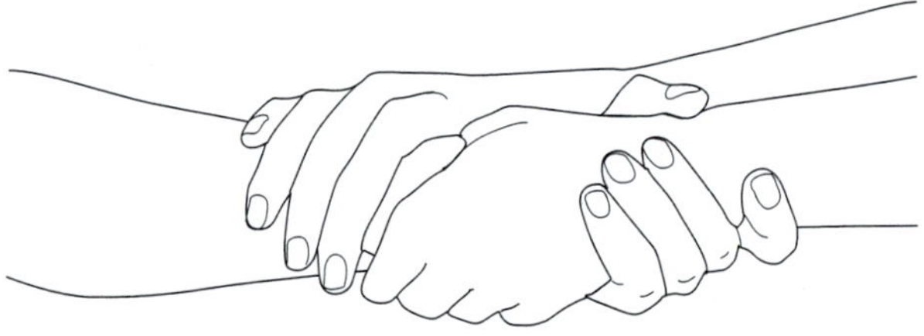

De cliënt houdt je met beide handen vast
Jij houdt hem vast via de polsgreep

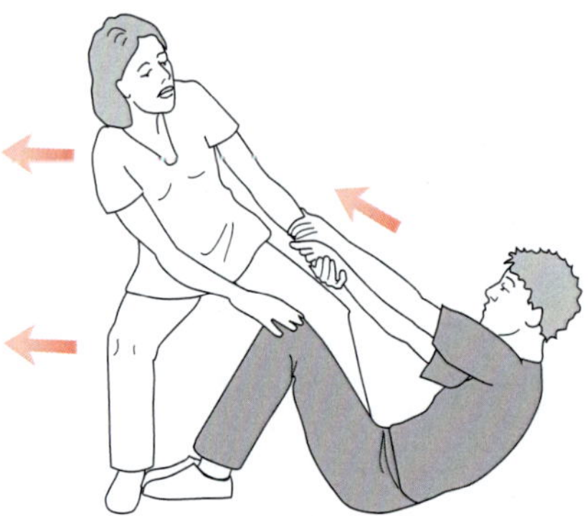

Impuls tot zit komen

9.3 Van de grond helpen opstaan met tegenwicht

Vooraf: observeren/controleren

Laat de cliënt liggen. Maak de luchtwegen vrij. Bedenk of er een medische reden kan zijn waardoor de cliënt is gevallen (suikerziekte, epilepsie) die je door een snelle ingreep kunt beïnvloeden (bijvoorbeeld suiker geven, medicijnen).

Sla alarm (roep intern een arts op of bel 112) in de volgende omstandigheden.

1. De cliënt is buiten bewustzijn.
2. Er is sprake van geen of een afwijkende hartslag/ademhaling.
3. De cliënt heeft iets gebroken, heeft erge pijn, ernstig bloedende wonden of kan zijn hoofd niet optillen (en kan dat normaal wel).

Alleen als alles in orde is kun je onderstaande techniek proberen.

Uitgangspositie

Cliënt: ligt op zijn rug op de grond.
Zorgverlener: staat bij de voeten van de cliënt.

Voorbereiding

- Schuif de cliënt (eventueel met trekzeil, laken of vloerkleed) naar een plaats waar genoeg ruimte is om de verplaatsing te kunnen uitvoeren.
- Zorg dat de cliënt schoenen of pantoffels aanheeft met een stroeve zool.
- Zet een stoel neer vlak bij de knieën van de cliënt (met de zitting naar hem toe).

Impuls benen optrekken

- Hurk bij de voeten van de cliënt.
- Leg je rechterhand (plus duim) onder de verst verwijderde voet van de cliënt.
- Geef een impuls om het been op te trekken: zak iets door je knieën en verplaats je gewicht naar je voorste voet.
- Wacht totdat de cliënt de spieren in zijn bovenbeen spant.
- Dan beweeg je nog verder naar voren.
- De cliënt trekt daardoor zijn been op.
- Wanneer de cliënt niet reageert, kun je de impuls duidelijker maken door een hand aan de buitenzijde van zijn knieholte te plaatsen.
- Herhaal dit bij zijn dichtstbijzijnde been.

Impuls tot zit komen

- Ga in schredestand staan ter hoogte van de knieën van de cliënt.
- Pak met je linkerhand de linkerpols van de cliënt vast. Vraag of de cliënt met beide handen jouw pols kan vasthouden.
- Ga nu zo ver naar achteren staan (ook in schredestand) dat jullie beider armen gestrekt zijn.
- Houd je armen ingespannen, maar maak geen trekbeweging!
- Zak iets door je achterste knie. Dan ontstaat spanning op jullie beider armen.
- Wacht tot de cliënt zijn hoofd optilt.
- Verplaats je gewicht van je voorste naar je achterste been.
- De cliënt trekt zich nu zelf aan jou op en komt tot zit.

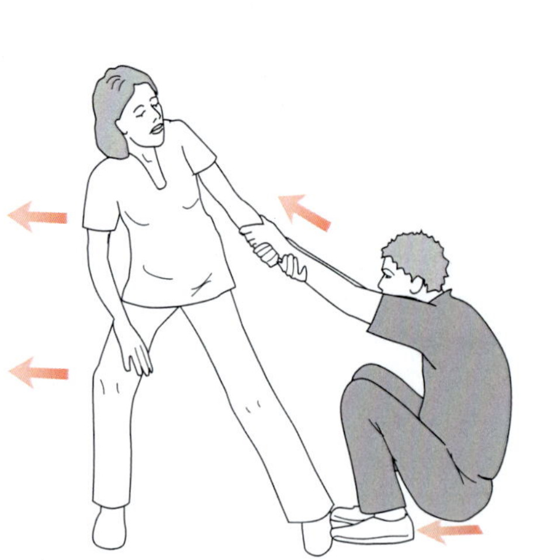

Impuls gaan staan

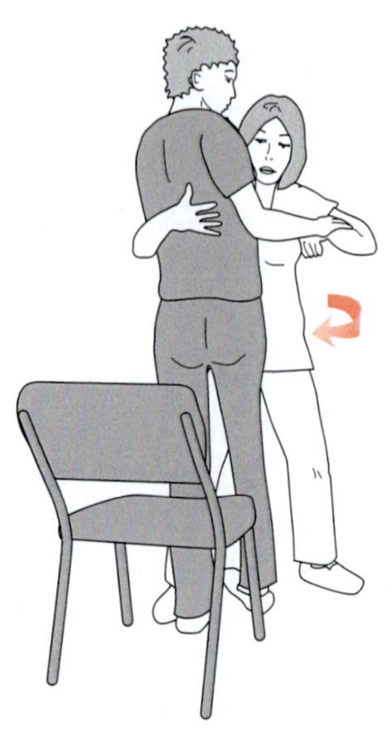

Je achterste voet naar voren plaatsen

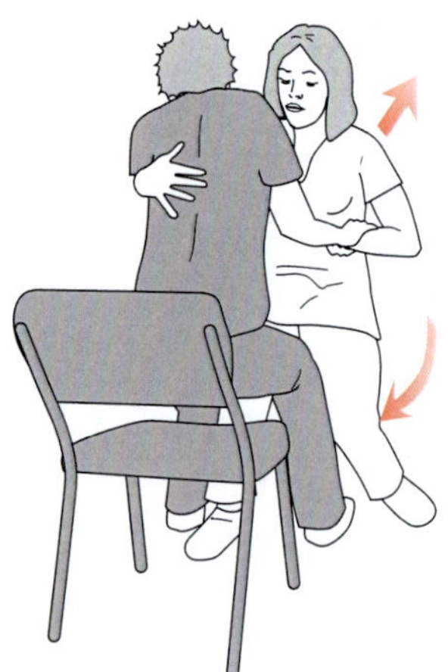

Impuls gaan zitten

Impuls gaan staan

- Plaats je linkervoet met de buitenzijde tegen de voeten van de cliënt.
- Plaats je rechtervoet zo ver mogelijk naar achteren.
- Ga met gestrekte arm en gebogen knie naar achteren hangen.
- Blijf laag 'zitten'.
- Wacht tot de cliënt zich aan je optrekt en met zijn gewicht 'op zijn voeten' komt.
- Strek je daarna op.
- Wacht tot de cliënt zich opstrekt tot staan.
- Zodra de cliënt staat, plaats je je achterste voet naar voren.

Impuls gaan zitten

- Houd de cliënt tegen je aan.
- Laat hem een stap zetten tot voor de stoel.
- Zak door je knieën en breng je gewicht naar achteren.
- Hierdoor gaat de cliënt zitten.

Wanneer niet?

- Wanneer de cliënt zelfstandig tot staan kan komen.
- Wanneer er een passieve tillift voorhanden is die tot de grond reikt.
- Wanneer de cliënt in het dagelijks leven geen goede zitfunctie en/of stafunctie heeft.
- Wanneer de cliënt niet meegaat met jouw beweging. Ga nooit trekken met je arm!
- Wanneer de cliënt zijn benen niet kan optrekken in zit.
- Wanneer de cliënt zich niet aan zijn handen kan/mag optrekken.
- Wanneer de cliënt niet een stapje kan zetten.

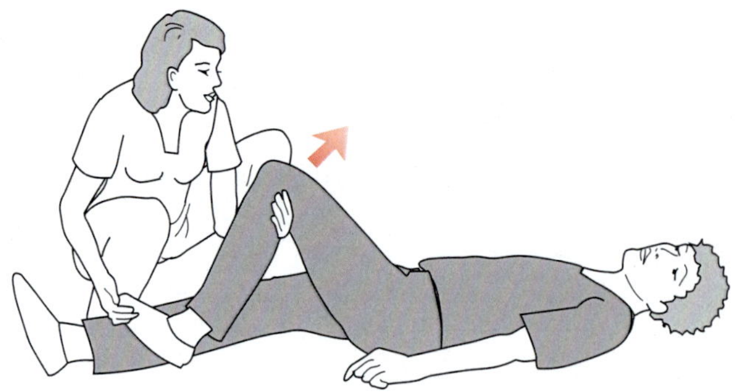

Impuls benen optrekken

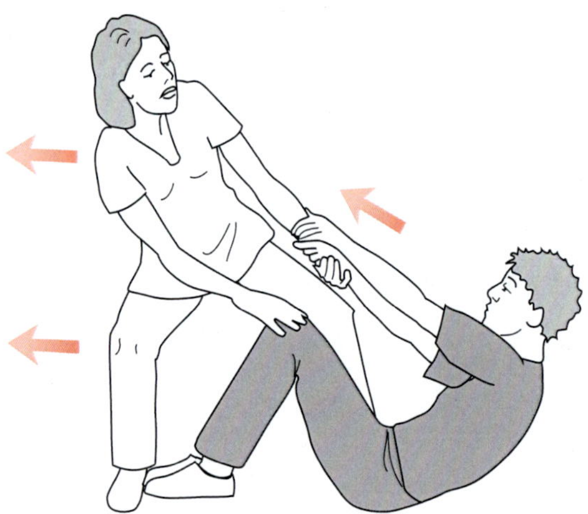

Impuls tot zit komen

9.4 Van de grond helpen opstaan met twee personen

Vooraf: observeren/controleren

Laat de cliënt liggen. Maak de luchtwegen vrij. Bedenk of er een medische reden kan zijn waardoor de cliënt is gevallen (suikerziekte, epilepsie) die je door een snelle ingreep kunt beïnvloeden (bijvoorbeeld suiker geven, medicijnen).

Sla alarm (roep intern een arts op of bel 112) in de volgende omstandigheden.

1. De cliënt is buiten bewustzijn.
2. Er is sprake van geen of een afwijkende hartslag/ademhaling.
3. De cliënt heeft iets gebroken, heeft erge pijn, ernstig bloedende wonden of kan zijn hoofd niet optillen (en kan dat normaal wel).

Alleen als alles in orde is kun je onderstaande techniek proberen.

Uitgangspositie

Cliënt: ligt op zijn rug op de grond.
Zorgverleners: staan bij de voeten van de cliënt.

Voorbereiding

- Schuif de cliënt (eventueel met trekzeil, laken of vloerkleed) naar een plaats waar genoeg ruimte is om de verplaatsing te kunnen uitvoeren.
- Zorg dat de cliënt schoenen of pantoffels aanheeft met een stroeve zool.
- Zet een stoel vlak bij de cliënt.

Impuls benen optrekken (één persoon)

- Hurk bij de voeten van de cliënt.
- Leg je rechterhand (plus duim) onder de verst verwijderde voet van de cliënt.
- Geef een impuls om het been op te trekken: zak iets door je knieën en verplaats je gewicht naar je voorste voet.
- Wacht totdat de cliënt de spieren in zijn bovenbeen spant.
- Dan beweeg je nog verder naar voren.
- De cliënt trekt daardoor zijn been op.
- Wanneer de cliënt niet reageert, kun je de impuls duidelijker maken door een hand aan de buitenzijde van zijn knieholte te plaatsen.
- Herhaal dit bij zijn dichtstbijzijnde been.

Impuls tot zit komen (één persoon)

- Ga nu in schredestand staan ter hoogte van de knieën van de cliënt.
- Pak met je linkerhand de linkerpols van de cliënt vast. Vraag of de cliënt met beide handen jouw pols kan vasthouden.
- Ga nu zo ver naar achteren staan (ook in schredestand) dat jullie beider armen gestrekt zijn.
- Houd je armen ingespannen maar maak geen trekbeweging!
- Zak iets door je achterste knie. Er ontstaat spanning op jullie beider armen.
- Wacht tot de cliënt zijn hoofd optilt.
- Verplaats je gewicht van je voorste naar je achterste been.
- De cliënt trekt zich nu zelf aan jou op en komt tot zit.

Let op!
Bij deze techniek sta je even voorovergebogen. Vanuit deze houding mag je nooit tillen!

Je verplaatst alleen je gewicht van je achterste naar je voorste voet.

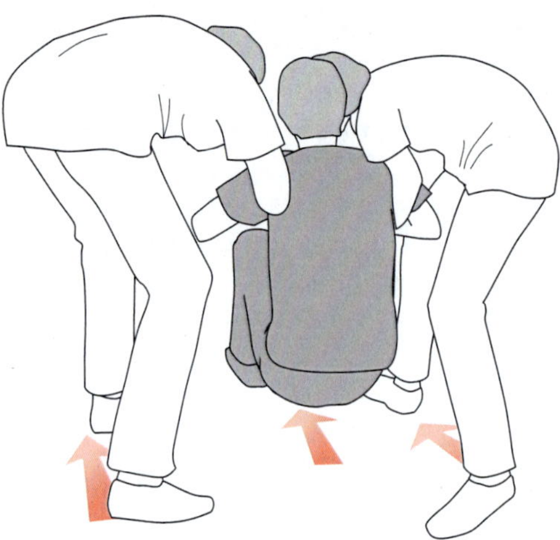

Laag blijven, cliënt komt 'op de voeten'

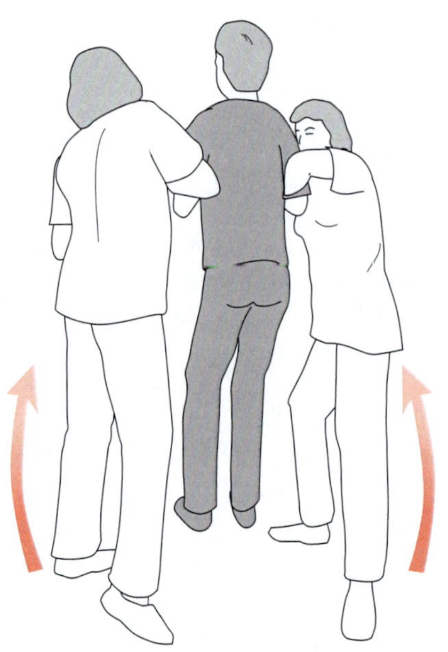

Impuls gaan staan

Impuls 'op de voeten komen (twee personen)'

- Ga allebei in schredestand staan ter hoogte van de heupen van de cliënt. Jullie voorste voet is bij de voeten van de cliënt.
- Steek jullie armen onder zijn armen door.
- De cliënt houdt zijn armen gekruist voor zich.
- Jullie staan gebogen, dus niet tillen!
- Verplaats beiden jullie gewicht naar je voorste voet.
- Houd de cliënt laag. Hij komt met zijn gewicht op zijn voeten.

Impuls gaan staan (twee personen)

- Wanneer jullie voelen dat de cliënt in hurkzit zit, strekken jullie je benen.
- De cliënt volgt deze beweging.

Wanneer niet?

- Wanneer de cliënt zelfstandig tot staan kan komen.
- Wanneer er een passieve tillift aanwezig is die tot de grond reikt.
- Wanneer de cliënt in het dagelijks leven geen goede zitfunctie en/of stafunctie heeft.
- Wanneer de cliënt niet meegaat met jouw/jullie beweging. Ga nooit trekken met jouw/jullie armen!
- Wanneer de cliënt zijn benen niet kan optrekken in zit.
- Wanneer de cliënt zich niet aan zijn handen kan/mag optrekken.
- Wanneer de cliënt niet een stapje kan zetten.

Aandachtspunt

- Deze techniek behoort niet tot de veilige standaardtechnieken. Je moet hem vaak oefenen om hem te kunnen toepassen.

Let op!
Deze techniek pas je alleen toe wanneer de cliënt uit zichzelf op zijn knieën is komen zitten.

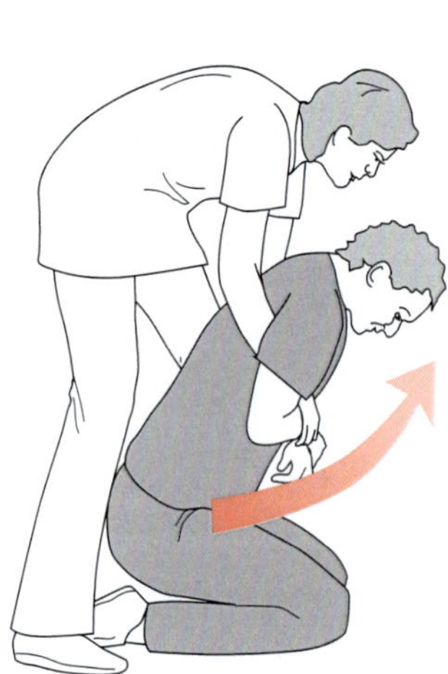

Impuls bovenlichaam naar voren brengen

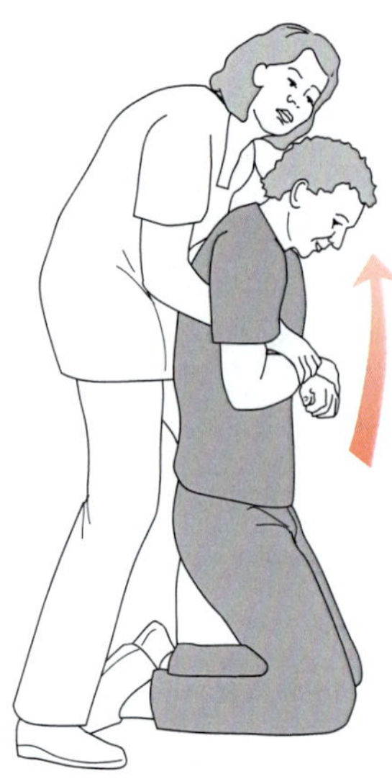

Impuls bovenlichaam omhoog brengen

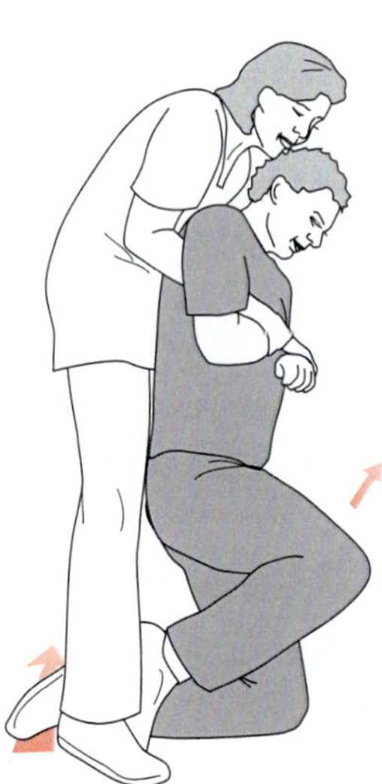

Op je linkerbeen gaan staan
De cliënt zet zijn rechtervoet op de grond

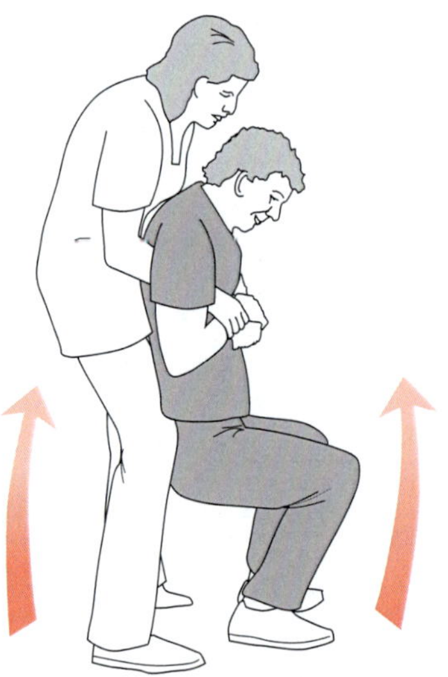

Op je rechterbeen gaan staan
De cliënt trekt zijn linkervoet bij

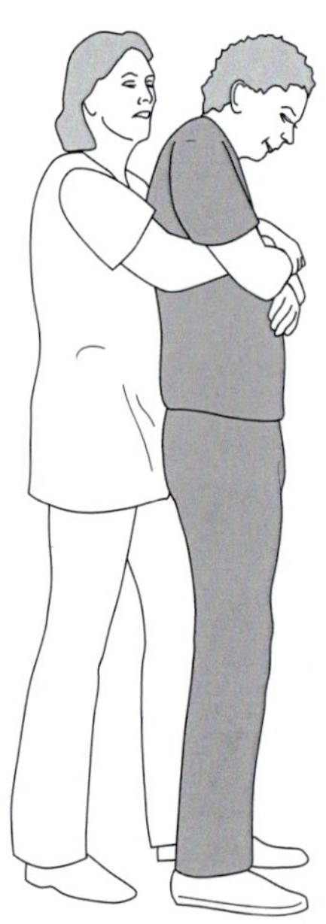

Samen opstrekken tot staan

9.5 Van de grond helpen opstaan vanaf de knieën

Vooraf: observeren/controleren

Laat de cliënt liggen. Maak de luchtwegen vrij. Bedenk of er een medische reden kan zijn waardoor de cliënt is gevallen (suikerziekte, epilepsie) die je door een snelle ingreep kunt beïnvloeden (bijvoorbeeld suiker geven, medicijnen).

Sla alarm (roep intern een arts op of bel 112) in de volgende omstandigheden.

1. De cliënt is buiten bewustzijn.
2. Er is sprake van geen of een afwijkende hartslag/ademhaling.
3. De cliënt heeft iets gebroken, heeft erge pijn, ernstig bloedende wonden of kan zijn hoofd niet optillen (en kan dat normaal wel).

Alleen als alles in orde is kun je onderstaande techniek proberen.

Uitgangspositie

Cliënt: zit op zijn knieën.
Zorgverlener: staat achter de cliënt.

Voorbereiding

- Zorg dat de cliënt schoenen of pantoffels aanheeft met een stroeve zool.
- Zet een stoel neer vlak bij de cliënt

Impuls bovenlichaam naar voren en omhoog brengen

- Ga in schredestand staan, met je ene voet bij de voeten en je andere voet bij de knieën van de cliënt.
- Breng je armen onder de bovenarmen van de cliënt door.
- Houd de cliënt rond zijn polsen vast.
- Buig met je bovenlichaam naar voren. De cliënt doet dit ook.
- Strek daarna op. De cliënt brengt zijn lichaam omhoog.
- Hij steunt nu op beide knieën.

Impuls tot staan komen

- Ga in spreidstand staan ter hoogte van de voeten van de cliënt.
- Ga op je linkerbeen staan. De cliënt gaat mee en steunt daardoor op zijn linkerknie.
- Vraag of de cliënt zijn rechterbeen kan optillen en zijn voet op de grond kan zetten.
- Zo niet, probeer het aan de andere kant. Herhaal zo nodig enkele malen deze beweging.
- Zo ja, wacht tot de cliënt zijn voet heeft neergezet.
- Ga nu zelf op je rechterbeen staan.
- Laat dan de cliënt zijn linkervoet goed neerzetten.
- Houd de cliënt goed tegen je aan.
- Strek je knieën. De cliënt volgt en strekt zich op.

Wanneer niet?

- Wanneer de cliënt zelfstandig tot staan kan komen.
- Wanneer de cliënt zich vanaf zijn knieën kan optrekken aan een stoel/bank.
- Wanneer er een passieve tillift aanwezig is die tot de grond reikt.
- Wanneer de cliënt in het dagelijks leven geen goede zitfunctie en/of stafunctie heeft.
- Wanneer de cliënt niet meegaat met jouw beweging. Ga nooit trekken met je armen!
- Wanneer de cliënt niet een stapje kan zetten.
- Wanneer de cliënt meer dan 10 cm langer is dan jij.

Literatuur

Canetti, E. *Massa en macht*. Atheneum-Polak en Van Gennep, Amsterdam 1983. ISBN 90-253-5531-5.

Dürckheim, K. von. *Hara – Het dragende midden van de mens*, Ankh-Hermes, Deventer 1990. ISBN 90-202-4066-8.

Gerritse, T.A.C.M. *Over kleine dingen. Een inleiding in de haptonomie*. Elsevier Gezondheidszorg, Maarssen 2000. ISBN 978-90-352-2540-4.

Knibbe, H., N. Knibbe, F. van der Vught. *Markante marges, effectieve innovaties in de directe zorg*. Platform Zorginnovatie/Stichting RegioPlus, Zoetermeer 2008.

Mol, I. *Tillen in de Thuiszorg*. 2e gew. dr. Elsevier Gezondheidszorg, Maarssen 2001.

Mol, I., A. Klaassen, J. Boomgaard, H. Knibbe, N. Knibbe. *Basisboek voor de ergocoach*. Elsevier Gezondheidszorg, Maarssen 2005. ISBN 90-352-2788-3.

Mol, I. *Wat zeg je? De taal van het lichaam bij de verzorging van kinderen*. Elsevier Gezondheidszorg, Amsterdam 2010. ISBN 978-90-352-3160-3.

Montagu, A. *De tastzin*. Het Spectrum, Houten 2008. ISBN 978-90-352-2341-7.

Troost, T. *Het lichaam liegt nooit*. Centerboek, Weesp 1988. ISBN 90-5087-0198.

Veldman, F. *Lichte Lasten. Kinesionomie bij de verzorging en behandeling van patiënten*. Spruyt, Van Mantgem & De Does, Leiden 1970. ISBN 90-238086-7-3.

Werkgroep klinische kinesionomie Noord-Nederland. *Verplaatsingstechnieken*. Paraad, Hardenberg 2005.

Websites

Informatie over cursussen, workshops en opleidingen haptonomisch verplaatsen: www.lerentillen.nl.

Praktijkrichtlijnen voor verpleeghuizen, verzorgingshuizen en thuiszorg: www.arbocatalogusvvt.nl.

Praktijkrichtlijnen in de ggz: www.arbocatalogusggz.nl.

Praktijkrichtlijnen in de gehandicaptenzorg: www.profijtvanarbobeleid.nl.

Praktijkrichtlijnen in de algemene ziekenhuizen: www.betermetarbo.nl.

Praktijkrichtlijnen voor de ambulancezorg: www.ambulancezorg.nl.

Praktijkrichtlijnen voor de academische ziekenhuizen: www.dokterhoe.nl.

Informatie over de inzet van hulpmiddelen en hoe ze te gebruiken: www.goedgebruik.nl.

Slimme tips, onderzoeken en de laatste ontwikkelingen op het gebied van fysieke belasting in de zorg: www.locomotion.nu.

Informatie over ergocoaches: www.gezondenzeker.nl (Als je ergocoach bent, kun je je daar ook aanmelden voor een gratis vakblad voor ergocoaches en veiligheidscoaches in de zorg. Je kunt hier ook praktijkinformatiefolders aanvragen.)

Informatie over verbeteren in de zorg (ministerie van VWS): www.zorgvoorbeter.nl.

Informatie over PDL: www.stichtingpdl.nl.

Informatie over inrichting van de werkruimte: www.zorginwoningen.nl en www.pregoplus.nl.

Over agressie in de zorg: www.veiligezorg.nl.

Aanbevelingen van de Inspectie voor de Gezondheidszorg over het gebruik van tilliften door zorgverleners: zie het rapport 'Tilliften nog steeds niet zonder risico', 2004. www.igz.nl.
Informatie over regels en afspraken voor het bewaken van de kwaliteit van patiëntenliften en tilbanden (vastgelegd in de NTA 7506): www.nen.nl.
Platform Zorginnovatie: www.regioplus.nl.

Over de auteur

Inga Mol (1960) is de oprichtster van het Instituut voor Rugklachtenpreventie en Haptonomie in Den Haag. Na haar studie aan de hbo-v in Amsterdam heeft zij onder meer gewerkt als wijkverpleegkundige, als verpleegkundige in een instelling voor revalidatie, als praktijkbegeleidster in de thuiszorg, onderzoekster naar preventie van fysieke klachten onder thuiszorgmedewerkers voor de Provinciale Kruisvereniging Zuid-Holland, als docent verpleegkunde en docent haptonomisch verplaatsen.

Zij geeft in Den Haag en door het hele land lessen, lezingen en workshops. Zij verzorgt scholingen voor zorgverleners uit alle branches, ergocoaches, werknemers in de kinderopvang, ouders van jonge kinderen en ze verzorgt een opleiding tot docent haptonomisch verplaatsen.

Eerder verschenen bij Elsevier Gezondheidszorg van Inga Mol:

- Mol, I. *Tillen in de Thuiszorg.* 2e gew. dr. Elsevier Gezondheidszorg, Maarssen 2001. ISBN 978-90-352-2341-1.
- Mol, I., A. Klaassen, J. Boomgaard, H. Knibbe, N. Knibbe. *Basisboek voor de ergocoach.* Elsevier Gezondheidszorg, Maarssen 2005. ISBN : 90-352-2788-3.
- Mol, I. *Wat zeg je? De taal van het lichaam bij de verzorging van kinderen.* Elsevier Gezondheidszorg, Amsterdam 2010. ISBN 978-90-352-3160-3.

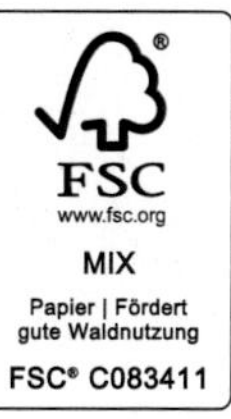

Zeitfracht Medien GmbH
Ferdinand-Jühlke-Straße 7
99095 Erfurt, Deutschland
produktsicherheit@kolibri360.de